河南省卫生健康委员会立项资助项目

豫医论疫

——河南古代医家论疫集萃

陈召起　王永霞　张婷婷　主编

河南科学技术出版社

· 郑州 ·

图书在版编目（CIP）数据

豫医论疫：河南古代医家论疫集萃 / 陈召起，王永霞，张婷婷主编. —郑州：河南科学技术出版社，2024.3

ISBN 978-7-5725-1388-6

Ⅰ.①豫… Ⅱ.①陈… ②王… ③张… Ⅲ.①瘟疫–中医治疗法 Ⅳ.①R254.3

中国国家版本馆CIP数据核字（2024）第041675号

出版发行：河南科学技术出版社

地址：郑州市郑东新区祥盛街27号 邮编：450016

电话：（0371）65737028 65788628

网址：www.hnstp.cn

策划编辑：高 杨

责任编辑：高 杨

责任校对：王晓红

封面设计：薛 莲

责任印制：徐海东

印 刷：河南新华印刷集团有限公司

经 销：全国新华书店

开 本：787 mm×1092 mm 1/16 印张：16.75 字数：320 千字

版 次：2024年3月第1版 2024年3月第1次印刷

定 价：58.00元

编写名单

主　编　陈召起　王永霞　张婷婷

副主编　陈原邻　孙严洁　宋欢欢　王　明

编　委　（按姓氏笔画排序）

　　　　王　明　王永霞　邢作英　孙严洁

　　　　李聪聪　吴文清　宋欢欢　张一菲

　　　　张玉薇　张婷婷　陈召起　陈原邻

　　　　罗石任　高　青

编写说明

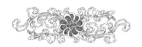

　　本次编撰，我们收集整理河南籍历代中医医家对瘟疫的论述，使读者能较全面了解河南古代医家防治瘟疫经验及学术概貌。编写过程中拘于篇幅容量和编者状况，主要编写内容概要如下：

　　（1）以《中医大辞典》《四库全书》《中国医籍考》《河南古代医家经验辑》《河南古代医家集》《黄帝内经》《伤寒论》及河南各地县志等资料为基础，在编写过程中尽可能地维持原文原貌，并注明出处。

　　（2）主要辑录1911年前河南籍中医医家对瘟疫的论述，梳理对瘟疫的症状描述、防治方案、经典医案及对防疫中草药认识等。医家的主要学术思想和贡献，或选取具有代表性的表述，或根据著述进行总结，力求准确和完整。

　　（3）辑录医家按年代先后为序。

　　（4）所有辑录内容，全部采用简化字。能进行句读的，根据我们的理解详加编辑，或采纳版本中句读。文字有明显错误的，统一以规范字统改。本书所辑录内容，在名词术语方面不尽相同，因需保持原貌，故不做统一修改。

　　（5）参考文献仅列举主要参考对象，不同篇章参考文献相同的，不再逐一罗列。

　　（6）限于篇幅容量，编写时对一些著述做了技术处理。一是对当前渠道容易获取的著述选取部分内容，不做详细辑录，如《伤寒论》《儒门事亲》《麻疹全书》等。二是尽管是河南籍医家，但其著述非针对中原地区的部分收录，如《岭南卫生方》等，只收录相关疫病方论。三是拘于现有条件仅查询到书名，未找到原著的暂不收录。

由于检阅古籍能力水平、资料收集时间和渠道所限，此次编写还有很多不足之处，敬请斧正。

序一

瘟疫是人类生存发展永远抗争的对手。瘟疫总是在历史中穿行，防治瘟疫，古今中外，战果辉煌，名家辈出，他们均各有名著、各有千秋。

2020 年，面对突如其来的疫病，我国采取中西医结合、中西药并用措施，有效遏制了疫情。这是此次疫情防控的一大特点，再次证明了中医药的"神奇"，也是中医药传承精华、守正创新的生动实践。

中医药学是中华民族繁衍昌盛的智慧结晶，是一个伟大的宝库，也是打开中华文明宝库的钥匙。

河南地处中原，是中华文明的重要发祥地，是医圣张仲景故里。面对疫病，历代医家"伤横夭之莫救"，在与之抗争中，立德立言，留下了许多宝贵经验和经典著作。前事不忘后事之师，这就需要我们加强对古典医籍精华的梳理和挖掘，并借鉴弘扬。

我的爱徒陈召起、王永霞在知名中医药文化大家许敬生教授的指导下，带领编写团队，克服重重困难，多方收集古代文献，仔细梳理，精心编纂，几易其稿，尽可能完整保留了医家精粹。

本书以集萃形式整理了河南籍古代医家在瘟疫防治的论述中对疫病的症状描述、防治方案、经典医案及中草药认识等内容，从一个侧面展示了河南对中华文明贡献的璀璨成果，也对增强中医人文化自信和自豪，弘扬国粹，传承创新博大精深的中医药文化提供了支撑。同时，还聚焦河南籍医家对中原地区气候变化、疾病演变等的判断，为辨证论治疫病提供了有价值的学术参考。

因疫情防控、资料收集和篇幅容量等原因，文中还有不少瑕疵，但瑕不掩瑜，善莫大焉。

书成之后，邀予作序，欣然应命。最后，奉诗一首，再次表示祝贺！

河南古代医家众，论疫专篇理验精。

召起率团亲整理，终成大著惠民生。

九十三周岁 张磊

二〇二二年八月十二日

序二

一部打印工整的书稿摆在我的书桌上，是由国医大师张磊先生的爱徒陈召起、王永霞等编纂的《豫医论疫——河南古代医家论疫集萃》。我翻阅着书稿，沉浸其中，深思良久。

2020 年以来，新冠疫情于全球猖獗，在全世界绝大多数国家深感无奈而抗疫不力的情况下，唯独中国采用中西医结合的方法，基本控制了疫情，取得了辉煌的成果。人们看到了中医药文化的巨大威力，并引起全世界对中医药的关注。

众所周知，中医药学是中华民族的伟大创造，是中国古代科学的瑰宝，也是打开中华文明宝库的钥匙，为中华民族繁衍生息做出了巨大贡献，对世界文明进步产生了积极影响。中医药学自诞生之日起，就融进了中华民族优秀传统文化的血脉之中，成为其中不可分割的一个重要组成部分，最终成为我们中华民族的瑰宝。而中原是华夏文明的主要发祥地，光辉灿烂的中原古代文明造就了丰富多彩的中医药文化，事实上，中医药文化的主要根脉就在中原。

河南是中原的腹地，又是医圣张仲景的故乡，自古以来中医药就格外兴盛。从伏羲制九针、岐黄论医道、伊尹创汤液，到道圣老子尚修身养性、庄子倡导引养生；从神医华佗妙用麻沸散，到医圣仲景论六经辨证而创经方；中医的经典著作《黄帝内经》《伤寒杂病论》《神农本草经》等纷纷在河南问世，易学文化、饮食之学、食疗之学、养生之学及汤剂方药之学均在中原河南这片沃土中形成并发展起来。人们说，一部河南史就是半部中国史。

从医学史的发展来看也可以这样说。自南宋以后，由于政治、经济、文化及医学中心的南移，河南及广大中原地区逐渐落后了、衰败了。灾难深重的中原百姓经历了多次的战乱、水灾、旱灾、虫灾及各种灾后的疫情和疾病，受尽了折磨和摧残。从这个角度来看，其实河南也是华夏中国的缩影。

千百年来，广大河南医家在仲景学说的指引下，向各种疫情和疾病作斗争，积累了丰富的经验，并留下了大量的学术著作。这是珍贵的中医药文化遗产，作为中医的传承者，应当知之、学之、借鉴之。

《豫医论疫——河南古代医家论疫集萃》一书就给读者提供了系统的文献资料。我们不妨举几个例子：

汉代张仲景在《伤寒论》中把温病成因分为两种，一种是伏气温病，另一种则属于新感温病，为后世温病的"新感"和"伏气"学说奠定了基础。在这次抗击新冠病毒中，其学说就直接起到了指导作用，仲景之书可以说记载了我国古代抗疫的治疗方案。如"清肺排毒汤"，就是仲景经方"麻杏石甘汤"及"小柴胡汤"等方的组合。

唐代医家张文仲（约 620—700），洛州洛阳（今河南洛阳）人。他的医著虽早已散佚，但在其后成书的《外台秘要》中引用了百余条，书里有霍乱、温病等相关记载。如书中载有治疗疟病方 21 首（具体方药略，下同），治疗霍乱病源论、霍乱吐痢方 12 首、霍乱脐上筑方 3 首、霍乱腹痛吐痢方 7 首、霍乱不止及洞下泄痢方 8 首、霍乱后脉绝手足冷方 4 首、霍乱烦躁方 8 首、霍乱众药疗不效方 2 首、干湿霍乱及痰饮方 5 首、霍乱心腹痛方 3 首、霍乱烦渴方 4 首、霍乱干呕方 5 首、霍乱转筋方 14 首、霍乱杂灸法 26 首、杂疗霍乱方 4 首、小儿霍乱方 12 首、小儿霍乱杂病方 6 首等。

宋代著名医家王怀隐（约925—997），北宋睢阳（今河南商丘）人。在他主编的大型方书《太平圣惠方》第96、第97卷末列"食治门"，针对烦热、霍乱、痢疾等28种疾病，介绍了将各种营养丰富的食物调制成粥用以治病的方法。如治妊娠霍乱吐泻诸方等。

元末著名医家滑寿（约1304—1386），字伯仁，晚号撄宁生，祖籍襄城（今属河南许昌市）。一生著述甚多，其中《麻疹全书》4卷，又名《麻证新书》《麻证全书》，为麻疹专著。书中对麻疹的发病及不同发展阶段的证候特点与变证均有论述和具体治法。

明代医家寇平，字衡美，河南登封（今属郑州市）人。著有儿科专著《全幼心鉴》一书。书中列有伤寒、疟、霍乱、干霍乱、痢、痘疹证等篇，均是当时小儿的常见病，记载了一系列相关治疗方法和具体方剂。

清代嵩山名医景日昣（1661—1733），字东阳，号嵩崖，河南登封（今属郑州市）人。集政治家、文学家、教育家及医学家于一身，著有综合性医书《嵩崖尊生书》。他对各种疫病均有深入的研究，于书中专列痢疾、霍乱、疟疾、瘟疫等篇，对各种疫病的病因病机及治疗法则做了精辟的论述，并记载了许多临床方剂。

总之，自张仲景以来，历朝历代都有河南医家对疫病的研究和论述。这些宝贵的文献，对今人有许多有益的启示。正所谓前车之鉴，后事之师也。

本书编者对千百年来的中医古籍遍加涉猎，张皇幽眇，广搜远绍，经过爬罗剔抉，仔细梳理，最后选定了22位医家及其有关疫病的著作，按朝代顺序排目，编成了《豫医论疫——河南古代医家论疫集萃》一书。读者一书在手，即可随时查到古代河南医家有关疫病的论述，大大免去了翻检之劳。实在可喜可贺！

南朝梁代著名的文艺理论家刘勰在《文心雕龙》中说："操千

曲而后晓声，观千剑而后识器。"我想，该书中汇聚的"千曲"和
"千剑"，对广大读者一定会有所裨益。

　　适逢该书付梓，我倍感欣喜。时值孟秋之际，一片丰收景象。
此书的出版，必将为多彩的杏林壮色。承蒙陈召起、王永霞等诸
君不弃，嘱写序言，因致数语，以表祝贺。

许敬生

2022 年 8 月 21 日
于河南中医药大学金水河畔问学斋

目录

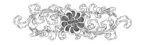

张仲景

❖ 医家介绍

张仲景（150—219），名机，字仲景，东汉南阳郡（今河南南阳）人，东汉末年著名医学家。其著作《伤寒杂病论》是中医史上第一部理、法、方、药俱备的经典，喻嘉言称此书为"众方之宗、群方之祖"。元明以后被奉为"医圣"。至明清时,《伤寒论》中的方剂，被尊为"经方"，影响远至朝鲜、日本。

张仲景《伤寒杂病论》自成书以来，备受历代医家推崇，成就远在后世诸书之上，因而与《黄帝内经》《难经》《神农本草经》合称为中医"四大经典"，成为中华医学的神圣象征。张种景被后世誉为"万世医宗""方书鼻祖""医中之圣"。《伤寒杂病论》后被分为《伤寒论》与《金匮要略》，分别讲述六经辨证与杂病证治。

张仲景《伤寒论》对后世温病学的形成发展有着直接启迪和影响。首先《伤寒论》提出了温病病因有新感和伏气之分,《伤寒论》中把温病成因分为两种，一种是后世所论的伏气温病，另一种是后世所谓的新感温病，为后世温病的"新感"和"伏气"学说奠定了基础。

❖ 张仲景医论医方

辨霍乱

问曰：病有霍乱者何？答曰：呕吐而利，此名霍乱。

师曰：霍乱属太阴，霍乱必吐利，吐利不必尽霍乱。霍乱者，由寒热杂合混乱于中也。热气上逆故吐，寒气下注故利，其有饮食不节，壅滞于中，上者，竟上则吐，下者，竟下则利，此名吐利，非霍乱也。

问曰：病有发热，头痛，身疼，恶寒，吐利者，此属何病？

答曰：此非霍乱，霍乱自吐下，今恶寒，身疼，复更发热，故知非霍乱也。霍乱呕、吐、下利，无寒热，脉濡弱者，理中汤主之。

理中汤方

人参三两　白术三两　甘草三两　干姜三两

上四味，以水八升，煮取三升，去滓，温服一升，日三服。

先吐，后利，腹中满痛，无寒热，脉濡弱而涩者，此宿食也，白术茯苓半夏枳实汤主之。

白术茯苓半夏枳实汤方

白术三两　茯苓四两　半夏一升　枳实一两半

上四味，以水六升，煮取三升，去滓，分温三服。

胸中满，欲吐不吐，下利时疏，无寒热，腹中绞痛，寸口脉弱而结者，此宿食在上故也，宜瓜蒂散。

瓜蒂散方

瓜蒂一分　赤小豆一分

上二味，杵为散，以香豉七合，煮取汁，和散一钱匕，温服之，不吐者少加之，以快吐为度而止。

霍乱呕、吐，下利清谷，手足厥冷，脉沉而迟者，四逆汤主之。

四逆汤方

甘草二两，炙　干姜一两半　附子一枚，生用，去皮，破八片　人参二两

上四味，以水六升，煮取三升，去滓，分温三服。

吐、利，发热，脉濡弱而大者，白术石膏半夏干姜汤主之。

白术石膏半夏干姜汤方

白术三两　石膏半斤，绵裹　半夏半升，洗　干姜二两

上四味，以水六升，煮取三升，去滓，分温三服。口渴者，加人参二两，黄连一两。

呕吐甚则蛔出，下利时密时疏，身微热，手足厥冷，面色青，脉沉弦而紧者，四逆加吴茱萸黄连汤主之。

四逆加吴茱萸黄连汤方

附子一枚，生用，去皮，破八片　干姜一两半　甘草二两，炙　人参二两　吴茱萸半升
黄连一两

上六味，以水六升，煮取二升，去滓，温服一升，日再服。

霍乱吐、利，口渴，汗出，短气，脉弱而濡者，理中加人参栝楼根汤主之。

理中加人参栝楼根汤方

人参四两　白术三两　甘草三两　干姜三两　栝楼根二两

上五味，以水八升，煮取三升，去滓，温服一升，日三服。

饮水即吐，食谷则利，脉迟而弱者，理中加附子汤主之。

理中加附子汤方

人参三两　白术三两　甘草三两　干姜三两　附子一枚

上五味，以水八升，煮取三升，去滓，温服一升，日三服。

腹中胀满而痛，时时上下，痛气上则吐，痛气下则利，脉濡而涩者，理中汤主之。

霍乱证，有虚实，因其人本有虚实，证随本变故也，虚者脉濡而弱，宜理中汤；实者脉急而促，宜葛根黄连黄芩甘草汤。（理中汤方见前）

葛根黄连黄芩甘草汤方

葛根半斤　黄连三两　黄芩三两　甘草二两，炙

上四味，以水八升，先煮葛根，减二升，去上沫，纳诸药，煮取二升，去滓，分温再服。

霍乱，转筋，必先其时已有寒邪留于筋间，伤其荣气，随证而发，脉当濡弱，反见弦急厥逆者，理中加附子汤主之。（方见前）

霍乱已，头痛，发热，身疼痛，热多，欲饮水者，五苓散主之；寒多，不饮水者，理中丸主之。

五苓散方

猪苓十八铢，去皮　白术十八铢　茯苓十八铢　桂枝半两　泽泻一两六铢

上五味，捣为散，以白饮和服方寸匕，日三服，多饮暖水，汗出愈。将息如法。

理中丸方

人参三两　干姜三两　甘草三两　白术三两

上四味，捣筛，蜜和为丸，如鸡子黄大，以沸汤数合和一丸，研碎温服，日三服，夜二服，腹中未热，可益至三四丸。

伤寒其脉微涩者，本是霍乱，今是伤寒，却四五日，至阴经上，若转入阴者，必

利；若欲似大便，而反矢气，仍不利者，此属阳明也，便必硬，十三日愈。所以然者，经尽故也。

下利后，便当硬，硬则能食者，愈；今反不能食，到后经中，颇能食，复过一经亦能食，过之一日当愈，不愈者，不属阳明也。

伤寒脉微而复利，利自止者，亡血也，四逆加人参汤主之。

四逆加人参汤方

甘草二两，炙　附子一枚，生用，去皮，破八片　干姜一两半　人参三两

上四味，以水三升，煮取一升二合，去滓，分温再服。

吐、利止，而身痛不休者，当消息和解其外，宜桂枝汤。

吐、利，汗出，发热，恶寒，四肢拘急，手足厥冷者，四逆汤主之。

既吐且利，小便复利而大汗出，下利清谷，内寒外热，脉微欲绝者，四逆汤主之。

吐已下断，汗出而厥，四肢拘急不解，脉微欲绝者，通脉四逆加猪胆汁汤主之。

通脉四逆加猪胆汁汤方

甘草二两，炙　干姜三两　附子大者一枚，生用　猪胆汁半合　人参二两

上五味，以水三升，先煮四味，取一升，去滓，纳猪胆汁搅匀，分温再服。

吐、利后，汗出，脉平，小烦者，以新虚不胜谷气故也。

《伤寒论·辨霍乱病脉证并治》

辨别疟病及治则

师曰：疟病其脉弦数者，热多寒少；其脉弦迟者，寒多热少。脉弦而小紧者，可下之；弦迟者，可温之，弦紧者，可汗之、针之、灸之；浮大者，可吐之；弦数者，风发也，当于少阳中求之。

问曰：疟病以月一发者，当以十五日愈，甚者当月尽解，如其不差，当云何？师曰：此结为癥瘕，必有疟母，急治之，宜鳖甲煎丸。

鳖甲煎丸方

鳖甲　柴胡　黄芩　大黄　牡丹皮　䗪虫　阿胶

上七味，各等分，捣筛，炼蜜为丸，如梧桐子大，每服七丸，日三服，清酒下，不能饮者，白饮亦可。

师曰：阴气孤绝，阳气独发，则热而少气烦冤，手足热而欲呕，此名瘅疟，白虎加桂枝人参汤主之。

白虎加桂枝人参汤方

知母六两　石膏一斤　甘草二两，炙　粳米二合　桂枝三两　人参三两

上六味，以水一斗，煮米熟，汤成去滓，温服一升，日三服。

疟病，其脉如平，身无寒，但热，骨节疼烦，时作呕，此名温疟，宜白虎加桂枝汤。

白虎加桂枝汤方（即前方去人参一味）

疟病，多寒，或但寒不热者，此名牝疟，蜀漆散主之，柴胡桂姜汤亦主之。

蜀漆散方

蜀漆洗去腥　云母烧二日夜　龙骨各等分

上三味，杵为散，未发前以浆水和服半钱匕。

柴胡桂姜汤方

柴胡半斤　桂枝三两　干姜二两　栝楼根四两　黄芩三两　甘草二两，炙　牡蛎二两，熬

上七味，以水一斗，煮取六升，去滓，再煎取三升，温服一升，日三服，初服微烦，再服，汗出便愈。

《伤寒论·辨疟病脉证并治》

张文仲

❖ 医家介绍

张文仲（约 620—700），唐代医学家。曾任侍御医、尚药奉御等职。洛州洛阳（今河南洛阳）人。武则天执政期间，奉命与当时名医共同撰写治疗风气诸疾的医书，由王方庆监修。

在张文仲的主持下，撰有《疗风气诸方》、《四时常服及轻重大小诸方》（一说《四时轻重术》，一说《轻重大小诸方》）18 首，又撰《随身备急方》3 卷、《法象论》、《小儿五十四候论》、《张文仲灸经》等。唐代医家推崇张文仲、李虔纵、韦慈藏为当时三大名医。他的医著虽然早已散佚，但在其后成书的《外台秘要》引用了百余条，书里有霍乱、温病等相关记载。强调风疾病因大体相同但患者的体质有很大差异，与季节气候的变化也有密切的关系。

❖ 张文仲医论医方

疗温病方

张文仲：葛氏疗伤寒及温病，头痛、壮热、脉盛，始得一二日方。

破鸡子一枚，着冷水半升中，搅令相得，别煮一升水令沸，以鸡子水投其汤中急搅，调适寒温，顿服，覆取汗。

小柴胡汤方

又疗伤寒二三日以上，至七八日不解者，可服小柴胡汤方。

柴胡半斤　人参　甘草炙　黄芩　生姜各二两　半夏五合，洗　大枣十二枚，擘

上七味，切，以水一斗二升，煮取三升，分三服，微覆取汗，半日便瘥。不瘥更服一剂。忌羊肉、饧、海藻、菘菜。

又疗伤寒温病等三日以上，胸中满。陶氏云：若伤寒温病已三四日，胸中恶欲令吐者，服酒胆方。

酒胆方

苦酒半升　猪胆一枚

上二味，和，尽服之，吐则愈，神验。支云：去毒气妙。

又疗伤寒《近效方》，凡胸中恶、痰饮、伤寒、热病、瘴疟，须吐者方。

须吐方

盐末一大匙

上一味，以生熟汤调下，须臾则吐，吐不快，明旦更服，甚良。

又瓜蒂散，主伤寒胸中痞塞，宜吐之方。

瓜蒂散方

瓜蒂　赤小豆各一两

上二味，捣散，白汤服一钱匕，取得吐去病瘥止。

又疗伤寒已四五日，头痛体痛，肉热如火，病入肠胃，宜利泻之方。

利泻方

生麦门冬一升，去心　生地黄切，一升　知母二两　生姜五两半　芒硝二两半

上五味，以水八升，煮取二升半，纳芒硝，煎五沸，分五服，取利为度。忌芜荑。

又疗伤寒五日以上，宜取下痢。陶氏云：若汗出大便坚而谵语方。

谵语方

大黄四两　厚朴二两，炙　枳实四枚，炙

上三味，以水四升，煮取一升二合，分两服，通者一服止。

又疗伤寒八九日不瘥，名为败伤寒，诸药不能消者方。

败伤寒方

鳖甲炙　蜀升麻　前胡　乌梅　枳实炙　犀角屑　黄芩各二两　甘草一两，炙　生地黄八合

上九味，切，以水七升，煮取二升半，分五服，日三服，夜二服。忌海藻、菘菜、苋菜、芜荑。

又若十余日不大便者，服承气丸方。

承气丸方

大黄　杏仁去皮尖，各二两　枳实一两，炙　芒硝一合

上四味，捣下筛，蜜和丸如弹子，以生姜汤六七合，研一丸服之，须臾即通，不通更服一丸，取通为度。

又疗晚发伤寒，三月至年末为晚发方。

晚发方

生地黄一斤，打碎　栀子二十枚，擘　升麻三两　柴胡　石膏各五两

上五味，切，以水八升，煮取三升，分五服，频频服。若不解更服。若头面赤，去石膏，用干葛四两。无地黄，用豉一升。煮取三升，分三服。忌芜荑。

《外台秘要·张文仲方一十首》

疗疟方

《病源》：此由邪气与卫气俱行于六腑，而有时相失不相得，故邪气内薄五脏，则道远气深，故其行迟，不能与卫气偕出，是以间日而作也。

烧黑牛尾作灰，酒服方寸匕，日三服。

又桂广州法，醇醨汤方。

醇醨汤方

大黄三分　甘草一分半，炙　常山一分半

上三味，以水三升，煮取一升，去滓，更以水二升，煮滓取一升。未发服醨，醨是后煮者，相次服醇，醇是前煮者，瘥。忌菘菜、海藻、生葱、生菜等。

《外台秘要·卷五·间日疟方二首》

《备急》龙骨丸，疗久疟不断者方。

龙骨丸

龙骨一两　常山三两　大黄二两　附子二分，炮

上四味，捣末，以鸡子黄丸如梧子大。先发、临发各饮服五丸，无不断，长将服之。支云：神验。疗三十年疟。忌生葱、生菜、猪肉等。

常山散方

《备急》疗疟，积日不瘥。

常山散方

常山三两　羚羊角三两，炙令焦　乌梅肉三两　黄芩二两　甘草一两半，炙

上五味，捣为散，以竹叶煮饮，取六七合，饮及热用。调常山散三方寸匕，未发前一服，若瘥停；不瘥临欲发，又进二寸匕。老小以意量之。忌海藻、菘菜、生葱、生菜。

又疗疟，无问年月远近并瘥，乌梅丸方。

乌梅丸方

乌梅肉三两，熬　苁蓉三两　桃仁三两，熬，去皮　常山三两，熬　升麻二两，炙　桂心二两　甘草二两，炙

上七味，捣筛，蜜和丸如梧子大。未发时酒服二十丸，欲至发时更服二十丸，百无所忌，唯触之则难瘥，饮服亦得。此药或吐痢，或不吐痢，勿怪。五六日频进佳。忌海藻、菘菜、生葱、生菜。

《外台秘要·卷五·久疟方八首》

疗霍乱方

人参二两　甘草三两，炙　白术三两　干姜三两，炮

上四味，切，以水八升，煮取三升，去滓。温服一升，日三夜一。

若脐上筑者，肾气动也，去术，加桂心四两；吐多者，去术，加生姜三两。若下多者，复用术；悸者，加茯苓二两。若先时渴喜得水者，加术合前成四两半。若腹中痛者，加人参，合前成四两半。若恶寒者，加干姜，合前成四两半。若腹满者，去术加附子一枚，炮去皮，破六片。服汤后一食顷，饮热粥一升许，汗微出自温，勿发揭衣被也。忌海藻、菘菜、桃李、雀肉等。

《外台秘要·卷三·霍乱脐上筑方三首》

理中汤疗霍乱

《千金》理中汤，疗霍乱吐下，胀满食不消，心腹痛方。

人参三两　白术三两　甘草三两，炙　干姜三两

上四味，以水六升，煮取三升，绞去滓。温分三服，不瘥，频进两三剂。远行防霍乱，作丸如梧子服二十丸。散服方寸匕，酒亦得。若转筋者，加石膏三两。忌海藻、菘菜、桃李、雀肉等。与前仲景方同，加减别。

《备急》疗霍乱吐痢，高良姜酒方。

高良姜火炙令焦香，每用五两打破，以酒一升，煮取三四沸，顿服。亦疗霍乱腹痛气恶。

《外台秘要·卷六·腹痛吐痢方七首》

张文仲

9

《病源》：霍乱之后，烦躁卧不安者，由吐下之后，腑脏虚极，阴阳未理，血虚气乱，故血气之行，未复常度，内乘于腑脏，故烦躁而不得安卧也。

霍乱后，烦躁卧不安，葱白大枣汤方。

葱白二十枚　大枣十二枚，擘

上二味，以水二升半，煮取一升，去滓，顿服之。

又疗霍乱心腹胀痛，烦满短气，未得吐下方。

生姜或干姜一小升

上一味，咬咀，以水五升，煮三沸，顿服。若不即愈，可更作。

又方

桂心屑半升，以暖饮二升和之，尽服。忌生葱。

文仲疗霍乱烦躁方。

浓煮竹叶饮五升，令灼灼尔以淋转筋处。

又方

服干姜屑三两方寸匕。

又方

小蒜一升，咬咀，水三升，煮取一升，顿服之。

《备急》疗霍乱烦躁方。

黄粱米粉半升，水一升半，和搅如白饮，顿服。糯米亦得。

又方

烧乱发如鸡子大，以盐汤三升和服之，不吐复服。

《外台秘要·卷六·霍乱烦躁方八首》

霍乱蛊毒，宿食心腹痛，冷气鬼气方。

极咸盐汤三升一味，霍乱心腹暴痛，宿食不消，积冷烦满者，热饮一升，以指刺口，令吐宿食使尽，不尽更刺，吐讫复饮，三吐住静止。此法大胜诸药，俗人以为田舍浅近法，鄙而不用，守死而已。凡有此疾，即须先用之。

《外台秘要·卷六·霍乱心腹痛方三首》

《备急》疗霍乱吐下后大渴，多饮则杀人方。

黄粱米五升，水一斗，煮之，令得三升汁，澄清，稍稍饮之，勿饮余饮。糯米亦得。

《备急》疗霍乱不吐不下食，气急而渴方。

木瓜一枚，切，以水四升，煮取二升，细细饮尽更作。吐不止者亦瘥。若渴惟饮此汤佳。根茎亦可用。此汤令人吐。

《外台秘要·卷六·霍乱烦渴方四首》

《备急》疗苦呕不息方。

取薤白一虎口，切，以水三升，煮令得一升半，服之不过三度。

霍乱引饮后辄干呕方。

生姜五两，水五升，煮取二升半，分二服。又煮高良姜饮之，大佳。

《外台秘要·卷六·霍乱干呕方五首》

两臂脚及胸胁转筋者方。

取盐一升半，水一斗，煮令热灼灼尔，渍手足。在胸胁者，汤洗之。转筋入腹中，到担病人，令头在下，腹中平乃止。若剧者引阴，阴缩必死，犹在到担之可冀活耳。

又方

煮苦酒三沸，浸毡裹转筋上，合少粉尤佳。又以绵缠膝下至足。

取鸡屎白一方寸匕，水六合，煮三沸，温顿服，勿令病者知。又若霍乱注痢不止，而转筋入腹欲死者方。

生姜三两捣破，以酒一升，煮三四沸，顿服之。

霍乱转筋入腹，不可奈何方。

极咸作盐汤，于糟中暖渍之则瘥。

又方

以醋煮青布拓脚膝，冷复易之。

又方

蓼一把，去两头，以水二升，煮取一升，顿服。

《外台秘要·卷六·霍乱转筋方一十四首》

芦蓬蕽一大把，煮令味浓，顿服二升，则瘥。已用有效。食中鱼蟹毒者，服之尤良。芦蓬蕽，芦花是也。

《外台秘要·卷六·杂疗霍乱方四首》

疗痢乱方

文仲疗水痢百起者，马蔺散方。

马蔺子　干姜　黄连原无分两

上三味，为散，熟煮汤取一合许，和二方寸匕，入腹即断，冷热皆治，常用神效，不得轻之。忌猪肉、冷水。

《外台秘要·卷二十五·水痢方六首》

疗水下积久不瘥，肠垢已出者方。

赤石脂　桂心　干姜　附子炮

上四味，等分，捣筛，蜜丸如小豆。每服三丸，日三服，饮下。

文仲治久水痢难断方。

黄连二两　黄柏二两　阿胶二两，炙

上三味，捣筛为散，以苦酒、蜜各半升煮，纳阿胶令烊，又纳诸药，令可丸。饮服三丸，日四。此是古方，极要。

《外台秘要·卷二十五·久水痢不瘥肠垢方四首》

水下痢色白，食不消者，为寒下方。

黄连　干姜各三两

上二味，捣筛，白酒一升半合煎，令可丸，饮服如梧桐子大二十丸。忌猪肉、冷水。

又方

黄连二两　甘草炙，半两　附子炮，半两　阿胶半两，炙

上四味，切，以水三升，煮取一升半，分再服之。

又方

半夏洗　乌头炮　甘草炙，各等分

上三味，捣筛，蜜和，丸如梧桐子大。饮服三丸，日再服。

又方

生姜汁二升　白蜜一升半

上二味相和，分再服之。

又方

腥二两，切　干姜三两，末

上二味，以水六升半，着米一合，煮作糜，糜熟纳姜，一食令尽，不瘥更作。

又方

酸石榴皮烧灰

上一味为末，服方寸匕。

又方

干姜二两末　杂面一升

上二味，为烧饼，熟食之，尽更作，不过三剂瘥。

文仲治青下、白下，姜附散方。

干姜　附子炮　皂荚炙，去子

上三味，等分，捣筛为散。饮服方寸匕，不过再服即愈。亦可丸服。

《外台秘要·卷二十五·冷痢方二十二首》

文仲治无问冷热及五色痢，入口即定方。

黄连四分　黄柏　当归　黄芩各一两　阿胶二两，炙　熟艾一两

上六味，捣筛为散，以醋二升，煮胶烊下药，煮令可丸，如大豆。饮服七八十丸，日二夜一服。特宜老人。若产妇痢，加蒲黄一两，蜜和为丸。神验。

《外台秘要·卷二十五·冷热痢方七首》

文仲治热痢久不瘥者，黄连丸方。

黄连末，以鸡子白和，丸如梧子，饮服十丸至二十丸，日三。

《外台秘要·卷二十五·热毒痢方三首》

文仲治热毒痢痢血，犀角散方。

生犀三两　石榴皮三两，烧　黄连三两　干蓝二两　地榆二两

上五味，捣筛为散，以米饮服三方寸匕，日二服。

《外台秘要·卷二十五·热毒血痢方六首》

文仲治七八十老人患积痢不断，兼不能饮食方。

人参四分　鹿角去皮，取白作末，炒令黄

上二味，捣筛为散。平旦以粥清服方寸匕，日再。

《外台秘要·卷二十五·久血痢方三首》

疗小儿霍乱方

小儿霍乱吐痢方。

人参四分　厚朴炙　甘草各二分，炙　干姜一分　白术三分

上五味，切，以水一升煮取四合，分服之。

又疗孩子霍乱，已用有效方。

人参　芦箨各二分　扁豆藤二两　仓米一撮

上四味，切，以水二升煮取八合，分服。

又方

人参四分　生姜三分　厚朴炙　白术　甘草炙，各二分

上五味，切，以水一升，煮取四合，分服。

又方

人参四分　木瓜一枚　仓米一撮

上三味，切，以水煮，分服，以意量之，立效。

《外台秘要·卷三十五·小儿霍乱方一十二首》

甄立言

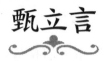

❖ 医家介绍

甄立言，甄权之弟，生于南朝梁大同十一年（545年），卒于唐贞观年间（627—649年）。许州扶沟（今河南扶沟）人，唐武德年间（618—626年）升太常丞，与兄甄权同以医术享誉当时。立言医术娴熟，精通本草，善治寄生虫病。著有《本草音义》7卷、《本草药性》3卷、《本草集录》2卷、《古今录验方》50卷。

《古今录验方》是一部成书于唐初的由甄立言编著的方剂学著作，由于南北朝时期长期战乱，再加之印刷术尚未发明，书籍全赖手抄，汉字书写的不易，古代手抄本的难得，致使医学著作因战乱而大量散失。至唐初仅有《灵枢》之残卷、《素问》之部分篇章及从医必读而得以保存之《伤寒杂病论》。这三部书即为隋唐医学理论之基础，而《伤寒杂病论》又因其为一部含有初步辨证论治思想的融理、法、方、药于一体的方书，故对隋唐医家影响更深，《古今录验方》正是在此条件下成书的，因而本书受《伤寒杂病杂病论》影响较深，但没有一味地继承，而是在《伤寒杂病论》的基础上进行了发挥，使其更适应临床的需要。《古今录验方》正是在不背离仲景治疗原则的前提下，随患者的感邪轻重、体质强弱的不同，对《伤寒杂病论》的方剂进行变通。

❖ 甄立言医论医方

避温疫、恶毒，令不相染着方

干敷散

主辟温疫恶疾，令不相染著气方。

附子一枚，一分者，炮　细辛一分　干姜一分　麻子一分，研　柏实一分

上五味，捣筛为散。正旦举家以井华水各服方寸匕，服药一日十年不病；二日二十年不病；三日三十年不病。受师法但应三日服，岁多病三日一服之。忌猪肉、生菜。

杀鬼丸

去恶毒方

雄黄五两，研　朱砂五两，研　鬼臼五两　鬼督邮五两　雌黄五两，研　马兜铃五两　皂荚五两，炙　虎骨五两，炙　阿魏五两　甲香一两　羚羊角一枚，屑　桃白皮五两　白胶香一两　菖蒲五两　羧羊角一枚，屑　蜡蜜八斤，炼　石硫黄五两，研

上十七味，捣筛十六味，蜡蜜和之，丸如李子，将往辟温处烧之，杀鬼去恶，若大疫家可烧，并带行。忌生血物、羊肉、饧。与胡洽方七味不同。

《古今录验方·卷二·辟温方》

疗伤寒时行，往来寒热，状如温疟方

黄龙汤

黄龙汤，疗伤寒十余日不解，往来寒热，状如温疟，渴，胸满，心腹痛方。

半夏半升，洗　生姜三两　人参三两　柴胡半斤　黄芩三两　甘草三两，炙　大枣十二枚，擘

上七味，切。以水一斗二升，煮取六升，去滓，更煎服三升，温服一升，日三服。不呕而渴，去半夏加栝楼根四两，服如前。忌羊肉、饧、海藻、菘菜等物。

《古今录验方·卷三·伤寒往来寒热》

疗伤寒温病，天行疫毒，吐血呕哕方

蒲黄汤

蒲黄汤　疗伤寒　温病、天行、毒疫，及酒客热伤中，吐血不止，面黄，干呕，心烦方。

蒲黄　桑寄生　桔梗（一作栝楼）　犀角屑　甘草各二两，炙　葛根三两

上六味，切。以水七升，煮取三升，去滓，分三服，徐徐服之。忌海藻、菘菜、猪肉。

《古今录验方·卷三·伤寒吐血》

疗疟方

豉心丸

疗疟，豉心丸方。

香豉五合，煞令色变　常山三两　大黄三分　谢子二分，炮

上四味，捣筛。蜜和丸，服如大豆十丸，当勿食，比至发来令服三十丸，疟不止亦可至四十丸，疟必止，若膈上有停痰，欲吐听之；若腹中实，欲下亦无妨，常有验。杨孔思方。忌生葱、生菜等。

乌梅丸

又乌梅丸，疗疟无问温瘴、痰疟，悉皆主之方。

乌梅肉二两　常山二两　鳖甲二两，炙　香豉二两　蜀漆二两（生用）　人参二两　肉苁蓉二两　桂心二两　知母二两　桃仁二两（去尖皮，别捣如稀饧）

上十味，捣筛为末，蜜和为丸，如梧子，空心以酒饮任下三十丸。忌生葱、生菜、苋菜、海藻、菘菜。一方有升麻、甘草各二两，为十二味。

《古今录验方·卷四·疗疟方》

疗疟及瘴气方

常山酒

瘴疟及瘴气，常山酒方。

常山三两，细切

上一味，捣碎。虚弱者二两，蒜七瓣，去皮中切，以酒小一升半，渍一宿，旦去滓，暖服尽，须臾当吐好适令尽好，过时食，一日不得漱口及洗手面，三七日慎生葱、生菜、生冷、肉面、油腻。若早发者，半夜服，要令吐。

《古今录验方·卷四·山瘴疟方》

疗一切疟方

朱砂丸

疗一切疟，大有验，朱砂丸方。

朱砂一两　蜀常山三两

上二味，各捣下筛毕，别取朱砂，瓷器中细研，可一日，研如面，白蜜和，童儿捣一万七千杵讫，作丸如梧子大，一服三丸，用清酒下，行五十余步，随意坐卧。无酒，汤下亦得，唯须暖将息。病人力气强，仍不废行动者，则须于当发日服；如似日西发者，临发之日勿食，平旦服三丸，巳时服三丸，午后更服三丸，则瘥。若不瘥，必定轻微，更服则瘥。余时发者，准此日西一时，任意消息。其病人气力微弱者，不得临发日服，应予前一日服之。如似明日发者，今日平旦空腹服三丸，至斋时食一碗粥，至日西更服三丸，至日暮复食一碗淡粥，并不得饱食，至一更尽，更服三丸，至平明食粥一碗，至斋前更进三丸，不得食，至午时更进三丸，必瘥。瘥后三日以来，唯得食甜粥饮浆。忌生冷、酢、滑、面及饱食。七日以来，特忌生血物、生葱、生菜。若后七日余者，渐食生冷二种。须复日禁。若如百日来换瘥后，还须百日禁忌生冷。乃至七日患者瘥，还复禁七日生冷。患来虽经多年，但得百日以来禁生冷，过百日后得食无妨。若不禁者，必还重发。患来日久极重者，不过十服瘥；近者三五服则瘥。病人十五以上者，一服三丸；十五以下，七岁以上者，一服二丸；七岁以下者，一服一丸；如小者，分此一丸，丸做二小丸服之。

《古今录验方·卷四·一切疟方》

疗赤白痢方

腊蜜丸

治赤白痢方。

朴消二两　黄芩一两　大黄一两　甘草一两　黄连一两　豉一两　腊巴豆一分

上七物，丸如梧子，空腹服三丸，日三。

犀角黄芩汤

又云：赤白痢，赤多，热方。

犀角六分，屑　黄芩六分　地榆六分　黄连八分　甘草四分，炙

凡五物，切。以水二大升，煎取八合，去滓，空腹分三服。

蒲黄干姜散

治久赤白下利，蒲黄二钱匕方。

蒲黄二钱匕　干姜二钱匕

二物，合，以酒一升，热服，不过四五服断。良有验。

当归散

治下腹中绞痛，重下，下赤白，当归散方。

当归二两　黄连二两　黄柏二两　干姜一两

凡四物，合，下筛。以乌梅汁服方寸匕，日三。若腹中绞痛，加当归；下赤加黄柏，重下增黄连；白下增干姜。

黄连黄柏干姜汤

又疗得毒病后，得重下赤白，绞痛方。

石钟乳一两，研　黄连　防风　附子炮　黄柏　蜀椒汗　当归　干姜各二两

上八味，切。以水六升，煮取二升半，分三服。适寒温，忌猪肉，冷水。

干姜散

疗肠澼，溏便脓血，干姜散方。

干姜　黄连　桂心各一分

上三味，捣筛。服方寸匕，著糜中食。日三。多脓加姜，多血加桂。有验。忌猪肉、冷水、生葱。

附子散

又疗中寒下痢脓血，附子散方。

蜀附子一枚，炮　曲　干姜各三分

上三味，下筛为散。光食以酒服方寸匕，日二。并疗妇人漏下。忌如前。

犀角汤

黄柏一两半　黄芩一两半　白头翁一两　黄连二两　当归一两　牡蛎一两半，热　犀角屑，半两　艾叶半两　石榴皮一两半　桑寄生一两　甘草一两，炙

上十一味，切。以水八升，煮取三升，分三服。忌猪肉，冷水，海藻、菘菜。

疗赤痢方

獭粪散

重下，下赤者方。

取獭赤粪下白，取白粪，烧末。

上一味，以饮清旦空腹服一小杯。三旦饮之，即愈。

犀角煎

疗热毒下赤及豆汁，犀角煎方。

犀角屑　人参　当归各三两　黄连四两　蜜一合

上五味，切。以水五升，煮取一升，去滓，纳蜜煎三沸。分为三服，日三。忌猪肉、冷水。

鲫鱼秫米粥

疗下赤痢方。

秫米一把　鲫鱼鲊二裔，细切　薤白一虎口，细切

上三味，以合煮如作粥法，啖之。

地榆鼠尾草汤

疗下赤连年方。

地榆　鼠尾草各一两

上二味，切。以水二升，煮取一升，分为二服。如不瘥，服屋尘汁一小杯，日二服。此是徐平方，疗下血二十年者。若不止，重服即愈。

单味黄连汤

疗血痢及脓血方。

黄连三两

上一味，切。以清水三升渍一宿，旦煎取一升半，去滓，分为二服，服令须臾尽。忌猪肉、冷水。

二地犀角丸

又疗下痢鲜血方。

干地黄　犀角屑　地榆各二两

上三味，捣筛，蜜丸如弹子大。每服一丸，水一升，煎取五合，去滓，温服之。

地肤散

又疗下血痢，地肤散方。

地肤五两　地榆根　黄芩各二两

上三味，捣筛为散。以水服方寸匕，日三。

茜根升麻酒

疗纯痢血如鹅鸭肝，并协蛊毒方。

茜根　升麻　犀角　桔梗　黄柏　黄芩各三两　地榆　蘘荷根各四两

上八味，切。以酒三升，渍一伏时，服一升，日一服。

疗水谷痢方

黄连阿胶栀子汤

疗热水谷下痢方。

黄连　阿胶各二两　栀子二十枚

上三味，切。以水七升，煮取二升，分为三服，忌猪肉、冷水。

酸石榴皮汤

黄连　当归　甘草炙，各二两　酸石榴皮三两

上四味，切。以水三升，煮取一升半，分为三服。忌海藻、菘菜、猪肉、冷水。

疗久痢脱肛方

鳖头龙骨散

治久痢脱肛。

鳖头炙焦，一枚　东壁土　五色龙骨各五分　卷柏四分。

散，敷。

铁精散

铁精，粉，敷。

疗霍乱吐利方

四顺汤

霍乱吐下而汗出，小便复利，或下利清谷，里外无热，脉微欲绝，或恶寒，四肢拘急，手足厥逆，四顺汤主之方。

人参三两　干姜三两　附子二两　甘草三两

凡四物，以水六升，煮取二升半，分三服。转筋肉冷，汗出呕哕者良。

理中丸

治霍乱虚冷，吐逆不利，理中丸方。

人参　甘草炙　干姜　白术各二两

凡四物，捣，下蜜，丸如弹丸，取一丸；纳暖酒中服之，日三。

厚朴汤

单煮厚朴　饮一二升，有效。

梨枝叶单方

煮梨叶服之。取梨枝叶一大握，以水二升，煮取一升，顿服立瘥。

乱发汤

霍乱吐痢，心烦，乱发汤主之方。

乱发一枚如鸡子大　烧令焦　人参一两　吴茱萸一升　甘草一两，炙

上四味，切。以水三升，酒二升，煮取二升，绞去滓，温服五合。忌海藻，菘菜。

竹叶汤

又疗霍乱吐痢，已服理中及四顺汤不解者，以竹叶汤方。

竹叶一虎口寸，切之　小麦一升　生姜十两　甘草一两，炙　人参一两　附子一两，炮　肉桂二两　当归二两　芍药一两　白术三两　橘皮二两

上十一味，以水一斗半，先煮小麦、竹叶取八升汁，去滓，纳诸药，煮取二升半，分三服。吐痢后腹满，加厚朴二两炙；上气加吴茱萸半升，瘥。理中、四顺则大热，热毒霍乱宜竹叶汤。忌生葱、海藻、菘菜、猪肉、桃、李、雀肉等。

理中汤

理中汤疗霍乱吐下，胀满食不消，心腹痛方。

人参三两　白术三两　甘草三两，炙　干姜三两

上四味，以水六升，煮取三升，绞去滓，温分三服。不瘥，频进两三剂。远行防霍乱，做丸如梧子，服二十丸。散服方寸匕，酒亦得。若转筋者，加石膏三两。忌海藻、菘菜、桃、李、雀肉等。与前仲景方同，加减别。

疗妊娠患疟方

常山汤

疗妊娠患疟汤方。

常山二两　甘草一两，炙　黄芩三两　乌梅十四枚，碎，石膏八两

上五味，切。以水一升半，合渍药一宿，煮三四沸，去滓，初服六合，次服四合，后服二合，凡三服。忌海藻、菘菜、生葱。

疗妊娠下痢方

石榴皮汤

疗妊娠下痢方。

酸石榴皮　黄芩　人参各三两　樗皮四两　粳米三合

上五味，切。以水七升，煮取二升半，分三服。

二黄栀子煮散

疗妊娠挟热下痢，冷热不调。

黄连一升　黄柏一升　栀子仁二十枚

上为末，每服五钱，水二盏，浸三时久，煮十沸，顿服。呕者加橘皮一两，生姜二两。亦治丈夫常痢。

《古今录验方·卷十一·水病方》

疗小儿霍乱吐痢方

人参白术汤

疗小儿霍乱吐痢，人参白术汤方。

人参六分　白术　茯苓各四分　厚朴炙　甘草炙，各三分

上五味，切。以水一升半，煮取六合，分温服，立效。

厚朴汤

治小儿霍乱单方。

煮厚朴服之。

梨叶汤

治小儿霍乱单方。

煮梨叶服之。

疗小儿患痢，腹内不调方

人参厚朴汤

薤白切，七合　人参切，八分　厚朴四分，切　粟三合

凡四物，以水四升，煮取二升，稍饮之。

疗小儿热痢方

子芩汤

疗小儿热痢，子芩汤方。

子芩十二分　知母　女萎各六分　竹叶切，八分　黄柏　甘草炙，各四分

上六味，切。以水二升，煮取一升，分服，甚妙。

疗小儿血痢方

犀角榉皮煎

又疗小儿痢血，犀角榉皮煎方。

梁州榉皮二十分，炙，切　犀角十二分，屑

上二味，以水三升，煮取一升，量大小服之，神良。

蘘荷汤

又疗小儿蛊毒痢血，蘘荷汤方。

蘘荷根　犀角屑　地榆　桔梗各二分

上四味，切。以水二升，煮取九合，去滓服一合，至再服。

疗小儿渴痢方

榉皮饮子

疗小儿渴痢，榉皮饮子方。

梁州榉皮十二分　栝楼　茯苓各八分　人参六分　粟二合

上五味，切。以水三升，煮取一升二合，去滓，分服，量大小与服之。

《古今录验方·未分卷·霍乱》

孟诜

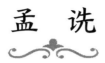

❖ 医家介绍

　　孟诜（621—713），唐代汝州梁县新丰乡子平里（今河南汝州市陵头乡孟庄村）人，著名学者、医学家、饮食家。孟诜自幼喜好医药方术，曾于674年拜孙思邈为师。

　　孟诜先后担任凤阁舍人、台州司马、春官侍郎、侍读同州刺史、银青光禄大夫等职。辞官后回老家乡居，他在长期从事养生和食疗的实践活动中积累了丰富的经验，并在继承和总结前人食疗成就的基础上编著了《食疗本草》。《必效方》《补养方》各3卷，其中《补养方》3卷，经张鼎增补，改名《食疗本草》3卷。《食疗本草》以日常生活中食用的米谷、菜蔬、瓜果、动物为主要药用来源，阐述其药理作用、食用方法、炮制过程、治疗效果、服食禁忌、烹饪加工及储存方法，该书的理论和实用价值，对整个中国食疗史的发展产生了深远的影响。它的问世标志着中国传统食疗学的形成，是世界上现存最早的饮食疗法专著。孟诜对食物药品的服用方法、炮制过程、辅料添加、贮藏方法，某些食物的食用禁忌及多食、久食可能产生的副作用均有论述，并且注意到食疗的地域性差异，对不同地区所出产的食用药物均广收博采，对同药物因产地不同而出现的不同疗效也予以注明，还对同一药品细分出其不同部位的不同疗效，以便充分发挥每一药物的食物，其中很多食物对疟疾、霍乱、瘟疫等有治疗作用。

❖ 孟诜医论医方

疗疫病方

牛

　　牛者稼穑之资，不多屠杀。自死者，血脉已绝，骨髓已竭，不堪食。黄牛发药动病，黑牛尤不可食。黑牛尿及屎，只入药。

　　又，头、蹄：下热风，患冷人不可食。

　　肝：治痢。又，肝醋煮食之，治瘦。

肚：主消渴，风眩，补五脏，以醋煮食之。

肾：主补肾。

髓：安五脏，平三焦，温中。久服增年。以酒送之。黑牛髓，和地黄汁、白蜜等分。作煎服之，治瘦病。恐是牛脂也。

粪：主霍乱，煮饮之。乌牛粪为上。又小儿夜啼，取干牛粪如手大，安卧席下，勿令母知，子、母俱吉。

又，妇人无乳汁，取牛鼻作羹，空心食之。不过三两日，有汁下无限。若中年壮盛者，食之良。

又，宰之尚不堪食，非论自死者。其牛肉取三斤，烂切。将啖解槽咬人恶马，只两啖后，颇甚驯良。若三五顿后，其马狞狚不堪骑。十二月勿食，伤神。

《食疗本草·牛》

马

白马黑头，食令人癫。白马自死，食之害人。

肉：冷，有小毒。主肠中热，除下气，长筋骨。

不与仓米同食，必卒得恶，十有九死。不与姜同食，生气嗽。其肉多著浸洗，方煮，得烂熟，兼去血尽，始可煮食。肥者亦然，不尔毒不出。

又，食诸马肉心闷，饮清酒即解，浊酒即加。

赤马蹄：主辟温疟。

悬蹄：主惊痫。

又，恶刺疮，取黑（驳）马尿热渍，当（虫出）愈。数数洗之。

白秃疮，以驳马不乏者尿，数数暖洗之十遍，瘥。

患疔肿，中风疼痛者，炒驴马粪，熨疮满五十遍，极效。

患杖疮并打损疮，中风疼痛者，炒马驴湿粪，分取半，替换热熨之。冷则易之，日五十遍，极效。

男子患，未可及，新瘥后，合阴阳，垂至死。取白马粪五升，绞取汁，好器中盛停一宿，一服三合，日夜二服。

又，小儿患头疮，烧马骨作灰，和醋敷。亦治身上疮。

又，白马脂五两，封疮上。稍稍封之，白秃者发即生。

又，马汗入人疮，毒气攻作脓，心懑欲绝者，烧粟杆草作灰，浓淋作浓灰汁，热煮，蘸疮于灰汁中，须臾白沫出尽即瘥。白沫者，是毒气也。此方岭南新有人曾得力。

凡生马血入人肉中，多只三两日便肿，连心则死。有人剥马，被骨伤手指，血入肉中，一夜致死。

又，臆臠，次胪臠也。蹄无夜眼者勿食。又黑脊而斑不可食。患疮疥人切不得食，加增难瘥。

赤马皮临产铺之，令产母坐上催生。

白马茎：益丈夫阴气，阴干者末，和苁蓉蜜丸，空腹酒下四十丸，日再，百日见效。

（马心）：患痢人不得食。

《食疗本草·马》

犀角

此只是山犀牛，未曾见人得水犀取其角。此两种者，功亦同也。其生角，寒。可烧成灰，治赤痢，研为末，和水服之。

又，主卒中恶心痛，诸饮食中毒及药毒、热毒，筋骨中风，心风烦闷，皆瘥。

又，以水磨取汁，与小儿服，治惊热。鼻上角尤佳。

肉：微温，味甘，无毒。主瘴气、百毒、蛊疰邪鬼，食之入山林，不迷失其路。除客热头痛及五痔、诸血痢。若食过多，令人烦，即取麝香少许，和水服之，即散也。

《食疗本草·犀角》

羚羊

北人多食。南人食之，免为蛇虫所伤。和五味炒之，投酒中经宿。饮之，治筋骨急强中风。

又，角：主中风筋挛，附骨疼痛。生摩和水，涂肿上及恶疮，良。

又，卒热闷，屑作末，研和少蜜服，亦治热毒痢及血痢。

伤寒热毒下血，末服之即瘥。又疗疝气。

《食疗本草·羚羊》

兔

肝：主明目，和决明子作丸服之。

又，主丹石人上冲眼暗不见物，可生食之，一如服羊子肝法。

兔头骨并同肉：味酸。

谨按：八月至十月，其肉酒炙吃，与丹石人甚相宜。注：以性冷故也。大都绝人血脉，损房事，令人痿黄。

肉：不宜与姜、橘同食之，令人卒患心痛，不可治也。

又，兔死而眼合者，食之杀人。二月食之伤神。

又，兔与生姜同食，成霍乱。

《食疗本草·兔》

猪

肉：味苦，微寒。压丹石，疗热闭血脉。虚人动风，不可久食。令人少子精，发宿疹。主疗人肾虚。肉发痰，若患疟疾人切忌食，必再发。

肾：主人肾虚，不可久食。

江猪：平。肉酸。多食令人体重。今捕人作脯，多皆不识。但食，少有腥气。

又，舌：和五味煮取汁饮，能健脾，补不足之气，令人能食。

大猪头：主补虚，乏气力，去惊痫、五痔，下丹石。

又，肠：主虚渴，小便数，补下焦虚竭。

东行母猪粪一升，宿浸，去滓顿服，治毒黄热病。

肚：主暴痢虚弱。

《食疗本草·猪》

龟甲

温。味酸。主除温瘴气，风痹，身肿，踒折。又，骨带入山林中，令人不迷路。其食之法，一如鳖法也。其中黑色者，常唼蛇，不中食之。其壳亦不堪用。

其甲能主女人漏下赤白、崩中，小儿囟不合，破癥瘕、痎疟，疗五痔，阴蚀，湿痹，女子阴隐疮及骨节中寒热，煮汁浴渍之良。

又，已前都用水中龟，不用唼蛇龟。五月五日取头干末服之，亦令人长远入山不迷。

又方，卜师处钻了者，涂酥炙，细罗，酒下二钱，疗风疾。

《食疗本草·龟甲》

糯米

寒。使人多睡。发风，动气，不可多食。

又，霍乱后吐逆不止。清水研一碗，饮之即止。

《食疗本草·糯米》

小蒜

主霍乱，消谷，治胃温中，除邪气。五月五日采者上。

豫医论疫——河南古代医家论疫集萃

又，去诸虫毒、疔肿、毒疮，甚良。不可常食。

《食疗本草·小蒜》

堇菜

味苦。主寒热鼠瘘，瘰疬生疮，结核聚气。下瘀血。

久食，除心烦热，令人身重懈惰。又令人多睡，只可一两顿而已。

又，捣敷热肿良。

又，杀鬼毒，生取汁半升服，即吐出。

叶：主霍乱。与香菜同功。蛇咬：生研敷之，毒即出矣。

又，干末和油煎成，摩结核上，三、五度便瘥。

《食疗本草·堇菜》

王怀隐

❖ 医家介绍

王怀隐（约 925—997），北宋睢阳（今河南商丘）人，宋代著名医家。与王佑、郑奇和陈昭遇等，共同编纂《太平圣惠方》。

《太平圣惠方》以《千金要方》《千金翼方》《外台秘要》为蓝本，广集汉唐以来各家方书和民间医疗经验。该书第 96 卷、第 97 卷末专列"食治门"，针对中风、消渴、水肿、咳嗽、烦热、霍乱、痢疾等 28 种疾病情况，介绍了将各种营养丰富的食物调制成粥用以治病的方法。

❖ 王怀隐医论医方

治妊娠疟疾诸方

治妊娠疟疾，憎寒，头疼壮热，腹痛，乃胎不安稳，腰脐下重，阿胶散方。

阿胶一两半，捣碎，炒令黄燥　赤芍药一两　当归一两，锉，微炒　柴胡一两，去苗　麦门冬一两半，去心　黄芩一两　白茯苓一两　白术一两　甘草半两，炙微赤，锉

上件药，捣筛为散。每服四钱，以水一中盏，入薤白二茎，煎至六分，去滓，不计时候温服。

治妊娠疟疾，头疼，憎寒壮热，面黄，不思饮食，人参散方。

人参去芦头　知母　麦门冬去心　柴胡去苗　桑寄生　白茯苓　厚朴去粗皮，涂生姜汁，炙令香熟，以上各一两　甘草半两，炙微赤，锉

上件药，捣筛为散，每服四钱，以水一中盏，煎至六分，去滓，不计时候温服。

治妊娠疟疾忽患，不瘥，恒山散方。

恒山一两　甘草半两，炙微赤　黄芩半两　乌梅十四枚，微炒　石膏一两，捣碎

上件药，细锉，以酒一大盏，水一大盏相和，浸一宿，平旦煎至一盏，去滓，分为二服。

治妊娠疟疾，寒热体痛，烦温，乌梅散方。

乌梅肉微炒　黄连去须　桑寄生　人参去芦头　甘草炙微赤，锉，以上各一两

上件药，捣，筛为散，每服四钱，以水一中盏，煎至六分，去滓，不计时候温服。

治妊娠患疟，憎寒体颤，当归散方。

当归锉，微炒　白芍药　茯神　枳壳麸炒微黄，去瓤　白术　鳖甲一两半，涂醋，炙令黄，去裙襕　甘草炙微赤，锉，以上各一两

上件药，捣，筛为散，每服四钱，以水一中盏，煎至六分，去滓，不计时候温服。

治妊娠患疟，寒热头痛，口干心烦，黄芩散方。

黄芩一两　乌梅肉十枚，微炒　石膏二两　甘草半两，炙微赤，锉　麦门冬一两，去心

上件药，捣，筛为散，每服四钱，以水一中盏，煎至六分，去滓，不计时候温服。

治妊娠疟疾，憎寒壮热，口干烦闷，知母散方。

知母一两　白茯苓一两　乌梅肉三分，微炒　大青半两　麦门冬一两，去心　柴胡一两，去苗　甘草半两，炙微赤，锉

上件药，捣，筛为散，每服四钱，以水一中盏，煎至六分，去滓，不计时候温服。

治妊娠疟疾，寒热腹痛，黄连散方。

黄连一两，去须　当归一两，锉，微炒

上件药，捣，筛为散，每服三钱，以水一中盏，煎至六分，去滓，不计时候温服。

治妊娠患疟，发时憎寒壮热，口干多吃冷水，腹内疞刺，疼痛不止，松萝散方。

松萝半两　鳖甲半两，涂醋，炙令黄，去裙襕　恒山半两　乌梅肉七枚，微炒　朱砂一分，细研　汉防己一分　泽泻半两　麦门冬一两，去心，焙　知母半两　连翘半两　黄丹一分　石韦一分，去毛　虎杖一分　生干地黄一两

上件药，捣，细罗为散，每服，不计时候，以温酒调下二钱。

治妊娠疟疾，寒热腹痛，鳖甲散方。

鳖甲半两，涂醋，炙令黄，去裙襕　干姜半两，炮裂　当归一两，锉，微炒　桃仁三分，汤浸去皮尖双仁，麸炒微黄

上件药，捣，细罗为散，每于发时，用煎水调下一钱。

《太平圣惠方·卷第七十四·治妊娠疟疾诸方》

治妊娠霍乱吐泻诸方

夫阴阳清浊，相干谓之气，乱于肠胃之间，则为霍乱也。但饮食过度，冒触风冷，便阴阳不和，致清浊相干肠胃，虚者受之，故霍乱也。热乱者，先吐，或心腹俱痛，则吐利并发，有头痛体疼，发热而吐利者，亦为霍乱，所以然者，挟风而有实故也，风折

于气，皮肤致密，故血气不得宣通，故令壮热，风邪末其经脉，上冲于头则头痛，风气入于肠胃，肠虚则泄利，胃逆则呕吐，故为吐利也，吐利甚者则多烦，腑脏虚故也。又手足逆冷，阳气暴竭，谓之四逆也。妊娠之病吐利甚者，则伤损胎也。

治妊娠霍乱吐泻，心烦腹痛，人参散方。

人参一两，去芦头　陈橘皮一分，汤浸去白瓤，焙　当归半两，锉，微炒　干姜半两，炮裂，锉　厚朴一两，去粗皮，涂生姜汁，炙令香熟　甘草半两，炙微赤，锉

上件药，捣，筛为散，每服四钱，以水一中盏，入枣三枚，煎至六分，去滓，不计时候温服。

治妊娠霍乱，吐逆不止，腹痛，白术散方。

白术三分　草豆蔻半两，去皮　益智子半两，去皮　枳壳三分，麸炒微黄，去瓤　高良姜半两　陈橘皮三分，汤浸去白瓤，焙

上件药，捣，筛为散。每服三钱，以水一中盏，入生姜半分，煎至六分，去滓，不计时候稍热服。

治妊娠霍乱吐利不止，腹痛，转筋，闷绝，藿香散方。

藿香叶半两　白术半两　当归一两，锉，微炒　木瓜一两　人参半两，去芦头　赤茯苓半两　五味子半两　黄芪半两，锉

上件药，捣，筛为散。每服四钱，以水一中盏，煎至六分，去滓，不计时候温服。

治妊娠霍乱吐泻，脚转筋，宜服此方。

生姜一分，切碎　吴茱萸一分，汤浸七遍　木瓜一两半，切碎

上件药，以水二大盏，煎取一盏二分，去滓，不计时候，稍热分为三服。

治妊娠霍乱吐泻，心烦，芦根饮子方。

芦根二两　人参一两，去芦头　藿香三分　枇杷叶十片，拭去毛，炙微黄　甘草半两，炙微赤，锉

上件药，细锉和匀，每服一分，以水一中盏，入薤白七寸、生姜半分，煎至六分，去滓，不计时候稍热服。

治妊娠霍乱吐泻，心烦多渴，香薷粥方。

香薷叶一握，切　生姜半两，切　人参半两，去芦头

上件药，以水二大盏，煎取一盏三分，去滓，研入白米一合，煮稀粥饮之。

治妊娠霍乱，吐泻过多，伤冷，胎脏不安，白术散方。

白术一两　白茯苓一两　芎䓖三分　人参半两，去芦头　干姜半两，炮裂，锉　草豆蔻一两，去皮　厚朴一两，去粗皮，涂生姜汁，炙令香熟　陈橘皮一两，汤浸去白瓤，焙　当归三

分，锉，微炒

上件药，捣，筛为散。每服四钱，以水一中盏，入枣三枚，煎至六分，去滓，不计时候稍热服。

治妊娠霍乱吐泻，心烦闷乱，渴不止方。

糯米一合，淘令净

上细研，以新汲水一大盏，研滤取汁，入蜜一合、生姜汁半合，相和，温即服三二合。

治妊娠霍乱吐泻，烦闷，丁香散方。

丁香半两　人参半两，去芦头　陈橘皮三分，汤浸去白瓤，焙

上件药，捣粗，罗为散。以水二大盏，入生姜半分、枣五枚，煎至一盏二分，去滓，分温三服。

治妊娠霍乱吐泻，转筋不止方。

上用盐三合，以水三大盏，煎取二盏，以青布浸拭转筋上效。

又方。

上用木瓜二枚切，以水五大盏，煮取三盏，以青布浸拓于转筋上，即定，如无木瓜，煎桂枝五两亦佳。

《太平圣惠方·卷第七十四·治妊娠霍乱吐泻诸方》

治产后霍乱诸方

夫产后霍乱，气血俱伤，脏腑虚损，或饮食不消，触冒风冷，使阴阳不顺，清浊相干，气乱于肠胃之间，真邪相搏，冷热不调，上吐下利，故曰霍乱也。

治产后霍乱吐泻，心神烦闷，腹内疗痛，四肢不和，或时燥渴，白茯苓散方。

白茯苓三分　麦门冬三分，去心，焙　草豆蔻去皮　藿香　当归锉，微炒　人参去芦头　高良姜锉　芎䓖　甘草炙微赤，锉，以上各半两

上件药，捣粗，罗为散。每服三钱，以水一中盏，入生姜半分、枣三枚，煎至六分，去滓，不计时候温服。

治产后霍乱，吐利烦渴，心胸满闷，香薷散方。

香薷　前胡去芦头　麦门冬去心，各三分　人参去芦头　白术　甘草炙微赤，锉　半夏汤洗七遍去滑　陈橘皮汤浸去白瓤，焙　诃黎勒皮各半两

上件药，捣粗，罗为散。每服四钱，以水一中盏，入生姜半分，煎至六分，去滓，不计时候温服。

33

治产后霍乱吐利，胃虚烦躁，人参散方。

人参去芦头　白术　当归锉，微炒　麦门冬去心，焙　芎䓖　厚朴去粗皮，涂生姜汁，炙令香熟　草豆蔻去壳　白茯苓　诃黎勒皮　沉香以上各三分　甘草半两，炙微赤，锉

上件药，捣粗，罗为散。每服三钱，以水一中盏，入生姜半分、枣三枚，煎至六分，去滓，不计时候温服。

治产后胃气虚弱，因饮食不节，欲成霍乱，丁香散方。

丁香　肉豆蔻去壳　当归锉，微炒　白术　缩砂去皮　人参去芦头　厚朴去粗皮，涂生姜汁，炙令香熟　陈橘皮汤浸去白瓤，焙，以上各三分　甘草半两，炙微赤，锉

上件药，捣粗，罗为散。每服三钱，以水一中盏，入生姜半分、枣三枚，煎至六分，去滓，不计时候温服。

治产后霍乱吐利，烦渴不止，藿香散方。

藿香　香薷　白术　麦门冬去心，焙　葛根锉　厚朴去粗皮，涂生姜汁，炙令香熟　人参去芦头，以上各三分　桂心半两　芦根一两，锉　白豆蔻半两，去皮　甘草一分，炙微赤，锉

上件药，捣粗，罗为散。每服三钱，以水一中盏，入生姜半分、竹叶三七片、枣三枚，煎至六分，去滓，不计时候温服。

治产后霍乱，吐泻不止，厚朴散方。

厚朴去粗皮，涂生姜汁，炙令香熟　陈橘皮汤浸去白瓤，焙　人参去芦头，以上各一两　肉豆蔻去壳　红豆蔻　桂心　白术　干姜炮裂，锉　甘草炙微赤，锉，以上各半两

上件药，捣粗，罗为散。每服三钱，以水一中盏，入生姜半分，煎至六分，去滓，不计时候温服。

治产后霍乱吐利，腹痛烦渴，手足逆冷，白术散方。

白术　麦门冬去心，焙　陈橘皮汤浸去白瓤，焙　干姜炮裂，锉　人参去芦头，各一两　甘草半两，炙微赤，锉

上件药，捣粗，罗为散。每服四钱，以水一中盏，入生姜半分，煎至六分，去滓，不计时候稍热服。

治产后霍乱吐利，腹中疠痛，当归散方。

当归锉，微炒　白豆蔻去皮　木香　白术　高良姜锉　白芍药　甘草炙微赤，锉，以上各半两　厚朴一两，去粗皮，涂生姜汁，炙令香熟　吴茱萸一分，汤浸七遍，炒令黑

上件药，捣细，罗为散。不计时候，以粥饮调下二钱。

治产后霍乱，吐利不止，手足逆冷，附子散方。

附子炮裂，去皮脐　白术　当归锉，微炒　吴茱萸汤浸七遍，焙干，微炒　桂心　人参

去芦头　丁香　陈橘皮汤浸去白瓤，焙　甘草炙微赤，锉，以上各半两

上件药，捣细，罗为散。不计时候，以粥饮调下二钱。

治产后霍乱，吐泻不止，温中散方。

人参去芦头　白术　干姜炮裂，锉　当归锉，微炒　草豆蔻去皮，各一两　厚朴二两，去粗皮，涂生姜汁，炙令香熟

上件药，捣粗，罗为散。每服三钱，以水一中盏，煎至六分，去滓，不计时候温服。

治产后霍乱，吐泻烦闷，欲作转筋，木瓜散方。

木瓜二两，干者　白术一两半　当归一两，锉，微炒　藿香二两　人参一两半，去芦头　白茯苓一两　五味子一两半　黄芪一两，锉

上件药，捣粗，罗为散。每服三钱，以水一中盏，入生姜半分，煎至六分，去滓，不计时候温服。

治产后霍乱吐利，腹内疠痛，高良姜散方。

高良姜锉　当归锉，微炒　草豆蔻去皮，以上各一两

上件药，捣细，罗为散。不计时候，以粥饮调下二钱。

《太平圣惠方·卷第七十八·治产后霍乱诸方》

治小儿疟疾诸方

夫小儿疟病者，是夏阳于暑热，客于皮肤，至秋复为风邪所折，阴阳交争，故发寒热而成疟也。凡发欲解则有汗出，汗出多则津液减耗，又热乘于脏则生虚躁，其疟瘥之后，腑脏未得复，故内犹有热，故渴而引饮者也，若引饮不止，小便涩者，则变成饮癖也。

治小儿七八岁患疟，发歇，寒热心烦，或渴，干漆散方。

干漆一分，捣碎，炒令烟出　川大黄一分，锉碎，微炒　恒山半两　石膏一两，研　甘草半两，炙微赤，锉

上件药，捣粗，罗为散。每服一钱，以水一小盏，入小麦三十粒，煎至五分，去滓放温，发前服之。量儿大小。以意加减。

治小儿疟发后，肚胀，兼头面浮肿，宜服防葵散方。

防葵半两　柴胡半两，去苗　川大黄半两，锉碎，微炒　桑根白皮半两，锉　甘草一分，炙微赤，锉

上件药，捣粗，罗为散。每服一钱，以水一小盏，煎至五分，去滓，温服，日三

服，量儿大小。加减服之。

治小儿热瘴气为疟，犀角散方。

犀角屑半两　鳖甲一两，涂醋炙令黄，去裙襕　柴胡三分，去苗　知母半两　甘草半两，炙微赤，锉　川大黄半两，锉碎，微炒　恒山三分

上件药，捣粗，罗为散。每服一钱，以水一小盏，煎至五分，去滓，温服，日三四服，量儿大小，以意加减。

治小儿痰热发疟，知母散方。

知母一两　鳖甲一两，涂醋炙令黄，去裙襕　牡蛎粉半两　恒山半两

上件药，捣细，罗为散。每服，以粥饮调下半钱，日二服，量儿大小，以意加减。

治小儿痰癖，疟发无时，牡蛎散方。

牡蛎粉半两　知母一分　恒山半钱　乌梅肉半两　人参半两，去芦头　鳖甲三分，涂醋炙令黄，去裙襕　川升麻一分　甘草一分　豉心一分　桃仁一分，汤浸去皮尖双仁，麸炒微黄

上件药，捣细，罗为散。每服，以温酒调下半钱，日二服，量儿大小，以意加减。

治小儿疟疾，发后烦热，升麻散方。

川升麻一分　恒山一两　蜀漆一分　川大黄一分，锉碎，微炒　葳蕤一分　黄芩一分　桂心一分　川芒硝半两

上件药，捣粗，罗为散。每服一钱，以水一小盏，煎至五分，去滓，温服，以吐利为度，量儿大小。以意加减。

治小儿疟疾，发歇寒热，小便赤黄，宜服桃仁散方。

桃仁三分，汤浸去皮尖双仁，麸炒微黄　知母半两　鳖甲三分，涂醋炙微黄，去裙襕　赤茯苓三分　川升麻半两　黄芩半两　甘草一分，炙微赤，锉

上件药，捣粗，罗为散。每服一钱，以水一小盏，煎至五分，去滓，温服，日三四服，量儿大小，以意加减。

治小儿疟疾，痰壅烦闷，恒山散方。

恒山半两　川大黄半两　桂心一分　甘草半两，炙微赤，锉

上件药，捣粗，罗为散。每服一钱，以水一小盏，煎至五分，去滓，未发前温服，得吐利为度，如未吐利，再服。量儿大小，以意加减服。

治小儿疟，胸膈间痰涎，发歇寒热，宜服松萝散吐方。

松萝三分　恒山一两　甘草三分，炙微赤，锉

上件药，捣粗，罗为散。每服一钱，以水一小盏，煎至五分，去滓，温服，量儿大小，以意加减。以吐为效，不吐更服。

治小儿疟，发作不定，多渴心烦，乌梅散方。

乌梅肉半两，微炒　恒山一两　甘草三分，炙微赤，锉

上件药，捣粗，罗为散。每服一钱，以水一小盏，入淡竹叶七片、小麦三十粒，同煎至五分，去滓，温服，量儿大小，加减与服。

治小儿疟，寒热发歇不定，黄丹圆方。

黄丹半两，微炒　人参半两，去芦头　鳖甲半两，涂醋炙令黄，去裙襕　恒山半两

上件药，捣，罗为末，炼蜜和圆，如绿豆大。每于未发前，以冷水下一圆，三岁以上，即可三圆。

治小儿疟，累发不定，砒霜圆方。

砒霜一分，醋熬三遍，细研　朱砂一分，细研　巴豆七枚，去皮心，研，纸裹压去油　母丁香四枚　相思子七枚　阿魏半钱，面裹煨，面熟为度　恒山一钱

上件药，捣，罗为末，入研了药令匀，炼蜜和圆，如黍米大。每于未发前，以冷水下一圆，每一岁加一圆。

治小儿疟疾烦热，牛黄圆方。

牛黄一分　杏仁一分，汤浸去皮尖双仁，麸炒微黄

上件药，同研如膏，炼蜜和圆，如麻子大。每服，以温水下三圆，日三服，量儿大小，加减服之。

治小儿疟疾，必效大蒜圆方。

独颗蒜一枚，去心　巴豆一枚，去皮心

上件药，取巴豆内蒜中，用湿纸裹煨令熟，捣如膏，圆如麻子大。每服，以醋汤下一圆，以吐利为度，更量小儿大小，加减服之，五月五日修合更佳。

治小儿疟疾，恒山圆方。

恒山一两，末　白蜡半两　鸡子一枚

上件药，敲鸡子，去黄用清，与恒山末拌和令匀，于瓷碗中熔蜡，都拌和，以绵幕碗口，坐甑中蒸三遍，取出，圆如麻子大。每服，以粥饮下五圆，当吐即瘥，量儿大小，加减服之。

治小儿久疟不断，胸胁下痞坚，蜀漆圆方。

蜀漆一分　杏仁一分，汤浸去皮尖双仁，麸炒微黄　黄连一分，去须　桂心一分　甜葶苈一分，隔纸炒令紫色　川芒硝半两　川大黄半两，锉碎，微炒

上件药，捣，罗为末，炼蜜和圆，如麻子大。每服，以粥饮下五圆，日三服，量儿大小，以意加减。

治小儿疟疾，发歇寒热，体颤，黄丹圆方。

黄丹半两，微炒　恒山末半两　虎睛一只，酒浸，炙令黄

上件药，同研令细，炼蜜和圆，如梧桐子大。每未发前，以温水下二圆，五岁以下，可服一圆。

治小儿疟疾，发时壮热憎寒，面色青黄，饮食不下，恒山圆方。

恒山半两　川大黄半两，锉碎，微炒　甘草半两，炙微赤，锉　麝香半钱，细研

上件药，捣，罗为末，研入麝香令匀，炼蜜和圆，如梧桐子大。每临发前，以暖水下二圆，三岁以下即服一圆。

又方。

蛇蜕皮烧灰，细研为散，于未发前，以冷水调下一字，三岁以上，即服半钱。

又方。

鳖甲一两

上烧灰，细研为散，于未发前，以温酒调下半钱，三岁以下，即服一字。

《太平圣惠方·卷第八十四·治小儿疟疾诸方》

治小儿霍乱诸方

夫小儿霍乱者，由阴阳清浊二气相干，谓之气乱，气乱于肠胃之间，为霍乱也。小儿肠胃软弱，因解脱逢风冷，乳哺不消而变吐利也，或乳母触冒风寒，食饮生冷物等，冷气流入于乳，儿若饮之，亦成霍乱吐利，此皆是触犯腑脏，使清浊之气相干之所致也，挟风而若实者，则身发热，头痛体疼而复吐利。凡小儿霍乱，皆须暂断其乳，亦以药与乳母服食，令血气调通，乳汁温和也，若小儿吐利不止，血气变乱即发惊痫也。

治小儿霍乱，吐逆不止，人参散方。

人参半两，去芦头　白术一分　藿香半两　葛根半两，锉　厚朴一分，去粗皮，涂生姜汁，炙令香熟　甘草一分，炙微赤，锉

上件药，捣粗，罗为散。每服一钱，以水一小盏，煎至五分，去滓，不计时候，量儿大小，分减温服。

治小儿霍乱后，吐泻不止，烦闷，半夏散方。

半夏半两，汤洗七遍，去滑　黄连半两，去须　黄芩一分　干姜半两，炮裂，锉　陈橘皮半两，汤浸去白瓤，焙　人参半两，去芦头　当归半两，锉，微炒　甘草一分，炙微赤，锉

上件药，捣粗，罗为散。每服一钱，以水一小盏，煎至五分，去滓，不计时候，量儿大小，分减温服。

治小儿霍乱不止，和胃气，定吐泻，立效方。

胡椒七枚，拍研　人参半两，去芦头　陈橘皮一分，汤浸去白瓤，焙　红粳米四十九粒　枣三枚　生姜半两

上件药，都细锉和匀，作七服，每服，以水一小盏，煎至五分，去滓，不计时候，量儿大小，分减温服。

治小儿霍乱，吐泻不定，丁香散方。

丁香半分　藿香半两　人参半分，去芦头　桑黄半两　木香半分　甘草半分，炙微赤，锉　葛根半分，锉　枇杷叶半分，拭去毛，炙微黄

上件药，捣细，罗为散。不计时候，以麝香汤调半钱，量儿大小，以意加减服之。

治小儿霍乱吐泻，心烦闷，丁香圆方。

丁香一分　地黄花一分　桑叶一分　朱砂一分，细研　甘草半两，炙微赤，锉

上件药，捣，罗为末，研入朱砂令匀，炼蜜和圆，如黍米大。每服，以生姜温汤下二圆，三岁以上以意加之。

治小儿霍乱，吐泻不止，心神烦渴方。

人参半两，去芦头　麦门冬一分，去心，焙　陈橘皮半两，汤浸去白瓤，焙　诃黎勒皮一分　丁香一分　桂心一分

上件药，捣粗，罗为散。每服一钱，以水一小盏，煎至五分，去滓，不计时候，温服，量儿大小，以意增减。

治小儿霍乱，吐泻不止，食饮不下，肉豆蔻散方。

肉豆蔻一枚，去壳　丁香半分　桂心半两　人参半两，去芦头　白茯苓半两　枇杷叶半分，拭去毛，炙微黄　黄芪半分，锉　陈橘皮一分，汤浸去白瓤，焙　甘草半两，炙微赤，锉

上件药，捣细，罗为散。一岁儿，每服，以温水调下半钱，量儿大小，以意增减。

又方。

人参半两，去芦头　芦根半两，锉　藕豆苗三分　仓粳米半分，微炒

上件药，捣粗，罗为散。每服一钱，以水一小盏，煎至五分，去滓，不计时候，看儿大小，以意加减温服。

又方。

干桑叶半两　藿香半两

上件药，捣细，罗为散。不计时候，以粥饮调下半钱，量儿大小，以意增减。

又方。

肉豆蔻一分，去壳　藿香一分　甘草一分，炙微赤，锉

上件药，捣粗，罗为散。每服一钱，以水一小盏，煎至五分，去滓，不计时候，量儿大小，分减温服。

治小儿霍乱，吐泻不止，龙骨散方。

龙骨末一分　草豆蔻末半两　烂蘧蒢末半分

上件药，都研令匀，以奶汁三合，煎至二合，去滓，别入牛黄、麝香、兔毛灰各一字，生姜汁少许，调令匀，分为三服，如人行五里一服。

治小儿霍乱，吐泻不止，腹痛，肉豆蔻散方。

肉豆蔻一分，去壳　桂心一分　人参半两，去芦头　甘草半两，炙微赤，锉

上件药，捣粗，罗为散。每服一钱，以水一小盏，入生姜少许，煎至五分，去滓，不计时候，量儿大小，分减温服。

治小儿霍乱吐泻不止，心胸烦闷，菖蒲散方。

菖蒲一分　肉豆蔻一分，去壳　人参一分，去芦头　白茯苓一分

上件药，捣细，罗为散。不计时候，以温生姜汤调下半钱，量儿大小，以意加减。

治小儿霍乱，吐泻不定，人参散方。

人参二分，去芦头　黄连二分，去须　陈橘皮三分，汤浸去白瓤，焙　厚朴三分，去粗皮，涂生姜汁，炙令香熟

上件药，捣细，罗为散，每服，以陈粟米粥饮调下半钱，三岁以上加药服之。

又方。

甘草半两，炙微赤，锉　干姜一分，炮裂，锉　肉豆蔻一分，去壳

上件药，捣细，罗为散。每服，以冷水调下一字，二岁以上，加药服之。

又方。

人参一分，去芦头　丁香半两

上件药，捣碎，以奶汁三合，煎五七沸，去滓，放温，量儿大小，分减渐渐服之。

又方。

丁香末一钱　消梨一枚，绞汁　奶汁一合

上件药，相和令匀，少少与儿服之。

又方。

桑虫一枚炙焦黄，细研，以奶汁调灌之。

又方。

蠮螉窠微炙

上捣罗为末，以奶汁调一字服之。

治小儿霍乱，不下乳食，麦门冬散方。

麦门冬一两，去心，焙　厚朴半两，去粗皮，涂生姜汁，炙令香熟　白茯苓一分　人参一分，去芦头　陈橘皮一分，汤浸去白瓤，焙　茅香半两　干木瓜一分

上件药，捣粗，罗为散。每服一钱，以水一小盏，入生姜少许，煎至五分，去滓，不计时候，量儿大小，分减温服。

治小儿霍乱，不欲乳食，丁香散方。

丁香一分　人参半两，去芦头

上件药，捣粗，罗为散。每服一钱，以水一小盏，煎至五分，去滓，不计时候，量儿大小，分减温服。

治小儿霍乱不止，肉豆蔻方。

肉豆蔻一分，去壳　藿香半两

上件药，捣粗，罗为散。每服一钱，以水一小盏，煎至五分，去滓，不计时候，量儿大小，分减温服。

治小儿霍乱，但利不吐方。

乌牛粪半两，烧灰　人参三分，去芦头　生姜半分，切

上件药，用甜淡浆水一大盏，煎至五分，去滓，不计时候，量儿大小，分减温服。

治小儿霍乱渴不止，白茯苓散方。

白茯苓一两　乌梅肉一分，微炒　干木瓜半两

上件药，捣粗，罗为散。每服一钱，以水一小盏，煎至五分，去滓，令温，时时与服，随儿大小，以意加减。

又方。

芦根一两，锉　糯米半合

上件药，以水一大盏，煮取五分，去滓，入蜜半合，更煎一两沸，随儿大小，以意增减温服。

又方。

芦荟　扁豆藤各半两　人参一两，去芦头

上件药，细锉，分为六服，每服以水一小盏，煎至五分，去滓，不计时候，量儿大小，分减稍热服。

治小儿霍乱不止，蓬蔌散方。

故蓬蔌篾半两　盐一字　牛黄一黑豆大，细研　乳汁一合

上件药，将乳汁煎二味三两沸，去滓，调入牛黄服之，立差。

治小儿霍乱吐泻，面色青，四肢冷，虚汗出，丁香圆方。

丁香一分　藿香一分　人参半两，去芦头

上件药，捣，罗为末，炼蜜和丸，如麻子大，不计时候，以粥饮研下五圆，量儿大小，以意增减。

又方。

香薷一分　生姜如羊枣大，切碎　薄荷心半分

上件药，以水一小盏，煎至五分，去滓，量儿大小，分减稍热频服。

治小儿霍乱心腹痛诸方

夫小儿冷热不调，乳哺不节，使阴阳清浊之气相干，而变乱于肠胃之间，则成霍乱也。而心腹痛者，是冷气与真气相击，或上攻心，或下攻腹，故令痛也。

治小儿霍乱，心腹刺痛，呕吐，丁香散方。

丁香半两　桔梗半两，去芦头　人参半两，去芦头　白术半两　厚朴半两，去粗皮，涂生姜汁，炙令香熟　甘草一分，炙微赤，锉

上件药，捣粗，罗为散。每服一钱，以水一小盏，煎至五分，去滓，不计时候，量儿大小，分减温服。

治小儿霍乱，心腹痛，不欲饮食，人参散方。

人参一分，去芦头　丁香一分　桂心一分　草豆根一分，去皮　厚朴一分，去粗皮，涂生姜汁，炙令香熟　当归一分，锉，微炒　陈橘皮一分，汤浸去白瓤，焙　白术一分　芎䓖一分

上件药，捣细，罗为散。不计时候，煮姜枣米饮调下半钱，量儿大小。以意加减。

治小儿霍乱，心腹痛不止，高良姜散方。

高良姜半两，锉　人参半两，去芦头　赤芍药半两　甘草半两，炙微赤，锉　陈橘皮半两，汤浸去白瓤，焙

上件药，捣粗，罗为散。每服一钱，以水一小盏，煎至五分，去滓，不计时候，量儿大小，加减温服。

治小儿霍乱，吐泻不止，小腹痛，面色青黄，四肢冷，温中散方。

人参一两，去芦头　厚朴半两，去粗皮，涂生姜汁，炙令香熟　干姜一分，炮裂，锉　白术三分　甘草半两，炙微赤，锉　桂心半两

上件药，捣粗，罗为散。每服一钱，以水一小盏，煎至五分，去滓，不计时候，量儿大小，加减温服。

治小儿霍乱，乳食不消，心腹满痛，宜服此方。

木香一分 当归一分，锉，微炒 诃黎勒皮半两 陈橘皮一分，汤浸去白瓤，焙 白术一分 藿香一分

上件药，捣细，罗为散。不计时候，以生姜汤调下半钱，看儿大小，以意加减。

治小儿霍乱，吐泻不止，心腹痛，面无颜色，渐至困乏，白术散方。

白术半两 草豆蔻一分，去皮 丁香半两 当归一分，锉，微炒 陈橘皮半两，汤浸去白瓤，焙 甘草半分，炙微赤，锉

上件药，捣细，罗为散。不计时候，以粥饮调下半钱，量儿大小，加减温服。

治小儿霍乱吐泻，心腹痛不止，丁香散方。

丁香半分 干姜半分，炮裂 桂心半分 人参一分，去芦头 诃黎勒皮一分 甘草半分，炙微赤，锉

上件药，捣细，罗为散。不计时候，煎姜枣汤调下半钱，量儿大小，以意加减。

《太平圣惠方·卷第八十四·治小儿霍乱诸方》

食治霍乱诸方

夫阴阳不顺，清浊相干，气射中焦，名为霍乱也。皆由饱食豚脍，复啖乳酪，海陆百品，无所不餐，多饮寒浆，眠卧冷席，风冷之气，伤于脾胃，胃中诸食结而不消，阴阳二气壅而反戾，阳气欲升，阴气欲降，阴阳交错，变成吐利，吐利不已，百脉昏乱，荣卫俱虚，冷搏于筋，则令转筋，宜以食治之也。

治霍乱不止，心胸烦闷，宜吃诃黎勒粥方。

诃黎勒皮半两 生姜一两，切 粳米二合

上以水三大盏，煎诃黎勒等，取汁二盏，去滓，下米煮粥，不计时候食之。

治霍乱吐利，腹痛等疾，高良姜粥方。

高良姜一两，锉 粳米二合

上以水三大盏，煎良姜取二盏半，去滓，下米煮粥食之。

治霍乱后气脱虚羸，或泻不止，宜服蜡粥方。

黄蜡半两 粳米三合，细研

上先以水煮粳米作粥，临熟，次下蜡，更煮，候蜡消，温服之。

《太平圣惠方·卷第九十六·食治霍乱诸方》

十香丸

破积血，除疫病，去恶气，好音声，畅六腑，调五脏，壮气益心神，十香圆方。

麝香一两，细研　沉香一两　丁香一两　安息香一两　木香一两　降真香一两　藿香一两　甲香一两　苏合香一两　薰陆香一两　牛黄三分，细研　犀角屑三分　人参（三分，去芦头　细辛二分　芎䓖三分　白茯苓三分　当归三分，微炒　桂心三分

上件药，捣，罗为末，入研了药令匀，炼蜜和捣三五百杵，圆如梧桐子大。不计时候，以温酒嚼下十五圆。

《太平圣惠方·卷第九十八补益方·十香丸》

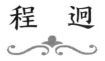

程 迥

❖ 医家介绍

程迥（约 1114—1189），字可久，号沙随。北宋应天府宁陵（今河南宁陵）人。年二十余岁，始知读书。隆兴元年（1163 年）进士。

程迥著有《古易考》《古易章句》《古占法》《易传外编》《春秋传显微例目》《论语传》《孟子章句》《文史评》《经史说著论辨》《太玄补赞》《户口田制贡赋书》《乾道振济录》《医经正本书》《条具乾道新书》《度量权三器图义》《回声韵》《南斋小集》。《医经正本书》当为程迥绪余之作，非涉临床方剂，而以考辨为主。清代瞿镛《铁琴铜剑楼藏书目录》卷十四云："《医经正本书》一卷，旧抄本。谓之正本者，以本正则邪说不能摇也。"《医经正本书》对研究中国古代医政、图书、典章制度、医学伦理、方剂之度量衡等均有重要价值。

❖ 程迥医论医方

辨伤寒温病热病并无传染之理第三

按《素问》《热论》伤寒曰，人之伤寒也，则为病热。热虽甚，不死。其两感于寒而病者，必不免于死。又曰，凡病伤寒而成温者，先夏至日者为病温，后夏至日者为病暑。又曰，藏于精者，春不病温初无传染之说。张仲景曰，阴阳大论云冬时严寒，万类深藏君子固密，则不伤于寒，触冒之者，乃名伤寒耳。四时之气皆能为病，以伤寒为毒者，以其最成杀厉之气也。中而病者，名曰伤寒，不即病者寒毒藏于肌肤，孙真人作肌骨补之中。至春变为温病，至夏变为暑病，热极重于温也，是以辛苦之人，春夏多为温热病，皆由冬时触寒所致。又曰十一月十二月寒冽已严，为病则重。迥考素问，仲景及诸家之论，皆云冬时触早班寒毒所致，非是猝然传染也。

辨五运六气感伤曰时气亦无传染第四

按阴阳大论七篇，论五运太过不及，乘剋为病，皆由藏气虚实，致有感伤，并六气所管。每气六十日八十七刻有畸，主客胜复郁发，亦随藏气虚实致病初不能相染。

辨四时不正气谓行即非传染第五

按疫论云，非其时而有其气，是谓天行。仲景谓与伤寒之病大相异。所谓春当温，而有清气折之，则责邪在肝。夏当暑，而有寒气折之，则责邪在心。秋应凉，而有热气折之，责邪在肺。冬应寒，而有暖气折之，则责邪在肾。长夏责邪在脾，以土无正气，因火而名，故附金木水火而病变。今俗间以伤寒时气天行通言疫病，夫疫之所发，盖有岁中流行。于一方一所之时，皆是气血中感此异气，大非传染。盖有舍病人远去，自于他处致病者，亦有与病人同资休共舍，居然不病者，是知非传染也。昔岷州之俗，一人病疫，阖家避之，病者多死。隋辛公义为刺史，命皆兴置已事，暑月病人数百，公义设榻，昼夜处其间。以秩录具医药，病愈。召其亲戚戒喻之曰，死生有命，岂能相染。若相染者，吾死久矣，皆斩谢而去。其后病者争诣使君，其家亲戚固留养之始相慈爱，风俗遂变。本朝太原侯可，至和中调巴州化成县。巴俗尚鬼而废医，惟巫言是用，虽父母之疾，皆弃而弗视，可诲以义理，严其禁戒。或亲至病家为视医，所活既众，人亦知化。其事见吾家明道先生文集。迥及见中原之人信医不信巫，亲人未尝去其旁，故多全活。江南里俗，信巫不信医，亲人屏去，故多死。迥平生于亲戚、朋友、部曲、仆使之病，皆亲至卧内，款曲候问，商量药证，不啻数十百辈矣。考古验今，是知绝无传染。今干道敕同居亲疾病辄相弃绝者杖一百，盖谓有此陋俗，故立法也。

《医经正本书》

张从正

❖ 医家介绍

张从正（约1156—1228），字子和，号戴人，睢州考城（今河南兰考县）人。金代著名医学家，为"金元四大家"之一。张从正继承和发扬刘完素的学说，用药多偏于寒凉，临床善用"汗、吐、下"三法，由于他在治疗上偏于攻下，后人称他为"攻下派"的代表。金代兴定年间（1217—1222年）被召补为太医，不久辞去。麻知己、常仲明等学生将他的医学理论和经验加以整理增订，编成《儒门事亲》四十卷，一般认为本书的前三卷为张氏亲撰。其在内、外、妇、儿等临床医学方面，有丰富的经验和独创的见解，并独成一家，对祖国医学的发展有一定的贡献。张从正精于医，贯穿《素问》《难经》之学，论病强调邪气，治病以祛邪为先。《儒门事亲》成书于1228年，集中体现了张氏的主要医学思想和诊疗特色，其中不乏对疫病的独到阐述，对中医学的创新与发展影响深远，至今仍具有重要的学习与研究价值。

❖ 张从正医论医方

论伤寒、瘟疫治疗之法

春之温病，夏之热病，秋之疟及痢，冬之寒气及咳嗽，皆四时不正之气也，总名之曰伤寒。人之劳役辛苦者，触冒此四时风、寒、暑、湿不正之气，遂成此疾。人之伤于寒也，热郁于内，浅则发，早为春温；若春不发而重感于暑，则夏为热病；若夏不发而重感于湿，则秋变为疟痢；若秋不发而重感于寒，则冬为伤寒。故伤寒之气最深。然而伤寒及温热，但发必先发热恶寒，头项痛，腰脊强者，一日在太阳经故也。《内经》中虽言一日太阳者，传受常也。亦有太阳证，至了不传者，止可汗之，如升麻汤、解肌汤、逼毒散、五积散之类，发散则愈也……

予尝见世医，用升麻、五积解利伤寒、温疫等病，往往发狂谵语，衄血泄血，喘满昏瞀，懊𢙇闷乱，劳复。此数证，非伤寒便有此状，皆由辛温之剂，解之不愈，而热增剧，以致然也。凡解利伤寒、时气疫疾，当先推天地寒暑之理，以人叅之。南陲之地多热，宜辛凉之剂解之；朔方之地多寒，宜辛温之剂解之；午未之月多暑，宜辛凉解之；子丑之月多冻，宜辛温解之；少壮气实之人，宜辛凉解之；老耆气衰之人，宜辛温解之；病人因冒寒、食冷而得者，宜辛温解之；因役劳、冒暑而得者，宜辛凉解之；病人禀性怒急者，可辛凉解之；病人禀性和缓者，可辛温解之；病人两手脉浮大者，可辛凉解之；两手脉迟缓者，可辛温解之。如是之病，不可一概而用。偏热寒凉及与辛温，皆不知变通者。夫地有南北，时有寒暑，人有衰旺，脉有浮沉，剂有温凉，服有多少，不可差玄。病人禁忌，不可不知。

昔有人春月病瘟，三日之内，以驴车载百余里，比及下车，昏瞀不知人，数日而殂；又有人饮酒过伤，内外感邪，头痛身热，状如伤寒，三四日间，以马驮还家六七十里，到家百骨节皆痛，昏愦而死，此余亲觏。若此之类，不容更述。假如瘟病、伤寒、热病、中暑、冒风、伤酒，慎勿车载马驮，摇撼顿挫大忌。夫动者，火之化；静者，水之化也。静为阴，动为阳；阳为热，阴为寒。病已内扰，又复外扰，是为至扰。奈人之神，讵能当之？故远行得疾者，宜舟泛床抬，无使外扰，故病不致增剧。又若伤寒、时气、瘟病，尝六七日之间不大便，心下坚硬，腹胁紧满，止可大、小承气汤下之。其肠胃积热，慎勿用巴豆、杏仁，性热大毒之药。虽用一二丸下之，利五七行，必反损阴气，涸枯津液，燥热转增，发黄谵语，狂走斑毒，血泄闷乱。轻者为劳复，重者或至死。间有愈者幸矣，不可以为法。故伤寒新愈之人，慎勿食猪、鱼、杂果、酽酒、湿面及沐浴、房室事。如犯，病必再发。爱其身者，不可不慎。又如正二三月，人气在上，瘟疫大作，必先头痛，或骨节疼，与伤寒、时气、冒暑、风湿及中酒之人，其状皆相类，慎勿便用巴豆大毒之药治之。

《儒门事亲·立诸时气解利禁忌式三》

《总录》方中，以常山散吐疟。《孙尚方》以三圣散吐发狂；《神验方》吐舌不正；《补亡篇》以远志去心，春分前服之，预吐瘟疫。此皆前人所用之药也，皆有效者，何今之议予好涌者多也？

《儒门事亲·凡在上者皆可吐式十四》

设若疫气，冒风中酒，小儿疮疹，及产后潮热，中满败血，勿用银粉、杏仁大毒之药，下之必死，不死即危。且如槟榔、犀角、皂角皆温平，可以杀虫，透关节，除肠中风火燥结；大黄、芒硝、朴硝等咸寒，可以治伤寒热病，时气瘟毒，发斑泻血，燥热发狂，大作荡剂，以荡涤积热；泽泻、羊蹄苗根、牛胆、蓝叶汁、苦瓠子亦苦寒，可以治水肿遍身，腹大如鼓，大小便不利，及目黄、湿毒、九疸、食痨、疳虫、食土生米等物，分利水湿，通利大小便，荡涤肠胃间宿谷相搏。又若备急丸，以巴豆、干姜、大黄三味，蜜和丸之，亦是下药。然止可施于辛苦劳力，贫食粗辣之辈，或心腹胀满，胁肋刺痛，暴痛不住，服五七丸，或十丸，泻五七行以救急。若施之富贵城廓之人则非矣，此药用砒石治疟相类，止可施之于贫食之人。若备急丸，治伤寒风温，中酒冒风，小儿疮疹，产后满闷，用之下膈，不死则危。

《儒门事亲·凡在下者皆可下式十六》

《语》云：子之所慎，齐、战、疾。又曰：丘未达，不敢尝。此言服药不可不畏慎也。然世有百十年相袭之弊，至今不除者，敢略数一二，使后车改辙，不蹈前覆。夫伤寒、温疫、时气、中暑、风温、风疟，与中酒伤食者，其初相类，此最误人。

……

又如泻利之疾，岁岁有之，医者不察，便用圣散子之属，干姜、赤石脂、乌梅、罂粟壳、官桂、石榴皮、龙骨、牡蛎之属，变生小便癃闭，甚者为胀，又甚者，水肿之疾生矣！间有愈者，病有微者也，甚则必不愈矣。

《儒门事亲·服药一差转成他病说十》

凡伤寒疫疠一法：若无药之处，可用酸蘸汁一大碗，煎三五沸，去菜叶，饮讫；候少时，用叉子咽喉中探吐，如此三次；再煎葱醋汤投之；衣被盖覆，汗出而瘥。《内经》曰：酸苦涌泄为阴。伤寒三日，头痛身热，病在上，宜涌之，涌后以淡粥养之。

又一法：用凤凰台散，嗜于鼻内，连嚏二三十次。嗜药时，坐于暖室中。嚏罢，以浆水粥投之，衣被盖之，汗出而愈。嚏法同吐法用之。

一法：导引，若无药处用之。令人盘两足而坐，以两手交十指，攀头后风池、风府二穴，此风之门也，向前仰首，数至于地，如此连折，点地一百二十数；急以酸醋白汤投之，汗出即解。

《儒门事亲·风论》

凡伤寒、中风、温疫、时气、冒暑，感四时不正之气。若邪毒之气，人或感之，始于巨阳受之，二日阳明受之，三日少阳受之，前三日在于表阳也，后三日在于里阴也。《内经·热论》，通谓之伤寒。热病者，言一身之热气也；伤寒者，外感于寒邪也。夫伤寒之寒热者，恶寒为表热里和，故恶寒脉浮大也；发热为里热表和，故发热脉滑实也。可以吐法而解之，用拔雪汤主之。生姜、葱白、豆豉同煎葶苈苦酒汤，上而越之。若病人脉沉实者，或不大便，喘满谵语，不必拘日数，急攻于里，可用通解丸；胃中渴燥者，大承气汤下之。慎不可用银粉、巴豆粉霜、杏仁、芫花热性之药，用之必致危殆。仲景云：调理伤寒者，皆在汗、下之理。当明表里，无不愈矣！差之毫厘，失之千里，深可慎之。汗、下之后，切宜慎口，可服淡粥而养之，不然，其病复作。

《儒门事亲·论火热二门》

凡怀孕妇人病疟，可煎白虎汤、小柴胡、柴胡饮子等药。如大便结硬，可用大柴胡汤下。微利过，不可大吐泻，恐伤其孕也。经曰：夏伤于暑，秋必痎疟。

凡双身妇人，伤寒、时气、温疫，头痛身热，可用升麻散一两，水半碗，大作剂料，去滓，分作二服，先一服吐了，后一服勿吐；次以长流水加生姜、枣，煎五苓散，热以之，汗尽其痛立止。

《儒门事亲·火类门》

治大头病兼治喉痹方

歌曰：人间治疫有仙方，一两僵蚕二大黄，姜汁为丸如弹大，井花调蜜便清凉。

又法　以砭针刺肿处出血，立效。

《儒门事亲·头面风疾第四》

论疟篇

夫疟，犹酷疟之疟也。以夏伤酷暑而成痎疟也，又有瘤疟，连岁不已，此《脉经》肥气之积也，多在左胁之下，状如覆杯，是为瘤疟，犹瘤也，久而不已，令人瘦也。内伤既以夏伤于暑而为疟，何后世之医者，皆以脾寒治之？世医既不知邪热蓄积之深为寒战，遂为寒战所感；又不悟邪热入而后出于表，发为燥渴，遂为交争所惑。相传以姜、附、硫黄、平胃、异功散、交解饮子治之，百千之中，幸其一效。执以为是，至使父子兄弟相传。及其疟之甚者，则归之祟怪，岂可不大笑耶？《内经》：拘于鬼神者，不可与言至德。何世俗之愚而难化也？又或因夏日饮冷过常，伤食生硬、瓜果、梨枣之属，指为食疟，此又非也。岂知《内经》之论则不然。夏伤于暑，遇秋之风，因劳而汗，玄府受风，复遇凄怆之水，风闭而不出，舍于肠胃之外，与荣卫并行，昼行于阳，夜行于阴。邪热浅，则连日而作；邪热深，则间日而作。并入于里则热；并入于表则寒。若此而论，了不干于脾。

后世论药，如此之差误也。以时言之，治平之时，常疟病少；扰攘之时，常疟病多。治平之时，虽用砒石、辰砂有毒之药治之，亦能取效。缘治平之时，其民夷静，故虽以热攻热，亦少后患。至于扰攘之时，其民劳苦，不可遽用大毒、大热之药。若以热攻热，热甚则转为吐血、泄血、痈疽、疮疡、呕吐之疾。盖扰攘之时，政令烦乱，徭役纷冗，朝戈暮战，暑无少暇，内火与外火俱动，在侯伯官吏尤甚，岂可与夷静之人同法而治哉？余亲见泰和六年丙寅，征南师旅大举，至明年军回。是岁瘴疠杀人，莫知其数，昏瞀懊恼，十死八九，皆火之化也。次岁，疟病大作，侯王官吏，上下皆病，轻者旬月，甚者弥年。夫富贵之人，劳心役智，不可骤用砒石大毒之药，止宜先以白虎汤加人参、小柴胡汤、五苓散之类，顿服立解。或不愈者，可服神佑丸减用神芎等。甚者可大、小承气汤下之，五七行，或十余行，峻泄夏月积热暑毒之气。此药虽泄而无损于脏腑，乃所以安脏腑也。次以桂苓甘露散、石膏知母汤、大小柴胡汤、人参柴胡饮子，量虚实加减而用之。此药皆能治寒热往来，日晡发作，与治伤寒，其法颇同。更不愈者。以常山散吐之，无不愈者。

余尝用张长沙汗、下、吐三法，愈疟极多。大忌错作脾寒，用暴热之药治之。纵有愈者，后必发疮疽、下血之病，不死亦危。余自先世授以医方，至于今日，五十余年，苟不识练，岂敢如是决也！又尝观《刺疟论》五十九刺，一刺则衰，再刺则去，三刺则已。会陈下有病疟二年不愈者，止服温热之剂，渐至衰羸，命予药之。余见其羸，亦不敢便投寒凉之剂，乃取《内经·刺疟论》详之曰：诸疟不已，刺十指间出血。正当发时，余刺其十指出血，血止而寒热立止。咸骇其神，余非炫术。窃见晚学之人，不考诰典，谬说鬼疾，妄求符箓，祈祷辟匿，法外旁寻，以致病人迁延危殆。疟病除岚瘴一二发必死，其余五脏六腑疟皆不死，如有死者，皆方士误杀之也。或曰：汝言疟因于暑者，春发之疟，亦伤暑乎？余曰：此疟最深。何哉？暑伏于秋冬而不发，至春始发，此疟之深者。《内经·气交变大论》：岁火大过，炎暑流行，金肺受邪。启玄子云：火不以德，邪害于肺金也。故金肺先病，以金气不及，故为病。又《经》曰：岁火太过，大热先发，故民病疟。少气咳喘，血溢，血注下，嗌燥，耳聋中热，肩背热。上应荧惑星，见则山泽燔燎，雨乃不降，烁石消金，涸泉焦草，火星大而明见。注曰：火无德令，纵热害金，水复制心，故心火自病。荧惑见则酷法大，故疟常与酷吏之政并行。或酷政行于先，而疟气应于后；或疟气行于先，而酷政应于后。昔人有诗云：大暑去酷吏。此言虽不为医设，亦于医巫之旨，有以暗相符者也。以前人论疟者，未尝及于此，故予发之。及知圣人立疟之名，必有所谓云。

《儒门事亲·疟非脾寒及鬼神辨四》

苦参散　治疠风。

苦参取头末，秤二两　猪肚一个

上以苦参末掺猪肚内，用线缝合，隔宿煮软，取出，洗去元药。先不吃饭五顿，至第二日，先饮新水一盏，后将猪肚食之，如吐了，再食之，食罢，待一二时，用肉汤调无忧散五七钱，取出小虫一二万，为效。后用皂角一斤，不蛀者，去皮弦及子，捶碎，用水四碗，煮至一碗，用生绢滤去滓，再入苦参末，搅热，稀面糊膏子相似，取出放冷，后入余药相和。药附后：

何首乌二两　防风一两半　芍药五钱　人参三钱　当归一两，焙

上为细末，入皂角膏子为丸，如桐子大。每服三五十丸，温酒或茶清送下，不拘时候，日进三服。后用苦参、荆芥、麻黄，煎汤洗冷。

《儒门事亲·诸风疾证第十四》

夫病生之类，其有四焉：一者，始因气动而内有所成；二者，始因气动而外有所成；三者，不因气动而病生于内；四者，不因气动而病生于外。

因气动而内成者，谓积聚、癥瘕、瘤气、瘿起、结核、癫痫之类是也。

不因气动而病生于内者，谓流饮、澼食、饥饱、劳损、宿食、霍乱、悲恐、喜怒、想慕、忧结之类。

不因气动而病生于外者，谓瘴气、贼魅、虫蛇、蛊毒、螫食、鬼击、冲薄、坠堕、风寒、暑湿、斫射、刺割、挞朴之类也。如此四类，有独治内而愈者，有兼治内而愈者，有独治外而愈者，有兼治外而愈者，有先治内后治外而愈者，有先治外后治内而愈者，有须解毒而攻击者，有须无毒而调引者。凡此之类，方法所施，或重或轻，或缓或急，或收或散，或润或燥，或软或坚。方士之用，见解不同，各擅己心，好丹非素，故复问之。

《儒门事亲·四因》

交加饮子　治久疟不已，山岚瘴气。

肉豆蔻十一个，面裹烧一个　草豆蔻二个，同上法用　厚朴二寸，一半生用，一半用生姜汁制过用　甘草二寸半，一半生用，一半炙用　生姜二块，如枣，纸裹煨过，半熟

上为末。每服分一半，水一碗，银石器内，煎至一大盏，去滓，温服。发日，空心未愈，则再服。

《儒门事亲·诸杂方药第十七》

夫富贵膏粱之人病疟，或间日，或频日，或作热，或作寒，或多寒少热，或多热少寒，宜以大柴胡汤下之。下过三五行，次服白虎汤、玉露散、桂苓甘露散之类。如不愈者，是积热大甚，宜以神芎藏用丸、三花神祐丸、调胃承气汤等药，大作剂料下之；下讫，以长流水煎五苓散服之，或服小柴胡汤数服亦可。如不愈，复以常山散吐之；后服凉膈散、白虎汤之类，必愈矣。大忌热面及羊肉、鸡、猪、鱼、兔等物。如食之，疟疾复作，以至不救。贫贱乌茇之人病疟，以饮食疏粝，衣服寒薄，劳力动作，不可与膏粱之人同法而治。临发日，可用野夫多效方、温脾散治之。如不愈，用辰砂丹治之则愈

豫医论疫——河南古代医家论疫集萃

矣。如服药讫，宜以长流水煎白虎汤、五苓散服之，不宜食热物及燥热之药，以疟疾是伤暑伏热之故也。《内经》曰：夏伤于暑，秋必痎疟。可不信哉？忌物同前。

《儒门事亲·疟十三》

夫双身妇人病疟，可煎白虎汤、小柴胡、柴胡饮子等药。如大便结硬，可用大柴胡散，微溏过，不可大吐泻，恐伤其孕也。《内经》曰：夏伤于暑，秋必病疟。

《儒门事亲·双身病疟七十六》

夫疟疾连岁不愈者，可用咒果法治之。果者，谓桃、杏、枣、梨、栗是也。

咒曰：

吾从东南来，路逢一池水，

水里一条龙，九头十八尾，

问伊食甚的，只吃疟病鬼。

上念一遍，吹在果子上，念七遍，吹七遍在上，令病人于五更鸡犬不闻时，面东而立，食讫，于净室中安困。忌食瓜果、荤肉、热物。此十治八、九无药处可救人。

《儒门事亲·疟疾不愈九十七》

故息城一男子病疟，求治于戴人。诊两手脉，皆沉伏而有力，内有积也，此是肥气。病者曰：左胁下有肥气，肠中作痛，积亦痛，形如覆杯，间发止，今已三年，祈禳避匿，无所不至，终不能疗。戴人曰：此痎疟也。以三花神祐丸五七十丸，以冷水送过五六行。次以冷水止之，冷主收敛故也。湿水既尽一二日，煎白虎汤，作顿啜之。疟犹不愈，候五六日，吐之以常山散，去冷痰涎水六七次，若翻浆。次以柴胡汤和之，间用妙功丸磨之，疟悉除。

《儒门事亲·痎疟十九》

五之气为病，多发喘息、呕逆、咳嗽及妇人寒热往来、痎疟痹痔、消渴中满、小儿斑瘾疮疱。五之气病，宜以大、小柴胡汤，宜解治表里之类。

《儒门事亲·秋分酉上五之气》

辰砂丹　治疟。

信一钱　雄黑豆六十个或二两重

上为细末，朱砂为衣，端午日合。不令鸡犬妇人见。每服一丸，无根水下。

《儒门事亲·暑门（疟附）》

论痢篇

一男子病脓血恶痢，痛不可忍。忽见水浸甜瓜，心酷喜之，连皮食数枚，脓血皆已。人言下痢无正形，是何言也？人止知痢是虚冷，温之、燥之、涩之、截之，此外无术矣。岂知风、暑、火、湿、燥、寒六者，皆为痢。此冰蜜甜瓜所以效也。

《儒门事亲·误中寒凉》

治痢

紫菀　桔梗　赤芍药　白术以上各等分

上为细末。每服三五钱，细切，羊肝拌之，作面角儿烧服之，后用白汤送下，食前。

治痢

杜蒺藜炒，碾为末　酒调下，三两服。

香豉丸　治痢。

蒜为泥　豉为末

上二味，相和作丸，如梧桐子大。米饮汤下五七十丸，食前服之。

《儒门事亲·下痢泄泻第十六》

立应丸　治脏腑泄痢，脓血不止，腹中疼痛。

干姜一两炮，另末　百草霜一两　巴豆连皮，一两，炒用　杏仁一两同巴豆和皮炒黑色，杵为泥，后入霜研用

上用黄蜡四两，熔开蜡，次入前四味，用铁器搅匀，旋丸桐子大。每服三五丸，甘草汤下。白痢，用干姜汤下，食前；若水泻，温水下。

《儒门事亲·诸杂方药第十七》

释继洪

❖ 医家介绍

释继洪（约1208—1289），又名澹寮，金代汝州（今河南省汝州市）僧人。幼年因家贫被送往寺中为僧，法号为继洪，俗名不详。他聪明好学，且有名师指导，25岁时便精通"五明"（古印度的五种学科），被授予"师"的称号，获准单独出外从事佛教与医疗活动。他先后云游岭南地区的柳州、熙平、连州、五羊、封州等地区，南宋咸淳元年（1265年），他又翻越大庾岭游历江西丰城、临川及浙江沿海一带。在云游期间，释继洪对岭南瘴疟盛行，虫蛊为害，且严重缺医少药，病死者常十之八九的惨景深表同情，于是他便在宗教活动之余义务为群众治病防病。

释继洪把丰富的临床经验认真总结研究并著书传世。他先后著有《卫生补遗回头瘴说》《指要方续论》《治瘴续说》《蛇虺螫蠚诸方》《治瘴用药七说》等书，极大地丰富了南方医学宝库。他在晚年，又将名医李璆、张志远、王棐、章杰等人有关瘴疟的专著进行研究探索，然后结合自己的经验与心得，综合写成极为珍贵的《岭南卫生方》和《澹寮集验秘方》。

《岭南卫生方》主要辑录了宋元时期医学著作中有关岭南地区多发病瘴疟等病证资料，搜罗其中有效方剂，还记述了"蛊毒"药毒等病的治疗，融入了自己的治疗经验。本书主要论述岭南流行病瘴疟的证治，对后世的研究具有深远影响。

❖ 释继洪医论医方

冷瘴初用药方法

不问先寒后热、先热后寒、多热少寒、少热多寒，或因夏月伤于暑，汗出不透；或秋伤于风，则成此病。或饮食生冷过多，先伤脾胃，澡浴感冒，多作此证。或有痰涎停于胸膈，所谓无痰不成疟。第一发后，宜先下感应丸，以去积滞；又下陈皮半夏汤，以去痰涎。壮实人各三服，虚弱人各二服，只初发第一夜要服之。

感应丸

新拣丁香_{一两半} 南木香_{去芦头，二两半} 川干姜_{炮制，一两} 肉豆蔻_{去粗皮，槌去油，}_{二十个} 巴豆_{七十个去皮、心膜，研细，出尽油，如粉} 百草霜_{用村庄家锅底上刮者，细研，二}_两 杏仁_{拣肥者，去双仁百四十个去尖，汤浸一宿，去皮，别研，极烂如膏}

上七味，除巴豆粉、百草霜、杏仁三味外，捣为细末，同拌研细，用好蜡匮和。先将蜡六两，熔化作汁，以重绵滤去滓，更以好酒一升，于银石器内煮蜡，熔滚数沸，倾出候酒冷，其蜡自浮于上，取蜡称用。春夏修合用清油一两，于铫内熬令沫散香熟，次下酒煮蜡四两，同化作汁，就锅内乘热拌和前项药末；秋、冬修和用清油一两半，同煎煮熟作汁，和匮药末成剂，分作小锭子，每用见成锭子半两，入巴豆二十枚，去壳不去油，烂研成膏，一处研令极匀，丸如绿豆大。每服十丸，姜汤咽下，或用陈皮半夏汤送下亦可，空心时服。

陈皮半夏汤

陈皮_{去白} 半夏_{汤泡，各七两}

上，为粗散，每服三钱，生姜十片，水二盏，煎至一盏，去滓，温服，不计时候。

《岭南卫生方·校刻岭南卫生方上卷·汪南容治冷热瘴疟脉证方论》

冷瘴次用药方法

初发瘴后，次日专服和解散，一日五六服。南方人，常自汗，不可汗，不可吐，不可泻，多是脾有感冷成病。此药能和脾胃，又逐风邪，神妙不可具述。感病轻者，更不再发，其病深者，亦自轻减，但能信向，至诚煎服，无有不效者。

和解散

苍术_{米泔浸一宿，去粗皮，半斤} 藁本_{去芦} 桔梗_{去芦} 甘草_{各四两} 厚朴_{去粗皮，姜汁}_炙 陈皮_{洗，不去白，各二两}

上并修治毕，焙干净，秤为粗散，每服三钱重，水一盏半，生姜三片，枣子二枚，同煎至七分，去滓热服，一日夜五六服，不拘时候。若用此药不发，更服此药一日，却服别药，发稍轻亦是有效，后再发之，次日，更服一日，亦五六服。若第三次不发，更服此药一日，却服别药，如第三次再发，却服后药。此药不止治冷瘴神效，便是伤寒、伤风、瘴疟证候未分之时，并服此药，一两日皆有效验。如服不效，却自依各证用药。

若无医药之处，病初发至末后，皆服不妨。

《岭南卫生方·校刻岭南卫生方上卷·汪南容治冷热瘴疟脉证方论》

治瘴方剂

继洪南游既久，愈知瘴疾不易用药，故再直述之于兹焉。若其证身热而复寒，谓之冷瘴，不换金正气散主之。若身热胸痞，或呕或噎，大便不利者，嘉禾散。若病轻而觉有积聚，兼进些少感应丸，无积者不可用。若病稍重，便不可妄为转利，当温中固下。若冬末春初，因寒而作大热者，愚鲁汤，柴胡可减。夏月因暑气者，六和汤。若身极热而头极疼，脉数者，谓之热瘴。宜用挑草子法，亦不可不服药。第此证病深，最难治。盖凉药多不可用，热药须得法用之，如附子汤冷服者是也。非极工巧以处之，则不可。若身热而汗不多，头痛未解，且与和解散。若腰以上极热，腰以下稍凉，胸膈烦渴，腰腿重疼，或大便稀滑，其脉多数，按之不实，此阳浮阴闭也，李待制生姜附子汤最妙。凡初病，则生姜附子汤能发散耳。若病经日久，汗愈多，虚烦潮上，则惟恐其不敛不降，宜用熟附、干姜、沉香，用干姜须冷服。若大便利，则不宜用沉香，烦甚少加竹茹，渴甚多加人参、北五味，咳逆加丁香、淡竹叶（此草惟广州白云后洞及惠州罗浮有之）。若烦躁而有异象眩惑，夜不安寝，可略与温胆汤，大便利者不可服。若烦渴大作，宜蜜砂丹、参砂丹、破证夺命散、既济汤或冷汤倍加人参、附子。若烦热而大便自利，小便赤多，不可以赤为热，膝胫一下稍凉，乃病邪激，其气血俱虚，表热无以养中，故外热而内虚也，可急服姜附汤、养气丹及灸气海并足三里穴。若至于四肢厥冷，或两足冷甚、头额虚汗，或时咳逆、脉数而促，其证尤危，惟有黄牙丹、伏火朱砂丹、三建汤，能敛心液，能壮真阳，可以更生也。又有痧瘴，即热瘴之甚者。医书谓血得寒则凝泣，得热则淖溢，故热瘴面赤心热，舌破鼻衄，皆瘴热沸其血，涌上所致，故宜用挑草子法。甚则血上塞其心窍，故昏不能言，或但噫噫作声，即痧瘴也。治之当散其血。近有明医，用麦门冬汤下黑神散，立见神效。南游之士，不可不知，亦不可不备此药也。愚前所谓涎迷心窍及舌强者，亦有之矣，却非正痧瘴，乃挟风证耳。故所取之方，当审而后用也。

《咸淳丁卯继洪书》

真方不换金正气散

治四时伤寒，五种膈气，和脾胃，止吐泻，温中下痰饮，止腹痛、胀满、吞酸、噫、痞、噎塞、干呕、恶心，内受寒湿，外感风邪，身体沉重，肢节酸疼，头昏鼻塞，未分阴阳之间，尤宜服之，则气自正而病自退。及能止汗，解山岚瘴气，八般疟疾，遍身浮肿，五劳七伤，或风气所灌，手足肿痛，全不思饮食，妊妇产前后，皆可服饵。又治霍乱吐泻，心腹疼痛，脾气虚弱，脏腑时鸣，小儿脾胃不和，时气诸疾。又治四方不伏水土。凡过岭南，此药不可缺。

厚朴去粗皮，锉如韭头大，长一寸，以生姜自然汁淹一宿　半夏汤洗七次，以生姜四两取汁浸旬日，曝，候汁干为度　橘红去白　草果子去皮，生用　藿香叶取叶，水洗　苍术去皮，米泔浸一宿，切作片子　甘草锉，各三两

上七味，先用砂锅炒厚朴令香，次入苍术炒令紫色，又入半夏炒香熟，又入甘草炒黄，又入橘红炒破，方始将藿香叶二两，斡开众药，安藿香叶在中心，用药遍盖，罨定少时，约藿香叶干，方可取出，却入草果子，同为粗散。每服二大钱，水一大盏，生姜五片，枣子一枚，煎至七分，去滓，空心服。煎时不得犯铜、铁器。

藿香正气散

治伤寒阴证，憎寒恶风，正气遂冷，胸膈噎塞，胁肋膨胀，心下坚痞，吐利呕逆，怠惰嗜卧，不思饮食。

厚朴去粗皮，姜汁炒　半夏汤洗，姜汁制　藿香叶　陈皮去白，各一两　甘草炙，七钱

上锉散。每服四钱，水盏半，生姜七片，枣子一枚，煎至七分，去滓，食前温服。霍乱吐泻，加白术三两。

养胃汤

治外感风寒，内伤生冷，憎寒壮热，头目昏疼，肢体拘急。及能辟山岚瘴气，四时瘟疫，脾寒疟疾。因饮食者，又可佐以红丸子。

厚朴姜炒　苍术米泔浸　半夏汤洗，姜汁制，各一两　茯苓去皮　人参去芦　草果去皮　藿香去梗，各半两　橘红去白，三分　甘草炙一分（眉批：按，《局方》"凡例"云：凡方中云一分者，即二钱半也。）

上㕮咀。每服四钱，水一盏半，姜七片，乌梅一个，煎至六分，去滓，热服。

或发冷瘴，或感寒疫者，并加附子足为十味。

红丸子

治食疟。食疟乃痰呕恶心，腹满寒热，右手寸关脉弦实，或沉滑。要之，瘴疟多因食积、气痞、痰结。此药消食下气化痰，寓广者正宜服之，但矾红、阿魏难得好者。又，阿魏虽为下积消胀之妙药，却不宜常服，及不宜妊妇、虚人、老人。所以《易简

方》去矾红、阿魏，最宜常服用以治疟，黄丹为衣最妙。若食积、癥瘕、痞胀，得真阿魏却甚良，然亦在修合之臻志，用好米醋煮陈米粉为丸，自洗米至作糊，不着水，纯使醋为妙。

蓬莪术煨　荆三棱水浸软，切片　橘皮拣净　青皮去白，各五两　胡椒去屑　干姜炮，各三两　阿魏　矾红各一两

上为细末，醋糊为丸梧子大，矾红为衣。治疟疾，每服六十丸，不拘时候，生姜橘皮汤下。大病后饮食难化，及中脘停酸，用姜汤下。心腹胀满，紫苏汤下。酒疸、食疸，遍身皆黄，大麦煎汤下。酒、食积，面黄腹胀，或时干呕，煨姜汤下。脾气刺痛，菖蒲汤下。两胁引乳作痛，沉香汤下。

嘉禾散

治中满下虚，五噎五膈，脾胃不和，胸膈痞闷，肋胁胀满，心腹刺痛，不思饮食，或多痰逆，口苦吞酸，胸满短气，肢体怠惰，面色萎黄。如中焦虚痞，不任攻击。脏气虚寒，不受峻补。或因病气衰，食不复常，禀受怯弱，不能多食及瘴疾阴阳表里未分之际，尤宜服之。

枇杷叶去毛，涂姜汁，炙令香熟　薏苡仁微炒　缩砂去皮　人参去芦　茯苓去皮，各一两　石斛细锉，酒拌和，微炒　大腹子微炒　沉香镑　木香　藿香　杜仲去皮，用姜汁与酒合和涂炙，令香熟焦　随风子如无，拣紧小诃子实者，亦得，各三分　谷蘖微炒　白豆蔻微炒，去皮　五味子微炒　桑白皮微炒　丁香　槟榔炒　青皮去白，各半两　半夏一分，用汤洗七遍，生姜一分，切作片子，与半夏同捣烂，做饼子，炙黄　神曲微炒，一分　陈皮三分　白术炒，二两　甘草微炒黄，一两半

上二十四味，捣为末。每服二钱重，水一盏，入生姜三片、肥枣二枚，同煎至七分，温服，不计时候。又疗四时伤寒，能调治阴阳，使无变动，刻日得安。如疗五噎，入干柿一枚同煎，十服见效。如膈气吐逆赢困，入薤白三寸、枣五枚同煎，妇人亦可服。瘴疾发热，放冷服。老人、虚人大便秘者，加蜜少许煎，冷服。

二陈汤

治瘴疾有痰者。

半夏汤洗七次　橘皮去白，各五两　茯苓去黑皮，三两　甘草炙，一两

上㕮咀。每服四钱，水一盏半，姜七片，乌梅一个，煎至六分，去滓，热服，不拘时候。

神术汤

治伤寒头疼、身热等证。

苍术去皮，米泔浸三日，麸炒四两　藁本去芦　川芎各一两　甘草炒，半两

上咬咀。每服三钱，水一盏半，生姜三片，同煎至七分，去滓，热服，不拘时候。神效不可具述。

生姜附子汤

治岭南瘴疠，内弱发热，或寒热往来，痰逆呕吐，头痛身疼，或汗多烦躁引饮，或自利小便赤，兼主卒中风。

黑附子一个生，去皮、脐，切片

上每一个作四服。每一服，水一盏，生姜十片，煎七分，温服，不拘时候。

干姜附子汤

治瘴毒阴候，发热或烦躁，手足冷，鼻尖凉，身体疼重，舌上生苔，烦渴引饮，或自利呕逆，汗出恶风。

大附子一个生，去皮、脐

上每一个分四服。每一服加炮干姜二钱，水煎，温服。取滓，再煎，服之。

冷汤

治瘴毒内寒外热，咽嗌间烦躁不解。

人参半两　大枣五个　甘草三寸　淡竹叶十四片　大附子去皮，五钱

上锉散。清水煎，放冷服。

沉附汤

治瘴疾上热下寒，腿足寒厥。

沉香磨浓汁　附子或生用或炮熟，临时随宜用之

上用附子半两、生姜七片，煮令八分熟，入磨沉香汁，令十分熟，放冷服。此药既主上热下寒，须真个沉水香方可。虽弄沉亦不济事，况此香自有数种，既用服饵，当以滋味别之。如咀啮而味香甜者乃性平，辛辣者性热，用者当拣择以对证。附子率用道地所产及漏蓝、侧子之类。此固难得道地者，然起死回生之药，可以苟且耶？若是阴毒及冷瘴，但欲一时壮阳气可也。若虚热而藉以降气敛阳，倘非道地附子，宁不借燥？非徒无益也，却非处方者之罪。

附子理中汤

治瘴毒内寒，自利烦渴，手足发冷，发热，烦躁，呕逆闷乱。

附子炮，去皮、脐，一两　人参去芦　干姜炮　白术炒　甘草炙，各二两

上㕮咀。每服四钱，水一盏半，煎至六分，食前，热服。

真武汤

治伤寒瘴病，数日以后，发热腹疼，头目昏沉，四肢疼痛，大便自利，小便或利或涩，或咳或呕者，皆宜服之。

茯苓去皮　芍药　熟附子各三分　白术炒，二分

上㕮咀。每服四钱，姜五片，水一盏半，煎至六分，去滓，食前，温服。

小便利者，去茯苓。大便利者，去芍药，加干姜二分。呕者，每服加生姜五片。《续易简方》云：不下利而呕者，去附子，加生姜。然既去附子，但存三味，似于太平易，更当临时消息之。治病之法，本难遥度也。《活人书》云：太阳病，发其汗，汗出不解，其人仍发热，心下悸，头眩，身𥆧动，振振欲擗地者，真武汤主之。意谓太阳经伤风，医者借用麻黄，既热不解，复成重虚，故宜术、附、芍药之类。又，《活人》云：少阴病，二三日不已，至四五日，腹痛，小便不利，四肢沉重疼痛，自利，或呕或咳，或小便利或不利，此为水气，真武汤主之。今并赘于此，以广用药者之见闻，亦不局于偏词也。

天下受拜平胃散

治脾胃不和，膈气噎塞，呕吐酸水，气刺气闷，胁肋虚胀，腹痛肠鸣，胸膈痞滞，不美饮食。常服温养脾元，平和胃气，及辟岚瘴冷湿。病后进食，悉有神效。

厚朴去粗皮，锉　陈皮汤洗，不去白　甘草炙，各三两　茅山苍术去皮，米泔浸一宿，五两　生姜和皮薄切，四两　南京小枣去核，二百枚

上六味，用水五升，慢火煮，干捣做饼子，日干再焙，碾为细末。每服二钱，入盐少许。

如泄泻，每三钱，生姜五片，乌梅二个，盐少许，水一盏许，煎至八分服。

一方，苍术五两半，厚朴、橘皮各三两半，甘草一两，㕮咀为散，加草果、乌梅各一个煎，治脾寒疟疾。

一方，加茯苓、丁香各三两，仍加生姜煎，治胃寒呕吐。

一方，加缩砂、香附子各三两，亦加生姜，治气不舒快，中脘痞塞，不进饮食。

《指迷方》加减平胃散，以朴硝、巴豆、制厚朴、苍术，药味大峻，恐非此地所

宜。

又，净脾散，苦味药，皆主破积消食，宜减去三棱、莪术，增入茯苓、山药之类为妙。

《陈氏方》有云：多服食药，正如磨，快则快矣，其如薄何，用者审之。

《四时治要方》云：风疟（即瘴疟也）、食疟，多生于东南。盖谓东南乃鱼盐之乡，及多暴风，风疟宜草果饮。注云：此药用川芎、青皮、白芷，发散风邪故也。又云：良姜、紫苏、青皮发散寒气，今瘴疾脉浮紧，头疼身痛，恶风寒者，乃感于凛冽暴风之候而得也，正当服此草果饮。又云：因食生冷肥腻，中脘生痰，呕逆发热，遂成食疟，宜服二陈汤。

陈无择治食疟，用红丸子，亦妙。

草果饮

治瘴疟头疼身痛，脉浮弦，寒热。

草果去皮　川芎　白芷　紫苏叶　良姜　甘草炙　青皮去白，炒，各等分

上，锉散。每服三钱，水一盏，煎七分，去滓，热服。当发日，连进三服。

四兽饮

治五脏气虚，喜怒不节，劳逸兼并致阴阳相胜，结聚涎饮，与卫气相搏，发为疟疾。兼治瘴疟，最有神效。

半夏汤洗七次　茯苓去皮　人参去芦　白术炒　草果去皮　橘红去白　甘草减半

上，同枣子、乌梅、生姜，并等分，㕮咀，以盐少许淹食顷，厚皮纸裹，以水湿之，慢火炮，令香熟焙干。每服半两，水二盏，煎六分，去滓，未发前并进数服。

瘴疾多上热而下寒，此正张给事所谓阳浮而阴闭是也。愚当谓寓广者，平居无疾，亦须服降气镇坠药，乃养正丹、黑锡丹。然养正丹四药，皆有利性，广地阳气常泄，稍失制度，宁免误人耶！常服不若秘传降气汤及苏子降气汤，二药均治上盛下虚。然秘传降气汤差寒，胃弱气虚者，亦不宜多服。得病而上热下寒者，李待制生姜附子汤法最妙。《易简方》亦类。在降气汤后更云：若虚气上壅，当间以生附加生姜煎。临熟以药汁浓磨沉香，再煎一两沸。此法更良，病退而余热在上者，正宜用之。

秘传降气汤

治男子、妇人上热下虚之疾。凡饮食过度，致伤脾胃，酒色无节，耗损肾元，脾

肾不和，阴阳关隔，遂使气不升降。上热则头目昏眩，痰实呕逆，胸膈不快，咽喉干燥，饮食无味。下弱则腰脚无力，大便秘涩，里急后重，脐腹冷痛。治以凉，则脾气怯弱，肠鸣下利。治以温，则上焦壅热，口舌生疮。又，脚气上攻与浮肿、虚烦，宜先服此药，却以所主药治之，无不效者。

桑白皮炒，二两　五加皮酒浸半日，炒黄　骨碎补燎去毛，锉，炒　桔梗去芦，炒黄　地骨皮炒黄　草果去皮、膜，净洗，炒黄　诃子炮，去核　半夏为末，生姜自然汁为饼，再碎，炒　枳壳汤浸，去瓤，麸炒　柴胡去芦　陈皮去白，炒黄　甘草炒，各一两

上为粗散，和匀，再就蒸一伏时，晒干。每服二钱，紫苏三叶，生姜三片，水一盏，同煎至七分，食后通口服。

痰嗽，加半夏曲煎。上膈热，加黄芩煎。下部大段虚，加少许炮附子煎。如使附子，多加生姜。妇人血虚，加当归煎。

苏子降气汤

治男子虚阳上攻，气不升降，上盛下虚，膈壅痰响，咽喉不利，咳嗽虚烦，引饮头昏，腰痛脚弱，肢体倦怠，腹肚疗刺，冷热气泻，大便风秘，涩滞不通。

前胡去苗　厚朴去皮，姜汁制　甘草炙　当归各二两　肉桂去粗皮　陈皮去白，各三两　半夏汤洗，五两

上七味，㕮咀，并苏子（但苏子极难得真的，细而香者方妙）五两炒，共成八味。每服四钱，水一盏半，姜五片，枣一个，煎六分，去滓服，不拘时候。

乐令黄芪汤

治岭南瘴毒，发热烦躁引饮，大便不通，小便赤涩，或狂言内热，神昏不省人事。

半夏汤洗七次，七钱半　白芍药炒　前胡去芦　桂心去粗皮　黄芪蜜炙　白茯苓去皮　人参去芦　细辛去叶，洗　当归去芦　麦门冬去心　陈皮去白　甘草炙，各一两

上㕮咀。每服四钱，水一盏，姜四片，枣一个，同煎至七分，去滓，微热服，不拘时候。

李待制柴胡汤

治寒热。

柴胡去芦，一两　半夏汤洗，一分　桂心去粗皮，二钱　白芍药一钱　甘草炙，一钱半

上为细末，加姜七片、枣一个，水煎，温服。寒热欲退，便止此药。

参苏饮

治伤寒发热，头疼体痛，及瘴疟壮热，其脉弦紧，按之不绝，热而头痛。

前胡去芦　人参去芦　紫苏叶　茯苓去皮　半夏汤洗　干葛各三分　枳壳煨，去瓤　陈皮去白　桔梗去芦　甘草各半两

上咬咀。每服四钱，水一盏半，生姜七片，枣子一个，煎至六分，去滓，不以时候。

兼治痰气上壅，咽喉不利，哮呷有声，气急短急，上盛下虚，宜加木香半两。目睛痛，加川芎煎服。

凡阳气常泄得疾者，虽身热而亦多内寒，正得经所谓身热未已，寒病复始。又，王叔和云有热不可太攻之，热去则寒起是也。所以瘴疾热多者，并单发热者，《摄生方》《卫生方》皆以为病深而难治，参苏饮有不当服者。但如脉虚内弱，烦躁而热，《卫生方》治以冷汤、生姜附子汤，甚效。愚尝于湟川，遇周医者，云：近日二三之症热甚，大用附子、干姜、沉香，煎令冷服，皆一服热去，次日有拉区区治热瘴者，用生姜附子汤不效。如周之说，用干姜顿愈。此固未敢许人以为法，明医当自会用之，不可执着以治寒热也。

芎苏散

治伤寒瘴疾，头疼身热，烦渴引饮，其脉洪实。

川芎去芦，七钱　紫苏去梗　茯苓去皮　柴胡去芦　干葛各半两　半夏汤泡七次，六钱　陈皮去白，三钱半　桔梗生，二钱半　枳壳炒，去瓤　甘草炙，各三钱

上十味，咬咀。每服三钱，生姜三片，枣子一个，煎服。

愚鲁汤

治伤寒瘴疾，头疼发热，其脉洪实。

北柴胡去芦　南人参去芦

上等分，咬咀。每服三钱，姜三片，枣一枚，热服无时。

地黄薄荷汤

治伤寒热瘴，头疼足热，发渴烦躁，其脉洪实，不呕不泻。

生地黄根　生薄荷叶

上二味，不以多少，洗净，砂钵内捣烂，取自然汁，入麝香少许，井华水调下。如觉心间顿凉，不须再服。

五积交加散

治受瘴之初，便欲分为寒热者。早服此药可以截住。

生料五积散　人参败毒散二药等分

上和匀。每服四钱，水一盏半，生姜五片，枣子一枚，同煎至八分，去滓，温服，不拘时候。

截瘴散

治瘴疾。或先寒后热，或先热后寒，或三日、两日而发，或间日、连日而作。

常山鸡骨样者，良　茯神去皮、木　肉桂去粗皮，各等分　甘草减半

上为锉散。每服秤半两，用时酒一大半碗浸一宿，于当发日早晨，空心，冷服。服后未须吃热物、热汤，滓再浸，临发时再服。忌葱、蒜、韭、羊肉、鱼腥、鲊面、生冷果子、一切毒物，避风寒，戒房室。

一方，治证同前。

常山三寸　甘草二寸　槟榔　乌梅各二个

上为散。当发绝早，以酒半碗，于银磁铫内煎，俟放冷，空心服。临发时又煎服，忌口如前。以上两方，须是经二三日发后方服。

常山乃瘴疟要药。李待制云：欲去根本，非常山不可。此说最当。今人不问当服、不当服，悉以伤气为词，疑而不用。愚尝谓瘴疟之常山，喉风之巴豆，伤风之麻黄，内积之硇砂，合使而不使，厥疾不瘥。毋疑。如上二方，并有神效，其功正在常山。但一方用肉桂，一方用槟榔。槟榔消积除痰，肉桂解表通脉，稍知医者，必能择用之。皆宜冷服，盖恐常山能吐人。此亦犹《活人书》云：治疟之法，无以过之也。

瘴疟丹

治癖疟、食疟。癖疟者，胸胁间有气癖一块，或因喜怒而得，或因积聚而得之。食疟者，因饮食伤脾而为疟也。

常山　缩砂仁　三棱　莪术各等分

上四味，同炒为末，姜汁打糊丸，如梧桐子大。当发前一日，冷酒吞三十丸，次早又服瘴疟方，此为妙。

七枣汤

治五脏气虚，阴阳相胜，乍为瘴疟，寒多热少，或但寒不热，皆可服。

大附子一个，炭火中炮，后以盐水浸，再炮再浸，如此七次，即去皮、脐用

上锉散，水一盏，姜七片，枣七个，煎至八分，当发早晨，空心，温服，仍吃三五个枣子，忌如常法。陈无择云：《良方》中用乌头，兼不用盐水浸，不特服之借燥，亦不能分利阴阳。其说有理，用者知之。

《岭南卫生方·校刻岭南卫生方中卷·＜四时治要方＞说》

《摄生方》治痃癖方

铜青　石绿各一两

上研为末，用水调生面为丸，如鸡头大，每服一丸，新汲水磨下。

稀涎饮

治风涎迷于心窍，口不能言，形痴如醉。

猪牙皂角四条，肥实不蛀者，去皮弦　晋矾光明者，一两

上细末研匀，轻者半钱，重者三字匕，温水调灌下，少顷吐下冷涎便醒，次缓以调治。昏不知人者，灌下药不可过多。

正舌散

治风痰为患，舌本强而不言。

蝎梢去毒，一分　茯神去心、木，炒，一两　龙脑薄荷晒干，二两

上为细末。每服二钱，温酒调下，更以擦牙颊间。

脾约丸

治肠胃燥涩，津液耗少，大便坚硬，或秘不通，脐腹胀满，腰背拘急，及有风入，大便结燥。又治小便利数，大便因硬而不渴者，谓之脾约。此药主之。

麻仁别研，五两　枳壳麸炒　芍药　厚朴去粗皮，姜汁炒，各半斤　大黄蒸焙，一斤　杏仁去皮、尖，炒，研，五两半

上为末，炼蜜丸如梧桐子大。每服二十丸，食前，温饭汤下。

宽气汤

利三焦，顺脏腑，治大便多秘。

香附子六两　砂仁一两　天台乌药去心，取肉，二两　甘草炒，一两一分

上锉散。每服一钱，橘皮汤下，不拘时候。

蜜煎导法

治伤寒瘴疾，自汗及发汗后，津液内竭，大便不通，此不可攻之，惟宜此药。

用上好蜜四两，于铫内慢火煎煮，搅之勿令焦着，俟稍饧糖状可以捏丸，却取水为挺，如拇指大，约长二三寸，令一头锐，乘稍热纳入谷道中，以手抱住。如未即效，更用一枚，火上略炙，使温用之。《严氏方》蜜三合入猪胆汁二枚，在内同煎，仓卒无胆，只如前方亦可。一方入皂角末半两。皆可随病浅深而取用也。

乌梅木瓜汤

治酒食过度，中焦蕴热，烦渴枯燥，小便并多，遂成消中。兼治伤寒瘅疾作渴。

木瓜去皮、穰　乌梅打破，不去仁　麦糵炒　甘草　草果去皮，各半两

上锉散。每服四大钱，水一盏半，姜五片，煎七分，去滓，温服，不拘时候。

破证夺命散

治伤寒瘅疾，阴阳证候不明，或误投药，致病垂困，烦躁发渴，及妇人胎前、产后受热瘅等疾。

好人参去芦，一两

上水二盏，于银石器内，煎至一盏，以新水沉之取冷，一服而尽。若鼻上有汗滴，尤妙。

温胆汤

治大病后虚烦不得睡。兼治心胆虚怯，触事易惊，或梦寐不祥，或异象眩惑，遂致心惊胆慑，气郁生涎，涎与气搏，变生诸证，或短气悸乏，或复自汗，或四肢浮肿，饮食无味，心虚烦闷，坐卧不安，悉能主之。

半夏汤泡　枳实炒，各一两　橘红一两半　甘草四钱　茯苓去皮，三分

上㕮咀。每服四钱，水一盏半，姜七片，枣一个，竹茹一块，煎至六分，去滓，食前，热服。竹茹，即刮竹青也。

异功散

瘅疟后，调胃进食，顺气化痰，不冷不燥，功效尤多。

人参去芦　茯苓去皮　白术面炒　陈皮各等分　甘草炒，减半

上㕮咀。每服二钱，水一盏，生姜五片，枣二个，煎七分，温服。若胸膈痞闷，不嗜饮食，脾胃虚寒，素有痰饮，去甘草，加枳实、半夏等分，名六君子汤。如前煎服。

小乌沉汤

调中快气，治心腹刺痛。

乌药去心，一两　香附子沙盆内渐去皮毛，焙干，二两　甘草一分

上为细末。每服一钱，入盐少许，沸汤点服，不拘时。

大养脾圆

补养脾胃，进美饮食。

干姜炮　缩砂去皮，各二两　白茯苓去皮　人参去芦　大麦蘖炒，各一两　白术半两　甘草爁，一两半

上为细末，炼蜜和圆，每两分作八丸。每服一圆，细嚼，生姜汤送下。

二气香薷饮

治一切暑毒。

香薷净叶　黄连去须　厚朴各二两　生姜四两

上先将生姜取汁，同黄连、厚朴于银磁器内腌一宿，炒令厚朴紫色为度。每服四钱，于银磁铫内，以水一碗煎至八分，入酒少许再煎二三沸，冷服。暑毒作痢，先以此药吞下，加巴豆感应丸，荡涤暑毒。如未全瘥，却再服痢药。此理甚妙。

缩脾饮

解伏热除烦渴，消暑毒止吐利。霍乱之后，服热药太多，致烦躁者，并宜服之。

白扁豆去皮，炒　干葛各二两　草果煨，去皮　乌梅去仁，不去核　缩砂仁　甘草炙，各四两

上㕮咀。每服四钱，水一大碗，煎八分，去滓，以水沉冷服，以解烦。夏月常服，或欲热欲温，任意服。代熟水饮，极妙。若伤暑，发热头疼，宜用此药兼消暑圆服之。

龙须散

治中暑迷闷，不省人事。暑月代一切暑药，亦可。奴仆出入，此药尤便。

白矾一两，生用　甘草炙，一两半　五倍子　飞罗面　乌梅去仁，不去核　各二两

上五味，为细末。每服三钱，新汲水调下。如泄泻霍乱作渴，一服即愈。

六和汤

治夏月冒暑伏热，心脾不调，霍乱吐泻，或疟或痢，或咳嗽。广南夏月瘴疾，冷热未分，烦躁口渴，正宜服之。

人参去芦　缩砂仁　甘草炙　杏仁去皮、尖　半夏汤洗七次，各一两　白扁豆姜汁略炒　赤茯苓去皮　藿香叶拂去尘　木瓜各二两　香薷去梗　厚朴姜汁制　各四两

上十一味，锉散。每服四钱，水一盏半，生姜三片，枣子一枚，煎至八分，去滓，不拘时候服。热燥者冷服，肚痛泄泻者温服，夏月无疾亦宜服。

冷香汤

治夏秋暑湿，恣食生冷，遂成霍乱。阴阳相干，脐腹刺痛，胁肋胀满，烦躁引饮。感瘴虚热，胸膈不利，或呕或泄，并宜服之。

良姜　檀香　甘草炒　附子炮，各二两　丁香二钱　川姜炮，三分　草豆蔻五个，煨

上七味，锉散。每服四钱，水二盏，煎至一盏，去滓，贮瓶内，沉井中，待冷服之。一方，有草果，无草豆蔻。

五苓散

治伤寒瘴疾，感暑中湿，小便不利，头疼身热，烦躁发渴等证。夏月主治尤多。第能伐肾气，下虚者不可过服。

木猪苓去皮　赤茯苓去皮　白术去芦，各一两半　肉桂去粗皮，一两

上为细末。每服三钱。夏月背寒头痛，发热无汗，小便悭涩，浓煎连须葱白汤调，乘热服冲，令额上有汗为效。或只用百沸汤调，热服，及续啜热汤冲，令汗出，或冒暑极热之际，新汲水调亦可。

热瘴痢疾，小便不利者，并用熟水调之。

大便水泻，小便不利，加车前子末煎沸汤服，不宜过多。

瘀热在里，身发黄疸，浓煎茵陈汤调下。

一方，加辰砂末，尤治蕴热心烦。毛崇甫因母病孝诚感于北辰，梦授此药，亦可谓神方也。但五苓散用桂，正如小柴胡汤用人参、大承气汤用厚朴、备急丸用干姜之类，欲其刚柔相济亦存攻守之意也。故方书谓五苓散无桂及隔年者，俱不可用。近者铺家有去桂五苓散，不知者为其所误。如去桂而入人参，却谓之春泽汤，治烦渴有效。

消暑圆

大解暑毒，治中暑烦躁闷乱，或欲绝者。

半夏一斤，锉成两片，甚小者不必锉，醋五升，煮干　茯苓去皮，半斤　甘草生，半斤

上为细末，姜汁作糊丸，如梧子大。每服百圆，熟水咽下。此药合时，须用好醋煮半夏，生姜自然汁煮糊，勿杂生水，臻志修治，极有神效。中暑为患，药下即苏。伤

暑发热头疼，用之尤验。夏月常服，止渴利水，虽多饮水，亦不为害。若痰饮停滞，或为饮食所伤，并用姜汤咽下。入夏之后，不可缺此，应是暑药皆不及此。

黄龙丸

治丈夫、妇人伏暑发热作渴，呕吐恶心及年深暑毒不瘥者。

黄连去须，锉，二十四两　好酒五升

上黄连以酒煮干为度，研为细末，用面水煮糊搜和为丸，如梧子大。每服三十丸，熟水吞下。

又疗伤酒过多，脏毒下血，大便泄泻，用米饮吞下，空心，食前，日二服。一法，以银铫盛酒药，置于锅内汤中煮，尤佳。近日医家，名酒蒸黄连丸。

霍乱吐泻者，乃挥霍变乱之候也。仓卒难得对证药，所以多致杀人。寻常须是预制下药始得。

一法，只偷解病人头缯，以百沸汤一大呷泡汁，令病人顿服，却勿令病人知是物，神效。

木瓜汤

治霍乱吐下不已，举体转筋，入腹闷绝。

木瓜去穰，一两　吴茱萸汤洗七次，炒，半两　茴香炒　甘草炙，各二钱半

上锉散。每服四钱，水一盏半，生姜三片，紫苏十叶，同煎至七分，去滓，温服无时。

良姜香薷汤

治伏暑伤冷，致作霍乱。

陈皮去白　藿香叶　香薷叶　甘草炒　生姜和皮　良姜　枣子去核　紫苏叶　木瓜去穰，各等分

上锉散。每服三钱重，煎服。

一方，用木瓜、香薷、高良姜等分，煎服。

一方，用藿香叶、良姜、木瓜各半两，水二盏，煎一盏，服。

一方，用胡椒、绿豆各四十九粒，同研破，水煎服。或为末，木瓜汤调下，如神。

一方，以平胃散、五苓散等分，和为一处，热汤调下。若霍乱烦躁发渴，随意饮浸冷香薷散或缩脾饮，病去药除，不宜过多。若食冷物，致令霍乱。不渴不烦，理中汤主之。若霍乱，手脚转筋不已，急取大蓼数茎，浓煎汤，如法淋洗，仍取浓煎汁先服，

乃效。若心腹筑痛，欲吐不吐，欲下不下，谓之干霍乱，甚能杀人，宜用盐汤三升顿服，却以手抉口中令大吐，更服更抉吐之，痰物俱尽，然后服以理中汤。大率霍乱，脉浮洪者生。若脉微气少，默不欲言者，恐亦难保。

断下汤

治赤白痢及休息痢。瘴后患痢，亦宜此药。

草果连皮一个　白术面炒　茯苓各一钱　甘草半钱

上㕮咀，用大罂粟壳十四枚，去筋膜并萼蒂，剪碎，用醋腌，炒燥为粗末，同前作一剂，水二大盏，姜七片，枣子、乌梅各七个，煎至一大盏，分二服服之。赤痢加乌头二七粒，白痢加干姜半钱。若伏暑致痢者，先以香薷饮吞下加巴豆感应丸。小便不通，用五苓散吞下，然后服此药。若瘴后因食物忤脾胃，壮毒气，致腹痛而痢，必有积物，须服苏合香丸，加感应丸少许（气虚者，却不宜服），荡涤后服此药。古方谓痢乃滞下，又云：无积不成痢。如此乃宜先荡涤，不然则积无由去。瘴后痢疾，又有气虚脏寒而患者，却不可更加荡涤，宜服养脏汤乃吞下震灵丹、玉华白丹等理中之剂。

养脏汤

治大人、小儿肠胃虚弱，冷热不调，脏腑受寒，下痢赤白，或大便脓血，有如鱼脑，里急后重，脐腹疞痛，日夜无度，胸膈痞闷，胁肋胀满，全不思食。又治脱肛坠下，酒毒便血，诸药不效者。

罂粟壳去蒂、盖，蜜炙，三两六钱　木香一两四钱，不见火　诃子皮一两二钱　川当归去芦，洗，焙　人参去芦　白术炒，各六钱　白芍药一两六钱　肉豆蔻面裹煨，一两　甘草炙　肉桂去粗皮，各八钱

上为粗末。每服二大钱，水一盏半，煎至八分，去滓，食前温服。老人、孕妇、小儿暴泻，宜急服之，立愈。忌酒、面、生冷、鱼腥、油腻等物。如肠腑滑泄，夜起久不瘥者，可加炮附子三四片煎服。此药神效，不可具述。

变通圆

治赤白痢。

吴茱萸拣净　黄连去须并芦，锉骰子块

上等分，一处以好酒浸透，取出各自拣焙，或晒干为细末，面糊丸梧桐子大。赤痢用黄连丸三十粒，甘草汤下。白痢用茱萸丸三十粒，干姜汤下。赤白痢各用十五粒相合并，以甘草干姜汤下。

痢疾不纳饮食，谓之噤口。医者但知其危笃而畏缩，更不究其所致危笃之由，故多不救，良可愍哉。《易简方》谓宜用四柱散、理中汤、参苓散，加肉豆蔻、木香辈，或咽震灵丹等药。何乃王德肤知其一而未知其二耶？盖古方有用清心压毒药者，有用生胃进食药者，岂可执一律以治之？如诊而知其脾胃脉不弱，问而知其头疼心烦，手足温热，未尝多服凉药，此乃毒气上冲心肺，所以呕而不食，宜用败毒散。每服四钱重，陈仓米一百粒，姜三片，枣一枚，水一盏半，煎至八分，去滓，温服。又方，用石莲子槌碎去壳，留心并肉，碾为细末，亦用陈米饮调下。若其脉微弱，或心腹虚膨，或手足厥冷，初病则不呕，尝服罂粟、乌梅及苦涩凉剂，或饮草药已多，早晨未食先呕，或才闻秽气即呕，不思饮食，此乃脾胃虚弱，却可信《易简方》之言。然别有一方，尤为易简也。一味山药锉如小豆大，一半银瓦铫炒熟，一半生用，同碾为末，米饮调下，自有奇效。又尝观前辈痛疽方，治呕而不食，亦有二说：毒气攻心者，却以乳香、绿豆粉作内托散治之；如脾胃虚弱者，用嘉禾散、山药圆治之。若胸中更有活法，裁其方，为噤口痢用，又何患不收功于危笃耶？

五皮散

治脾虚气滞，头面、四肢、脐腹肿满。又治瘴疟饮水过度，或食毒物，忤脾触气，乃成肿疾。

大腹皮　桑白皮　茯苓皮　生姜皮　陈橘皮各等分

上为锉散。每服四钱，水一盏半，煎八分，去滓，热服。病在上食后，病在下空心，忌生冷䬸糕、毒物。

实脾散

治脾虚浮肿。瘴后肿满，亦宜用之。

大附子一个　草果仁　干姜各二两　大腹子六个连皮　木瓜一个，去穰，切片　甘草一两

上用水于银磁器内同煮干，一半以手擘开，干姜心不白为度，不得全令水干，恐近底焦，取出锉焙为末。每服三钱，空心，日午，沸汤点服。

《百一选方》治膨胀用嘉禾散、四柱散等分，合和煎服。常用以治头面、四肢肿者亦效。又，嘉禾散治肿甚效。

三生饮

治痰厥、饮厥及气虚眩晕，或似卒中，口眼㖞斜，咽喉作声。

天南星一两　川乌头　生附子各半两　木香一分

上呚咀。每服半两，水二盏，姜十片，煎至六分，去滓，温服。

一方，气盛人只用南星八钱、木香一钱，加生姜十四片，煎作两服，名星香散。

一方，气虚人用生附子、木香、生姜，亦如前数煎服，名附香饮。《易简方》谓用天雄代附子亦妙。痰涎壅甚者，每服加全蝎五个，仍服黑锡丹镇坠。或口噤用细辛、皂角末少许，或半夏末吹入鼻中，候喷嚏得少苏，却急进药。

一方，附子、天雄、川乌头各一两，木香半两，姜、枣煎，更入磨沉香水服，六脉俱虚者可用之。若挟热中风者，不宜三生饮。《续易简方》非之颇当。

以上治痰、治肿、治痢数方，皆为瘴后复证而设。所谓复证，岂非伤寒坏证之劳复、食复与夫阴阳易之类乎？古方有云：伤寒复证，乃病家不善调摄之过。即此证也。且如外方疟疾，视他病尤难调摄。况汪南容有言：瘴病后调摄，又倍于外方之难。如此则瘴后岂容不谨？若夫病中不戒酒肉，时渴饮水，宁免忤脾胃壮毒气，得不变为肿满、泄痢、呕逆乎？又，病后脾气未快，邪气未绝，恣意饮食与夫酤酒市脯，色色无忌，岂不积而作痢，聚而作痰，浮而作肿？治其肿则宜实脾快气，可于嘉禾散、小乌沉汤、五皮散、实脾散中详酌用之，切不可服章柳、芫花下水之剂，虽降气汤亦不可轻服。嘉禾散自制至妙，或宜加姜、附等煎之。大概合补脾而使气快，脾克肾则纵有水亦不能为害。诸肿疾脐凸肿，手足无纹，满腹青筋，腰肿阴肿，其脉沉细，皆为难起。治痰则宜理气壮胃，然爽证为喘、为咳、为呕逆、为麻木、为痞膈，悉当随证施治。三生饮治卒暴痰厥、眩晕等证，若遗溺、手散口开者，亦难取效。泄痢能饮食而脉微小者，犹庶几。若脉浮洪而大，鲜有不毙。汪子迪所谓瘴体先虚，虚不宜利者是也。治瘴后痢本难立方，当求明医察其脉证以处之。如前数药皆虽良剂，亦不过备急而已。临时加减，通医者必能反隅。如此等证，皆由病瘴不善将理而得之。岂可更轻生不信戒忌乎？岂可不急求医脉尚服草药乎？若犹因循而致困顿，是虽良医，亦未如之何。

玉屏风散

治虚弱人腠理不密，易感冒于风寒。

防风一两　黄芪蜜炙　白术各二两

上呚咀。每三钱重，水一盏半，枣一枚，煎七分，去滓，食后热服。

实表散

治腠理不密，易致感冒，先服此药，则感冒自然解散。

附子炮, 去皮、脐　苁蓉酒浸一宿, 焙干　细辛去叶　五味子各等分

上为粗末。每二钱，入黄芪建中汤三钱，如法煎服。

香苓汤

暑月至要之药。

香薷一斤半　茯苓去皮　陈皮　干姜炮，各二两　甘草五两　厚朴一两，姜制

上为细末，入盐少许，沸汤调服，不拘时。

《岭南卫生方·校刻岭南卫生方中卷·<摄生方>治瘴瘴方》

五岭之南，不惟烟雾蒸湿，亦多毒蛇猛兽，故前贤有诗云：雾锁琼崖路，烟笼柳象州，巴蛇成队走，山象着群游。又编类集及岭外代答本草诸书，备言广郡多蛇虺、蜈蚣。愚既表出瘴疠论方，又不得不附治蛇虺螫蠚数方以济人之缓急。尤当谨者，夜起不可仓卒及不可无灯，又不可不穿鞋袜。尝闻有人中夜下榻，而蜈蚣偶栖其鞋上，足一触之，连咬数口，呻吟苦痛，经旬日后，方得香白芷、雄黄末服之，蓝靛汁傅之乃愈。又闻有夜急登厕者，遇蛇伤其肛门，且不晓药，毒中脏腑，坐受其毙。张季明《医说》载一村妇忽卒吹火，不知火筒中偶有蜈蚣，惊迸窜入喉，致下胸臆，悲泣求救，傍人云：可讨小猪儿一支，断喉取血（一说，鸡血尤妙），令妇人顿吃，须臾更灌生油一口，遂恶心，其蜈蚣滚在血中吐出，继与雄黄，细研，水调服遂愈。又载：有人为蝮所啮，致遍身皮胀，口吐黄水，良久闷绝，一道人以新汲水调香白芷末二钱，灌之立苏，再服及愈。道人云：法当以麦门冬汤调服，今仓卒以水代之亦效。《本草衍义》载有被蛇伤而昏困者，一僧以五灵脂一两、雄黄半两为末，酒下二钱遂苏。凡遭蛇虺、蜈蚣、蝮、蝮蝎等伤，急取香白芷、雄黄末、靛花生蓝汁之类，且服且傅，立有功效。或便得白矾，火上炙溶，滴在所伤处，解其毒亦可也。治虎犬咬，亦宜以白矾末掺疮封裹之，自愈。一方，用醋煮白凡，治蝎伤。盖醋主收敛，不使毒气散漫也。又，蛇伤者只以蛇蜕皮一片，贴在伤处，就灼艾三五壮，引去毒气。《朝野佥载》云：凡恶虫所螫，马汗入疮，可取艾灸其伤处，即此法也。非蛇伤却不必蛇蜕。蜈蚣伤，鸡冠血及鸡屎涂亦可。又法，捉大蜘蛛一枚，纵其啮所伤处，候吮其毒。蜘蛛困闷自落，却滴冷水数点以治之。如觉未愈，更捉一枚啮之，使毒气净尽也。一法，治蛇入口并七孔中者，割母猪尾，沥血于口中并孔中即出。一法，治卒为蛇绕不解，用热汤淋之。若仓促无汤，令人尿之。一方，治赤蜈蚣毒，用桑枝汁同盐擦痛处，或溶蜡于痛处，肉赤为度。又方，用皂角于咬上炷艾灸，热则去之。一方，治蜘蛛飞丝入口，用紫苏叶不问旧新，嚼之即愈。癸亥续此于封川。

《岭南卫生方·校刻岭南卫生方中卷·续附蛇虺螫蠚诸方》

倪维德

❖ 医家介绍

  倪维德（1303—1377），字仲贤，号敕山老人，明初医家。祖籍原为河南开封，后迁居江苏吴县（今苏州）。家世以医闻名，少时学儒，后继承家业，认为"医为儒者之一事"。其研读《内经》，以其为宗，治疾无不立效。倪维德在长期的医疗实践中，积累了丰富的临床经验，其治学不拘泥于一家之言，主张医者当通盘学习伤寒、内伤、妇女、小儿诸法，不可单业某一科，所以他通于临床各科，尤擅于眼科。倪维德医者仁心，品德高尚，相传其为人治病，有请必赴，穷人求治，不仅送药而且送煮药瓦器。

  倪维德开创了眼科病证综合辨证之先河，其于1370年著成《原机启微》2卷，为现存较早的眼科专书。倪维德首创病因分类，把眼科疾病分为淫热、风热、七情五贼、血凝、气散、血气不分、热积等18类，以因概病，异中求同。倪维德所论述的病因病机极为深刻，不仅是眼科病证纲领，对小儿斑疹、痘疹等及临床各科辨证也起到了提纲挈领的作用，其学术思想有极高的研究价值，对后世影响深远。

❖ 倪维德医论医方

论斑疹余毒之病

  东垣李明之曰："诸斑疹皆从寒水逆流而作也。"子之初生也，在母腹中，母呼亦呼，母吸亦吸。呼吸者，阳也，而动作生焉。饥食母血，渴饮母血。饮食者，阴也，而形质生焉。阴具阳足，十月而降，口中恶血，因啼即下，却归男子生精之所，女子结胎之处，命宗所谓玄牝玄关者也。此血僻伏而不时发，或因乳食内伤，或因湿热下溜，营气不从，逆于肉理，所僻伏者，乃为所发。初则膀胱壬水，夹脊逆流而克小肠丙火，故颈项已上先见也。次则肾经癸水，又克心火，故胸腹已上次见也。终则二火炽盛，反制寒水，故胸腹已下后见也。至此则五脏六腑皆病也。七日齐，七日盛，七日谢，三七二十一日而愈者，七为火数故也。愈后或有病疽、病疮者，是皆余毒尚在不去者也。今其病目者亦然，所害者，与风热不制之病稍同而异，总以羚羊角散主之。便不硬者，减硝黄。未满二十一日而病作者，消毒化斑汤主之。此药功非独能于目，盖专于癍者之药也。不问初起已著，服之便令消化。稀者则不复出，方随四时加减。

《原机启微·癍疹余毒之病》

论癍疹余毒之附方

羚羊角散　治小儿斑疹后，余毒不解，上攻眼目，生翳羞明，眵泪俱多，红赤肿闭。

菟羚羊角镑　黄芩　黄芪　草决明　车前子　升麻　防风　大黄　芒硝各等分

作一服，水一盏，煎半盏，去滓，稍热服。

上方，以羚羊角主明目为君；升麻补足太阴以实内，逐其毒也，黄芪补手太阴以实外，御其邪也为臣；防风升清阳，车前子泻浊阴为佐；草决明疗赤痛泪出，黄芩、大黄、芒硝用以攻其痼热为使。然大黄、芒硝乃大苦寒之药，智者当量其虚实，以为加减。未满二十一日而目疾作者，消毒化癍汤主之。

消毒化癍汤　治小儿癍疹，未满二十一日而目疾作者。余症上同。

羌活五分　藁本二分　细辛一分　黄连三分　黄芩一分　酒芩二分　酒黄柏三分　生地黄二分　麻黄五分　升麻五分　白术一分　苍术二分　生甘草一分　吴茱萸半分　陈皮一分　红花半分　苏木一分　当归三分　连翘三分　防风五分　川芎二分　葛根一分　柴胡二分

作一服，水二盏，煎至一盏，去滓，稍热服。

上方，功非独能于目，盖专于癍者而置也。今以治癍之剂治目者，以其毒尚炽盛，又傍害于目也。夫癍疹之发，初则膀胱壬水克小肠丙火，羌活、藁本乃治足太阳之药，次则肾经癸水又克心火，细辛主少阴之药，故为君；终则二火炽盛，反制寒水，故用黄连、黄芩、黄柏以疗二火，酒制者，反治也，生地黄益肾水，故为臣；麻黄、防风、川芎升发阳气、祛诸风邪，葛根、柴胡解利邪毒，升麻散诸郁结，白术、苍术除湿和胃，生甘草大退诸热，故为佐；气不得上下，吴茱萸、陈皮通之，血不得流行，苏木、红花顺之，当归愈恶疮，连翘除客热，故为使。此方君臣佐使，逆从反正，用药治法俱备，通造化明药性者能知也。如未见癍疹之前，小儿耳尖冷、呵欠、睡中惊、嚏喷、眼涩，知其必出斑者，急以此药投之。甚者则稀，稀者立已，已后无二出之患。

《原机启微·附方》

论小儿目疾

决明散　治痘疹入眼。

决明子　赤芍药各一钱半　甘草一钱

为末。每服一钱，蜜水调服。（以上方见《小儿袖珍方》）

密蒙散　治小儿痘疹，及诸毒入眼。

密蒙花一钱半　青葙子一钱　决明子　车前子各五分

为末。羊肝一片，破开，掺药在内，仍合之，湿纸数重包裹，灰中煨熟，空心食之。

通圣散　治小儿疮痘入眼，及生翳障。

白菊花　绿豆皮　谷精草去根，各一两

为末。三岁一钱，干柿一枚，生粟米泔一盏，同煎，候泔尽，将柿去蒂核，不时食之，日用二三枚，近者五七日，远者半月，全效。

蛤粉散　治小儿疮痘入目。

谷精草　蛤粉各等分

为末。三岁一钱，猪肝二两批开，掺药在内，以竹叶包裹，以线束定，水一碗，煮熟，入瓷瓶内熏眼，至温，取食之。

蛇皮散　治小儿疮痘入目成翳。

栝楼根　蛇皮炙黄，等分

为末。三岁一钱，羊子肝一片，批开，入药末在内，以线束定，米泔水煮熟食之。

蝉蜕散　治小儿斑疮入眼，半年以里者，一月取效。

猪悬蹄甲二两，罐子内盐泥固济，烧存性　蝉壳一两　羚羊角一分

为末。三岁一钱，猪肝汤调下，食后服，日三服，一年之外难治。

二粉散　治小儿斑疮入眼。

轻粉五分　粉霜一钱

上研匀，用绵裹。如人患左眼，塞入左耳内，患右眼，塞入右耳内，所患眼便开得，其疮自愈。（以上方见《全婴集》）

海藏云：东垣先生治斑后风热毒，翳膜气障遮睛，以泻青丸治之大效。初觉，易治。《保命集》云：非斑后翳膜，亦能治之，泻青丸减大黄一半用之。（以上方见《医学纲目》）

······

三黄丸　亦治疳赤眼。若因泻痢后，疳眼昏涩，大便不实者，用六神丸、六甲丸，并暖疳药。

　　　　　　　　　　　　　　　《原机启微·小儿五脏目疾》

77

滑　寿

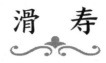

❖ 医家介绍

　　滑寿（约 1304—1386），字伯仁，一字伯休，晚号撄宁生。元末明初的著名中原医家，祖籍襄城（今河南许昌），出生在仪真（今江苏仪征县属），而大多数时间居余姚（今浙江），其一生淡泊名利，以行医济世为乐。滑寿一生勤于著述，所著医书甚多，有记载的就有二十余部，先后撰有《读素问钞》3 卷、《难经本义》2 卷、《十四经发挥》3 卷、《诊家枢要》1 卷、《麻疹全书》4 卷。其中《麻疹全书》为麻疹专著，又名《麻证新书》《麻证全书》。此书内容大部分辑自《麻科活人全书》，前二卷论病候及证治，后二卷为治疗方剂。书中对麻疹的发病及不同发展阶段的证候特点与变证均有论述和具体治法。

❖ 滑寿医论医方

对麻疹认识

　　痘禀于阴而成于阳，麻禀于阳而成于阴，此乃阴阳互根之妙。麻本先天真阳中一点浊毒，必藉阳气而后能生能化。故麻之初发，必身热头痛、汗出蛰蛰、目红泪汪汪、鼻塞气粗，绝类伤寒，惟脉不沉紧，身热不退为异耳。汗为血液，面红鼻塞，全是阴象，此禀于阳而成于阴之明征也。初潮宜宣发，已潮宜解毒，将收宜养阴，收后宜安胃，此其大略也。若夫变证夹杂，南北禀气之不同，男女性质之各异，及老少强弱，天时地理，千变万化，莫可究极，约而言之，不外以上数端，分门别类，因证立论，由论立方，追本探源，头头是道。故用药之法，总不外透表宣毒，和血养阴安胃之剂，升麻、柴胡、桔梗、白芍、甘草、升提凝涩各物，始终禁忌。

　　麻之初发，身热咳嗽，是其常候，养和气血、调停营卫，出不嫌密，务宜偏身透发。所以其生其化，全赖阴血为之质干，此其平证轻治。至于夹瘢夹疹夹疮夹痘，胎前产后，气虚血亏，非药方治论中研究，何徒索摸。每见此证初起，即用西河柳樱桃核从事，不知柳得春气最早，其剽悍之性猛烈，施之壮实藜藿尤可，气虚质弱，何堪设此。

豫医论疫——河南古代医家论疫集萃

木棉樱桃性热，亦不宜常用。总之六腑属阳，然用事必须配阴，此阴阳交互，气血贯注之大法。独阴不生，孤阳不长，百病皆然。况麻证之因，虽由先天胎毒，必须阴阳相济，然后充肤达肌，泽皮润血，而后善收善果。犹恐余毒为疠，变痢变疟，各证蜂起，医治用药，一经错误，轻者变重，重者不可为矣。初编用药法旨，特引原委，约计端倪，至见证用药，按论检方，神而明之，存乎其人，一言以蔽之，曰慎勤细耳。

《麻疹全书·麻证总论首章》

麻证之名，各方不同。在京师呼为瘟证，河南呼为粰疮，山西、陕西呼为糠疮，山东、福建、两广、云贵、四川俱呼为疹子，江南呼为痧疹，浙江呼为瘄子，湖广、江西俱呼为麻证，又呼为艄子，闻人氏呼肤证。虽四方之命名有别，其实皆一麻也，调治之法，原无异耳。故麻之初发，全在胎中流毒，与痘本同。一以发于阳分，一以出于阴分为异耳。夫痘既属阴分，阴主血，故痘有形而兼有汁。麻属阳，阳为气，故麻有形而无汁。痘贵充满为佳，麻贵透发为美。

缘痘麻二证，前朝少有此证，至汉中方有痘麻之证。痘自唐王旦之子，遇仙人运大智慧，放大光明，传授种苗之法，相遗千有余年，活人济世，每岁何止亿万人，兼之群贤辈起，立法著书，尽善尽美。至钱仲阳集诸家之论说，参已意之纪纲，按论立方，因方用药，痘之原委虚实，已无遗恨。唯麻与痘并驱齐驾，何得视为泛常而略无论说？虽有麻证医法，亦系一知半解，似是而非，语焉不精，择焉不详，一逢此证，顺者邀天之幸，倘遇逆证，往往方脉诿之儿科，儿科诿之痘科，以痘家法，使以治麻，如大禹之掌火，伯益之治水，有不倒戈相向者几希矣。此证海外亦有传染，不但十九行省而已，名虽不同，证无二致，立法治原，用药护卫，宜清凉不宜甘温，宜透发不宜滋补，必须凉不犯胃，补不腻膈，务臻妥善，不偏不倚。岁气天和，步步顾及，无虚虚，无实实，神而明之，存乎其人。在司命者，不泥古，不援今，则可耳。

《麻疹全书·四方麻名论》

治疗麻疹方法

瘄犹错也，皮肤甲错之谓也，俗名曰瘄，乃吴越土名，实系疹也。红点隐隐谓之隐疹，疹之根源，乃毫毛之内，皮腠之间，因于寒以致血凝涩，其凝涩之血，散发于皮肤之外，则发而为疹。盖人身通体毫毛之气，肺所主也，毫毛之内，腠理之外，则秉胞中之血，热肉充肤，淡渗皮毛，肝所主也。皮肤寒而血凝涩，始焉凝涩，继欲流通，则发热咳嗽，散而为疹。疹之发也，有稀少，有稠密，极稀少者不过数点，以及数十点，极稠密者，则周身头面，无有空隙。医者不知，见有数点形象，即行攻发，若果是麻证，咳嗽身热，自然透肌走表，其迟迟不出者，间有表虚，或风邪固滞，急投红花、荆、防清利之法，或用当归、生地、紫草活血等药，自然血随气聚，若概以芩、连、知、柏、川、前、石膏从事。重虚其表，则轻者转重，重者变成坏证，诛伐无辜，实实虚虚之戒，茫无头绪，流毒生灵，贻祸千古。

上帝悯焉，盖麻虽胎毒，必藉时令为转移，用药不外透肌解表，最忌寒冷凝涩，已潮宜投活血清热，亦忌寒酸辛烈，此乃用药要旨。循途守辙，触类旁通，自不致临证茫然，愈表愈虚，转攻转剧。病之赖乎药者，必针锋相对，确乎不拔，若似是而非，张冠李戴，反不如勿药有喜，听之自然。用药法旨，故列首端，抱利济人物之心，行燮理阴阳之事，神农药性，拣选精神，使后学者临证指南，岂浅鲜事可比哉！

《麻疹全书·用药法旨论》

治疗麻疹方剂

春温夏暑，秋清冬凉，此四时之正气也。若冬应寒而反温，乃阳气暴泄，火令早行，人感之者，至于来春，必发疮痏疮，未出痘疹者，必感之而出。然疹虽胎毒，未有不由天行时令而发者，故一时传染相似，远近大小皆发，为父兄者，但见境里痘麻正行，宜先以消毒保婴丹代天宣化丸以预解之，可使毒彻而不为已甚。此虽先贤活人之婆心，而要知麻疹之证，只怕一时不能得出，若得出尽，则毒便解到底。治麻者于初热未出之时，宜以宣毒发表汤去升麻、桔梗、甘草，或葛根解肌汤去赤芍、甘草，葛根疏邪汤去骨皮、防风，散毒散加前胡、葛根等方，随用而发之。但得麻出，则毒解而始终无虞矣。如用一剂而麻仍不出，又再进一服，外以酒煎胡荽喷被盖之，切要空露头面，或以苎麻醮胡荽酒遍身戛之，令其毛孔疏开，麻方得出也。切弗用岁气内，照时令寒暄而用辛热寒凉之剂，助其炎威，阻其发机，而成坏证。如再不出，用臭椿树根皮煎汤水熏之。若再不透发，加以气喘抽搐，鼻掀目直，不可为矣。有云急用当归、红花、人参挽回，百中一二，然亦多不济事。

《麻疹全书·豫解宣毒论》

麻证初热，未明是否，不可发表，用利咽散去甘草、赤芍，加苏叶、防风以解肌。或仍不出，用葛根解肌汤去升麻、甘草，或用蜜酒炒麻黄开其毫孔，用被覆取汗，自然出现。万不可骤进辛烈透散发表之药，以表虚则气弱故也。或用葱白汤时时饮之，使腠理开发，缓缓取汗，总宜助汗生津，不可妄用表药。如已现红点，仍用葛根解肌汤去芍药、甘草加红花、生地等类，以活其血，或酌用当归、细生地、连心、麦冬、飞滑石以凉其血而生其血而生其津，则泰和自然，百体润泽。若误用表药以虚其表，万无转旋之策，有不坐以待毙者几希矣。

《麻疹全书·初热未明是否勿峻发表论》

麻证初潮，未现标时，必身热憎寒，咳嗽呕吐，或泻，或气急腹痛，腮赤面红，喷嚏，各见证。夫麻乃心经之火毒，心位乎上，与肺相连最近，心火克金，故咳嗽喷嚏，肺移热大肠，故腹痛泻滞，克金克木，故肝风内动，身热憎寒，肝阳不和，即腮赤面红，全是心经用事，一切干呕鼻塞欠伸，更有手摇眉拭面。小儿常有之形，全系心火上焰，引手自救之象。虽由胎毒所发，必时气流行感冒而得，用药总宜清热解肌。如杏苏散、荆防败毒散去甘草、白芍，初潮均宜采用，误用寒凉泻利，必致重虚其表，用温补滋润太早，亦必凝滞不通，贻祸无穷，如清火用荆芥、防风之类，保肺用杏仁、麦冬、紫菀、石斛之类，苏叶、薄荷不妨酌用。麻之近乎伤寒，身热头痛，憎寒壮热，必须细细检视，用灯照及耳根胸前腰际各处，见有红点隐隐，是则其候。可用荆防败毒散、葛根解肌汤选用。若认为伤寒，误用汗下法，则虚虚实实，颠侧错乱，轻者转重，重者变坏证。咳嗽腹泻，不必忧虑。麻发热解，胃安而呕吐自愈，肺平而咳嗽自去，移热之患熄，腹痛腹泻，不治而自愈矣。

《麻疹全书·初潮认证论》

正麻之出，由于胎毒，其出也必在出痘之后，或隔两三月，或隔半年一年之久，甚至八九年之远。感正麻之气而出，一次后再不复出矣。奶麻者，小儿初生未满月时，遍身红点，斑驳如朱，皆由儿在母胎中，受有热毒所致，故生下发见于皮肤，不可认作时行麻疹，妄用汤剂。盖婴儿脏腑娇脆，气血怯弱，不能胜受汤丸，宜以溯源解毒汤与乳母服之可耳。若风瘾者，亦有似于麻子，乃发在幼孩。甫生一月半周，一岁之间，时值天气炎热，感风热而作，此不由于胎毒。乃皮肤小疾，感受风热，客于脾肺二家所致，不在正麻之列，常见出一次。又出一次，亦有连出不已者，无关大利害，不必用药而自散。倘身热不退，只宜微用疏风清热之剂，一服即愈，以荆防发表汤除红花主之。如身不热者，不必用药，免致诛伐无辜。然亦当慎风寒，戒劳腥生冷辛辣等物，弗以其无关利害而忽诸。恐触动风热而生他病。论云风瘾身热不退，宜疏风清热，以荆防发表汤主之，细按方内止有荆芥、防风疏风之品，并无清热之药，且川芎上行头目，当归血中气药，楂肉长于消肉积，甘草虽能和药解毒，其实有调中益气之功，桔梗性上升，能阻各药不得下达，并非清热之品，且云除红花，反不若红花之能散赤肿解疹之犹为可用也。

《麻疹全书·正麻奶麻风瘾不同论》

微热者，言热轻而不壮也。初起之时则宜，正出之时热不宜微，微则麻出而不能透矣，宜用疏托之剂，以葛根解肌汤去赤芍、甘草、淡竹叶主之，未收及收后微热者，此毒轻而尽也，不必用药。

《麻疹全书·微热论》

潮热者，一日至晚一度，如潮水之及时而来，不失其信也。麻疹初出，多见此候。若出尽及收后见之，此因血虚匮而然，宜退阳益阴为主，以四物汤加人参治之。又要看人之虚实，如吐泻不止，以人参之类补之，如便秘烦躁，以酒蒸大黄微利之。经曰：无实实，无虚虚，倘损不足而补有余，夭人性命，非关大数，医者杀之也，能知损有余而补不足者，方为良工。

《麻疹全书·潮热论》

麻证初热已出之时，有寒热似疟者，此时切不可专以疟疾施治，宜以葛根疏邪汤加薄荷叶主之。至出尽之时，如有寒热似疟者，以柴苓汤去人参、半夏、肉桂、白术，加贝母、地骨皮治之。如麻后竟成疟者，治法以清凉健脾开胃为主，宜以鳖甲饮主之，渴者加熟石膏少许，或加麦冬、知母，不渴者麦冬、知母须除去之。夫疟多因脾虚生痰而作，若出麻之后，果是疟疾，并无余毒，则柴苓汤中之人参、半夏，又何妨施用。但肉桂、白术不可轻使，而又何必拘泥麻初当发。麻后余邪等证之不宜用燥悍之药耶，如小柴胡汤正所宜用。所谓神而明之，存乎其人者此也。

《麻疹全书·疟论》

麻之成痢，乃热邪内陷所致，多见于正收及收后，间有见于初热未出，及正收之时者，亦有自首至尾而作痢不辍者，又有因久泻而成痢者，当分别治疗，不可混施。若于初热未出与正收之时而作痢者，药宜以疏托为君，行滞气为臣为佐，解毒为使，以葛根解肌汤少用葛根，去赤芍、蝉蜕、木通、甘草，略加青皮、槟榔，再加防风主之。若麻已出透，身热未全退，毒气流注而成痢者，以清热导滞汤去白芍、楂肉、甘草、川厚朴，加生地黄、地骨皮、木通主之。若麻毒未清，变成赤白痢者，以加减黄芩汤去楂肉、白芍、甘草，加地榆皮、连翘、牛蒡子主之。如麻后成痢赤白、腹痛者，以古方黄芩汤加枳壳治之，亦有久泻而成痢者，原因气血已虚，不得已，用人参、黄连、枯黄芩、干姜煎汤从权治之。如正收及收后而下痢白色者，药宜用解毒凉血行滞气之品，以铜壁山人黄芩汤除去人参、木通、甘草，加生地黄、牛蒡子、连翘、防风主之。痢下脓血者，以白头翁汤去黄连加防风主之。或因食积下滞者，以消食化气为主，用枳壳汤加山楂、麦芽、木通、青皮主之。若腹中作胀时痛时止者，以厚朴汤去干姜、甘草加槟榔、山楂主之。夫麻后成痢，乃积热移于大肠，以治麻后痢统方加减主之。麻后下痢而身热腹痛者，以古方黄连解毒汤治之。若壮盛之人，内有挟食积滞能食者，以三黄九利

豫医论疫——河南古代医家论疫集萃

之。若麻后赤痢，以四物汤合古方黄连解毒汤去栀仁用当归尾加枳壳治之。稍轻者，以四物汤加姜汁炒黄连、地榆皮治之。如麻后白痢，以四物汤加陈皮、黄芩、木香，更有加生白术者，宜酌用。麻后作痢，如兼小便赤涩者，以四物汤加车前子、木通治之。麻后痢证，或赤或白者，以四物汤倍白芍、当归加大黄少许，以利泻数次。麻后泄泻成痢者，以四物汤加地骨皮、酒炒黄芩主之。若麻前胃经泄泻日久，未曾清解，至于后变为休息痢，不问赤白，但见里急后重，昼夜无停者，此余毒在大肠，乃积热移于大肠也。急宜行气养血，切不可妄施清剂以图霸功。河间曰，养血而痢自止，行气则后重自除，诚格言也。宜以河间久痢方去人参、白芍主之。如自首至尾，下痢不撤者，必有风毒留滞于内，宜解毒行滞，兼疏风实脾之剂。庶几立应，以清热导滞汤去当归、淡竹叶加防风、荆芥治之。如痢而兼吐呕热胀，滑泻不止，色如鲜红，或如鸡肝，如屋漏水，如黑豆汁，加以气喘呃忒，鼻煽抽搐，皆不治之证。

《麻疹全书·痢证论》

麻疹发热，有近则五六日而出，远则八九日，或十日半月乃出，总以发热四日内现标者，其麻多轻，然必须解毒。若初热之时，既表之后，红影见于肌肤，切宜戒口避风，如或不禁，则皮毛闭密，毒气难泄，或变紫黑，或生痰涎，至变惊搐而不治，若遇此候，宜以消毒饮去甘草，加犀角汁主之。如极渴欲饮水者，只宜少与葱白汤以滋其渴。又有作寒作热，至于终日不退者，然始热之际，必见面赤眼肿，多涕多泪，咳嗽连声等外证，宜详察之，慎勿临证恍惚。夫麻之出，其状如粟，红累而起，间有不出，或只头面有四肢无者，此则天行时气。湿热在脾，以致昏睡发热，麻不出现者，当以消风散去人参、川芎、厚朴，加连翘、牛蒡子、粉葛、枳壳、薄荷、羌活只用三分治之。如或不应，以小柴胡汤去半夏、人参，加牛蒡子、当归身、熟石膏治之。倘风热不散，久必咳嗽不已，愚按消风散小柴胡汤等药，俱系麻方禁用之药，依法尽去之，合二方仅得赤茯苓、黄芩、蝉蜕三味耳，而用以治湿热在脾，昏睡发厥，致麻不出现等候。其有济耶，此的系坊间误人，断不宜用。愚意莫若以宣毒发表汤去升麻、桔梗、甘草，加重猪苓、泽泻以泄脾湿，以解其肌之为当也。

《麻疹全书·热有远近而出论》

出痘已经收靥落痂，痘证已平，此时胎毒已经清解。适值天行麻证发现，旋即出麻，唯宜清金养肺为主，以参贝散主之。愚按痘后即出麻，虽曰胎毒曾经清解，然痘当起灌之时，岂有不施补剂，催浆灌脓之理。其间定有余热留毒，今痘后相继出麻，未必绝无毒火，全因天行而发者。虽宜清金养肺，而方中之桔梗、甘草，仍须停用，即沙参亦当以元参易之，更宜加枯黄芩泻肺以清肌表，连翘、牛蒡子以解心肺之留毒，赤苓、枳壳，利二便而泄心与大肠之火，则肺金清而毒尽解，允为妥当。

《麻疹全书·痘后出麻论》

麻疹不能透表者，谓浑身麻疹，藏于皮肤之中，欲出而不能透也。古云隐暗之麻后多凶为难治，然此不透之证有三因，治者当详审而施治。一者因风寒郁遏，未能疏托，以致皮肤干燥，毛窍竦立而然，此宜以疏托为主，以宣毒发表汤去升麻、桔梗、甘草，合越脾汤去炙甘草、生姜、红枣，加葱白、胡荽以发之，或用葛根疏邪汤加胡荽、葱白发之亦可。如表虚不胜疏托者，当以葱白一味浓煎汤，时时与服，但得微汗，风寒即解而麻自透。一者因火毒内炽，热极不能透表者，此证麻疹根地，头粒混成一块，而色红紫，急宜消毒清热，以白虎解毒汤加荆芥、元参、连翘、牛蒡子治之。一者因中气本虚而不能透表者，此证皮肤不燥，唇口淡白，二便如常，虽有蕴热，不可轻用寒凉，即用峻剂升发，亦恐不得出透。但当分利，使之内化可也，宜以消毒饮去甘草，合三苓散加连翘、枳壳以分利之。假使虚热内炽，唇口虽红带白色，此欲透不透，可用消毒散加连翘，牛蒡子之类。若胸前略见几粒，色必红焦，下体四肢，乍有乍无。此证缠绵不收，有叠连三四次，始得透发者，此乃时令使然。不必张皇，用解毒汤加马勃治之。庸医妄用表散，补泻混施，欲速反迟，以冀速效，庸有济乎！

《麻疹全书·不透表论》

麻后发疮，多在收后，因余毒未清，早浴不避，或不忌风，以致遍身疮痒，可用连翘生地汤加减，或用生地解毒汤去甘草。如大痈大疽，宜用消毒饮不可用穿山甲角刺之类。恐防麻证有碍，宜以消毒清扬之剂选用。如遍身疥疬，俗名瘩疥，用紫背浮萍煎水洗熏，此物专提阳明湿毒不致内滞。总之麻证，始终避风为第一要义，成疮成癣，半由风邪固滞，内火不清之故，法宜清火透毒，如银花、夏枯草、连翘、牛蒡之类，或饮或洗，随证可用。唯半月一周之婴儿，药当令乳母代服，不致苦不肯吃，此为紧要。外用三黄二香散扑之，或用银花甘草汤洗浴之，万不可用针灸刀割火照等法，致成坏证，贻累终身，悔何及矣！

《麻疹全书·麻疮相兼论》

豫医论疫——河南古代医家论疫集萃

曹 金

❖ 医家介绍

曹金（生卒年不详），字汝砺，号传川，又号少川，明嘉靖年间人，河南开封人。明嘉靖二十六年（1547年）进士，曾官至"通奉大夫陕西等处承宣布政司右布政使"，自幼酷爱医方，为官时尽力搜集奇药、单方，在二十余年里收集医方上万个。隆庆元年（1567年），曹金在易州（今河北易县）任职，命当地医官郑鸾，将其所藏医方加以分类整理，并注明出处来源。两年后（约1570年），又请泾阳（今属陕西）医士王玎检校、删正，分为8卷，命名为《传信尤易方》，刊刻传世。曹金《传信尤易方》所录医方4000多首，并按病因、病位或病种分为七十四门。其中卷一概括以外感六淫为主引起诸如风、暑、湿、伤寒、疟疾、痢疾、霍乱等。该书所用医方均短小精悍，方中药物多为平常易得之品，体现了书名中"尤易"之意。对今天挖掘和整理中医古籍来讲，正是该书很有价值的一部分内容。

❖ 曹金医论医方

论伤寒

治伤寒门患二三日头疼热，用葛根五两、香豆豉一升，细切，以童便六升煎取二升，分三服，取汗，忌触风食黑豆豉粥（《南阳活人书》）。

……

治伤寒自痢发热者，用黄芩、芍药、甘草，上锉、枣一枚，以水煎，不拘时服（《济生便宜方》）。

……

治伤寒时疫及伤风初觉头疼身热，用带须葱头十寸，切碎，以醋一盏、煎稀粥饮一碗乘热吃下，以被盖汗出即解（《证类本草》）。

……

治天行避瘟。切松叶如米，酒服方寸匕，日三服，避五年瘟。

治天行后吐逆不下食，食入即出。取羊肝如食法作生淡食，不过二三度即愈（《外台秘要》）。又方以鸡子煮三五沸，取出以水浸之，内热外热，则吞之良。

治天行瘟疫传染。凡患瘟疫之家，将出病人衣服于甑上蒸过，则一家不染。若亲戚乡里有患瘟疫，欲去看问，先将清油抹鼻孔内，候出外，又将纸撚于鼻内，采取喷三五个，则不染（《备急方》）。

治天行热病手肿欲脱者，以稻瓤灰汁渍之佳。

治天行热病，若发赤黑斑如疹，用青木香二两，水二升，煎一升，顿服，效（《伤寒类要》）。

治天时疫疠者，常以东行桃枝一把，锉煮浴佳。

治时行病大热狂走，解诸毒，取人屎干绝者，捣细末，以沸汤沃服之效（《证类本草》）。

治时病发豌豆疮及赤疮，心烦狂躁，气喘妄语，用龙脑香一钱，研细，旋滴猪心血丸如芡实大，每服一丸，紫草煎汤下，少时心清便定，疮即收散（《本草集要》）。

治时气盛热变为黄疸，用熊胆磨水饮之（《本草集要》）。

治时行热病发汗，用浮萍草一两、四月十五收者麻黄去根节、桂枝附子炮裂去皮脐各半两，四味捣碎每服二钱（《图经本草》）。

治时气余热不退，烦躁发渴，四肢无力，不能饮食，用牛蒡根捣绞汁，不计时服，一盏效（《证类本草》）。

治时气五六日，心神烦躁不解，取竹沥半盏，新汲水半盏，和匀，不拘时服（《千金方》）。

治伤寒时气瘟病毒攻手足，肿痛欲断，细锉黄柏五斤，以水三升，煮浸之（《伤寒类同》）。

治伤寒及时气瘟病，头疼壮热脉盛，用真黄丹涂身，令遍向火坐，令汗出，效。又方取艾叶三升，水一斗，煮取一升，顿服，取汗（《肘后方》）。

治瘟病狂言心燥，结胸垂死，用苦参一二两，水二升，煮取一升顿服之，有汗无汗或吐，皆瘥（《证类本草》）。

治瘟病食劳，用杏仁五两，醋二升，煎取一升顿服，取汗瘥（《伤寒类要》）。

治瘟疫，用葱白连须十茎，切碎以水煎汤，入醋少许，乘热饮之，衣覆汗出即解。

断瘟病令人不相传染，密以艾灸，病人床四角各一壮，勿令人知（《经验良方》）。

《传信尤易方·伤寒门》

论疟疾

治疟疾，五月五日用独蒜，不拘多少，细研，和黄丹圆如鸡头实大，每服一丸，新汲水面东服之。又方用常山末二钱，乌梅四枚，研烂酒调下（《圣惠方》）。又方用桃仁一百枚去皮尖，细研成膏入黄丹，三钱调匀，丸如桐子大，每服三丸，当发日早面东温酒调下（五月五日午时，合此丸尤妙）。又方用干姜、良姜等分为末，每服一钱，水一盏煎七分，温服（《外台秘要》）。又方用瓜蒂二个，捣碎入水半盏，浸一宿，发日服，吐即愈（《卫生易简方》）。又方用隔年全历日端午日午时烧灰面糊，丸如桐子大，发日早以无根水送下一丸。又方用人参、常山、青蒿等分为末，每服二钱，未发前一日以好酒一大盏调匀，分二服，待黄昏、半夜、天明各冷饮一服。又方取百草霜、黄丹等分细研，每服二钱，于发日空心米饮调下，不过二服即瘥，治小儿用蜜水调下。又方用常山一两，锉细酒拌蒸过晒干槟榔三钱，共为细末，醋糊丸如桐子大，当发日空心温酒送下五十丸，至午食粥。又方用桂枝青蒿各为末，若寒多用桂多蒿少，热多蒿多桂少，三七分互用，每以生姜连皮捣汁和热酒调服，以衣被盖卧即愈。又方用雄黄、苦瓜蒂、赤小豆为末，每服半钱温水调下，以吐为度。又方用狗蝇一个去翅足，以黄蜡裹丸，当发日冷酒吞下（《备急方》）。又方用独蒜十二个煨熟，桃仁一百个、去皮尖，双仁同捣烂入黄丹，丸如鸡头实大，每服三丸，当发日清晨以温酒一盏，面北或面东吞下。

治疟疾诸药，不应用茯苓、常山、甘草三味等分锉，壮人八钱，弱人六钱，用好酒一盏水一盏，煎至一盏露一宿，发日早面东温服。如热多加水，寒多加酒。

治疟疾大热烦躁，取生地龙三条研细，入生姜、薄荷、蜜少许，以井水调服（《救民易方》）。

治久患劳瘴疟，用鳖甲三两，涂酥炙黄为末，临发时酒调下二钱匕。

治久疟用驴脂合乌梅肉丸，未发时酒服三十丸。又方用牛膝二握切咀，以水四升煮取二升，分三服，未发前服，临发再服（《千金方》）。又方用天南星劈破二片剜空，内入白砒末三钱，二片相合以泥固济，炭火煅存性捣为末，以绿豆粉打糊为丸如豆大，每服一二丸，临发日五更温茶清白面汤皆可下，忌热亦物腥荤。又方用白砒、雄黄、绿豆粉各二钱为末，以面糊丸筋头大朱砂为衣，每服一丸，用桃柳条各七寸煎汤露一宿，临发日空心出外面向东服，忌热物鱼腥油腻十日（《乾坤生意方》）。

治诸疟疾用蛇蜕一条或三五条，以炭火烧存性研为细末，每用一字无根水下，未发前一时服。又方用辰砂、阿魏各五钱，研细，匀糊丸皂角子大，每一丸空心人参煎汤下，比诸药不伤脾胃，最为稳当。

治气虚疟疾多寒少热或单寒者，用附子一枚、炮裂，以盐水浸，再炮七次去皮脐、锉细，分作二服，水一盏，姜七片，枣七枚，煎七分，当发日空心温服，未止再服。

治气虚脾寒、疟疾不愈、振寒少热、面青或单寒者，或大便溏泄、小便反多不能下，食用草果仁、附子炮，各等分，㕮咀，每服半两，水二盏、生姜七片、枣一枚，煎七分，不拘时温服。

治疟辰砂丹，用信一钱，雄黄二钱，黑豆六十粒或二两重右为细末，端午日合，忌妇人鸡犬，以粽尖为丸如豆大，朱砂为衣，每一丸未发时无根水下（《儒门事亲》）。又方用穿山甲以土炒熟、木鳖子各研和匀，空心温酒调服（《丹溪心法》）。

治疟母停水结腹胁坚痛，用芫花炒二两、朱砂细研、五钱，上为细末，炼蜜丸如小豆大，每服十丸，浓煎枣汤下。

灸疟法，不问男女，于大椎中第一骨节尽处先针后灸，三七壮立效，或灸第三骨节亦可。

灸疟法与脐正对后穴命门，灸三壮即止（《张真人万应方》）。

……

治疟病发热身黄小便不利，用赤茯苓、白芍药、瞿麦各一两，上捣碎，每水煎分服。

治疟醒脾，用高良姜二两为末，以猪胆汁和丸桐子大，煎紫苏汤，空心下二十丸。

治五般疟疾，用夜明砂为末，每服一钱冷茶清调下，大效。

又方用葱一枝，猪胆一个，捣烂入面丸如桐子大，朱砂为衣，每用一丸绵裹塞鼻中，男左女右。又方用隔年全历日一本烧灰，牛胎衣一具，用桑柴烧存性。上为末，面糊为丸桐子大，每服一丸，临发日面东无根水下（以上泾阳县医士至行方）。

《传信尤易方·疟疾门》

论痢疾

食治老人脾胃气冷痢白脓，腰脊疼痛，瘦弱无力，用鲫鱼肉九两、切作鲙，豆豉七合，干姜半两，橘皮末半两，上以椒酱五味调和豆豉汁沸下鲙煮熟，空心食之，日一服（《安老怀幼方》）。

食治老人脾胃冷气痢下不止，右赤石脂末五两，和面七两，搜作曜头煮熟下葱酱五味，空心食之，三四服皆愈。

食治老人脾胃气弱数痢，用黄雌鸡一只，如常法退净洗，以五味椒酱刷遍，火炙令熟空心，渐渐食之，亦甚补益脏腑。

食治老人脾胃虚气频频下痢，瘦乏无力，用猪肝一具，去膜，切作片，洗去血，好醋一升，上以醋煮微火令尽干，即空心常服之，亦明目温中除冷气。

食治老人脾胃虚弱冷痛泄痢无常不下食，用蜀椒一两，炒，捣为末，白面四两，上和椒拌之令匀即煮，空心服之，每日一服尤佳。

食治老人脾胃虚冷泄痢水谷不分，细切薤白一握，粳米四合，切，葱白三茎，相和作羹下，五味椒酱姜，空心食，常作取效。

食治老人脾胃虚弱食不消化泄痢无定，用神曲二两，炙，捣为末，青粱米四合淘净，相和煮粥，空心食之，常三五服立愈。

食治老人痢不止日渐黄瘦无力不多食，用黍米四合，阿胶一二钱，炒珠为末，上煮粥临熟，下胶末调和空心食之，一服尤效。

食治老人痢下赤白及水谷不变腹痛，采马齿苋一斤，净淘洗，上煮令熟及热以五味或姜醋，渐食之则瘥。

食治老人冷热不调，下痢赤白，腹痛不止，炙甘草一两，切，生姜一两，去皮，切，乌豆一合，上以水一升煎取七合，去滓空心，服之不过三日愈（《养老书》）。

食治老人赤白痢刺痛不多食瘦瘦，用鲫鱼肉七两去刺，橘皮末一分，青粱米四两，上相和，煮作粥，投下五味椒酱葱调和，空心食之，二服可愈，亦治痨疾。

食治老人赤白痢日夜热不止，用车前子五合，绵裹，以水二升前半汁，青粱米三合，上将煎汁煮成饮，空心三服，最除热毒。

治初得赤白痢，用甘草一两，炙，肉豆蔻四两，锉，水三升煎一升分服（《本草集要方》）。又方用顷麻子一两炒令香熟，为末，以蜜浆调服一钱，不过再服。又方用山豆根捣末，蜜丸桐子大，空心煎水下二十丸，三服自止。又方取地锦草，即雀儿卧单草，晒干为末，每服一钱，空心米饮调服。又方煮苦苣，服之效（《奇效单方》）。又方用甘草一尺，炙，劈破，以淡浆水蘸二三度，又以慢火炙之后，用生姜，去皮，半两，二寸，以浆水一升半煎取八合，服之立效。

治赤白痢所下不多，遍数不减，用密陀僧三两，烧令黄色，细研如粉，每服醋茶调下一钱，七日三服（《圣惠方》）。

治久近男妇老幼赤白痢，用胡椒、红花等分为末，以小枣熟肉为丸，如桐子大，白面为衣，清晨赤痢甘草汤下三十一丸，白痢姜汤下三十一丸，先通为度，次日早空心不拘赤白更以白熟水下。

治痢下赤白水谷宿食不消者为寒，可疗用酸石榴皮烧干研末，米饮服方寸匕（《肘后方》）。

治赤白痢下，令人下部里急后重，腹疼痛出脓血，状如鱼脑，日夜数十度，黄连一升，酒五升，煎取一升半分再服（《肘后方》）。

治赤白痢下、水谷食不消，以麴炒粟米粥服方寸匕日四五次止（《肘后方》）。

治赤白痢，以葱一握切细，和米煮粥食之（《食医心镜》）。

又方用干姜、好墨各五钱为细末，以醋浆和丸桐子大，每服三十丸，米饮下，日夜可六七服，年老患痢欲垂死者，服此立瘥。

治白痢，用茶叶和蜜煎服。

治赤痢，以茶叶和生姜煎服（《备急方》）。

治痢下先白后赤，若先赤后白为肠蛊，牛膝二两，捣碎，以酒一升渍经一宿，每服饮一二杯，日三服。

治脏毒赤白痢，取香椿根白皮日干为末，米饮下一钱，立效（经验方）。

治痢疾用草乌去皮尖三两内，一分烧存性，一分火煨，一分略炒，右为末面糊，丸桐子大，每服五七粒，泄泻熟水待冷下，红痢黄连甘草汤下，白痢干姜汤下，大便有血乌梅汤下，忌热物腥荤油腻等物。

治痢应效如神，用小枣一枚去核，巴豆一粒去壳，将豆入枣内，以桑皮纸包，数重烧熟去纸，豆将枣食之米饮送下（《摄生众妙方》）。又方用粉草四指长，切碎，青皮、陈皮各一撮，用酒一碗将前药入磁罐内，塞口勿出气，于沸汤锅内煮，一炷香取出，待温服之。又方，用黄蜡一钱，乳香、没药各一分，先研细末，以黄蜡化开和丸桐子大，每服三丸，淡姜汤下。又方用川乌头一个，好者柴灰火烧烟，欲尽取出地上盏子盒，良久细研，用酒丸如大麻子，每服三丸。赤痢用黄连、甘草、黑豆煎汤，放冷吞下；如白痢用甘草、黑豆煎汤，放冷吞下；如泻及肚疼，水吞下，每于空心服之，忌热物（经验方）。又方取杜蒺藜为末，以酒调二三服，取效（《儒门事亲》）。又方用豆豉为末，研蒜为泥，二味相和，丸桐子大，每五十丸，食前米饮服。

治痢脐下痛，用茱萸一合，以黑豆汤服下，立效。

治痢无问老少，日夜百余度者，取干楮叶三两为末，煎乌梅汤，服方寸匕日，再服亦用羊肉裹末内谷道，痢出即止。

治久下痢经时不止者，此名休息痢，用龙骨四两，如小豆大碎，以水五升，煮取二升半，令冷分为五服，或以米饮和丸，服十丸。又方取大虫骨炙令黄焦，捣末，饮服方寸匕日三服。

治痢下积久不瘥肠垢已出，梅实二十枚，水一盏煎至六分，去滓，食前分二服（《肘后方》）。

治久痢，黄连、木香各一两肉，豆蔻一枚，上为粗末，以鸡清和作饼，新瓦上焙干为细末，米糊丸，空心米饮下三十丸。

治赤白久痢，取樗根白皮细锉，以水煎服或蜜炙焙干为末，空心米饮调一钱服，再服（《本草集要》）。

治久白痢脓下，取古砖烧热，以绵布物裹坐之以暖温之，如小腹多冷赤，用煮汁服之亦可。

治久赤痢，用生姜、甘草、石榴皮各锉，每服共一两，以水煎服，日二服。

治赤痢，热下久不止，黄连末鸡子白丸，饮服十丸，三十丸即瘥。

治大人下焦热血痢及小儿疳痢，用地榆浓煮汁，饮之效，如虚寒人冷痢勿用。

治热毒纯血痢，宣连六两，以水七升，煮取三升，半夜露星月下平旦，空腹顿服之，少卧将息（《千金方》）。

又方，干姜急于火烧黑，莫令成灰，磁碗盒待冷为末，每服一钱，米饮调下出（集验方）。又方用栀子仁二十四枚，为细末，蜜丸如桐子大，每服三十丸米饮下，日三服，效（葛洪方）。

治热泻痢，取车前草捣烂，以生绢绞取汁，入蜜煎服（《救民易方》）。

治热痢，用苦参锉炒，带烟出为末，每服一钱，米饮调服（《奇效良方》）。

治热痢不止，用生地黄五钱，地榆三分，甘草一分，咬咀如麻豆大，以水二盏，煎至一盏，空心分二服，日二服。

治气痢泻里急后重，每服用黄连末一钱，干姜末半钱，空心温酒调服（奇效方）。

治一切痢泻，用五倍子为末，醋糊丸桐子大，赤痢甘草汤，白痢干姜汤，下三十丸，或用陈皮艾叶煎汤下。

治水痢百病，用马兰子六月六日面炒令黄色，等分为末，空心米饮调服，方寸匕如无六月六日面时常面亦得，或牛骨灰亦得。又方用马兰子干姜黄连各等分为散，熟煮汤取一合许，和二方寸匕入腹，即断冷热，皆治常用神效（张仲景方）。

治水谷痢久不瘥，用厚朴、黄连各三两，水三升，煎一升，空心服。

治寒痢，切干姜如大豆，米饮下，六七十枚，日二夜一服。痢青色为寒痢，累服得效（《肘后方》）。

治肠胃虚弱，冷气乘之，脐腹搅痛，下痢赤白，用赤石脂、干姜炮，等分为末，米糊丸桐子大，每服三十丸，空心米饮下（《济生便宜方》）。

治冷痢腹痛不能食，肉豆蔻一两、去皮，以醋和面裹，令灰火中煨黄焦捣末，非时粥饮下一钱匕（《圣惠方》）。

治休息痢及疳泻，用黄蜡如枣二块入铜勺内化开，入鸡子清黄调匀煎熟，空心食

曹金

之（《奇效单方》）。

治休息痢十余年不愈者，用乌龟每用火煨如法事，净炒米粉，入胡椒五十七粒，好酒煮如羹，空心食之效。

治暴痢，用小鲤鱼一枚、烧为末，米饮服之，大人小儿俱可服（经验方）。

治暴泻痢，取百草霜研细末，空心米饮调下二钱（《医林集要》）。

治卒下痢，用黄连五两，生姜一斤，右二味㕮咀，以水五升，煮取一升，顿服，未止更合服效（《千金方》）。

治泻痢，草乌头三两（一两生，一两熟，炒一两，烧存性研为末），以醋糊为丸如绿豆大，每服五丸空心服，泻用井花水，赤痢甘草汤下，白痢干姜汤下，赤白痢生姜甘草汤下（《修真秘诀》）。

治丈夫妇人小儿痢患，木香一块方圆一寸，黄连半两，二味用水半升同煎干，去黄连只薄切木香焙干为末，作三服，第一橘皮汤，次二陈米饮，次三甘草汤下，妙（出孙尚药）。

治积痢脱肛，将枳实石上磨令滑，钻著柄炒微黄为末，蜜涂肛上热熨之，即止。

治噤口痢，乃胃热甚之，故用人参一两，黄连五钱，姜汁炒和，作一服水煎，终日呷之，但得一呷一咽即效，久痢加木香（《奇效良方》）。

治噤口赤白痢久不愈者，用川芎罂粟壳去蒂蜜灰各一两，捣细末，每服八分，空心蜜汤调下（《千金翼》）。

治噤口痢不思饮食，用莲肉不拘多少捣末，每服二钱蜜水调服（《丹溪心法》）。

治噤口痢累试累验，绝胜诸方，用黄连三钱，人参一钱五分，水一盏半，煎七分服，或灌温服药，入口即胜。又方，用糯米半升，入生姜汁浸炒，米化为末，每服三钱，白汤调下。又方用鲫鱼撚去肠与肚，入白矾一大豆许，煨熟入盐醋，吃不过二枚，与痢俱效（《奇效单方》）。又方，用丁香半两，莲肉一两为末，以陈米饮调服（《卫生易简方》）。又方，用蜂蜜砂糖拜并姜汁汤下，泻用老米饮下（《惟症奇方》）。

治痢疾，取初生小王爪数条，同蜜食，即愈。

治赤白疾病脱肛，用枯白矾末二钱入鸡子内，用纸封固入灰火煨熟，空心食之，忌油腻。

治赤白痢并泄泻，用枯白矾不拘多少为细末，醋糊为丸，如芡实大，每服五七丸，赤白痢甘草汤下，泄泻干姜汤下。

治赤白痢疾并泄泻不止，口干日夜饮水无度，凉水一中沸汤一中和匀，任意饮之，即止（以上泾阳王玎方）。

《传信尤易方 · 痢疾门》

论霍乱

治霍乱吐下不止欲死，生姜五两，牛儿屎一升，切姜，以水四升煎取二升，分温服（梅师方）。又方艾一把，水三升，煮取一升，顿服。

治霍乱吐下后大渴多饮，则杀人黄粱米五升，水一斗，煮三升，澄清饮服之。

治霍乱烦躁坐卧不安，葱白二十茎，大枣二十枚，水三升，煎二升，分服（梅师方）。

治霍乱烦躁，用乱发如鸡子大，盐汤三升和服之，不止再服。

治腹满不能服药，煨生姜绵裹纳下部，冷即易之。

治霍乱腹痛吐下，用桑叶捣绞取汁服一盏，如冬用干者，以水煎服。又方取桃叶三升切，以水五升煮取一升，三合分二服。

治霍乱吐痢腹痛等疾，高良姜炒令焦香一两锉，水三盏煎取二盏半，去滓下粳米二合，煮粥食之，瘥。

治大泻霍乱不止，附子一枚、重七钱、炮去皮脐为末，每服四钱，水两盏，盐半钱，煎取一盏，温服立止。

治五脏中寒，口禁失音，四肢强直，兼胃脘停痰，冷气刺痛，及胃虚感寒，呕吐不止，用人参、白术、干姜、甘草等分锉细，每服四钱，水一盏，煎七分温服，治诸症有加减。

治霍乱吐泻，用白矾飞过末，每服一钱，以沸汤点服（《摄生众妙方》）。又方取盐一撮醋一盏，同煎八分温服，或盐梅咸酸皆可煮服。又方，取旧屋中倒挂尘沸汤澄清饮之，甚忌饮食入腹即死，饮冷水不妨，渴甚以新汲水调服（《卫生易简方》）。

治霍乱吐泻，但有一点胃气存者，服之回生，用陈皮去白藿香叶去土各半两，上作一服，水二盅煎至八分，不拘时服（《医方选要》）。

治霍乱吐泻烦躁，用滚热水半盏，冷水半盏，和一处，以伏龙肝如胡桃大一块，入水化开，澄清饮之即安。

治霍乱心腹胀痛烦满气短，未得吐下，饮好醋三盏，老小羸者饮一二盏（《食医心镜》）。

治霍乱心悸热渴，用糯米水淘取米泔汁，任意饮之。

治霍乱心痛痢无汗，方取梨枝叶一大握，水二升，煎取一升服（梅师方）。

治霍乱心腹胀痛烦闷气短，未得吐下，若转筋，烧栀子二十枚研末，热水调服（《证类本草》）。

治霍乱心烦闷乱，渴不止，取糯米三合，水五升捣研和蜜一合，取汁分二服（杨氏产乳方）。

治干霍乱上不得吐下不得泄，身出冷汗，心气欲绝，用青白好盐以温水入盐调匀，此汤入口即吐，绝气复通（出本草）。又方用盐一大匙熬令黄色，入童子小便一升二物，温和服之，少顷吐下即愈。

治霍乱医所不治，秘方用童女月经衣和血，烧灰为末，酒服，方寸匕百方不瘥，用此则瘥（《千金方》）。又方烧旧木梳灰为末酒服一枚小者来瘥。又方取车毂中脂涂足心下瘥。又方用高良姜五两炙焦锉细以酒一升煎三五沸顿服立止。又方用山豆根捣末橘皮汤下三钱（经验方）。又方捣苦苣绞汁饮之愈（《奇效单方》）。

又方姜汁炙枳实香为末，非时新汲水，调二钱服亦佳（《圣惠方》）。

又方取釜底下煤半钱已下，又于皂额上取少许，以沸汤一盏投煤其中急搅数拾下，用碗盖之，汗出通口微呷一两口，吐泻立止（经验方）。

治霍乱不吐不下，用丁香十四粒为末，沸汤下不瘥，更再煎服。

治霍乱转筋，用皂角末吹一小豆入鼻中，得嚏便瘥。

又方转筋，盐一升水一升半作汤洗渍之效（范王方）。又方取柏枝煎汤淋洗。又方用栀子仁三枚为末，汲水服下立效（葛洪方）。又方用香薷浓煎汁服半升，不瘥者，四肢烦冷汗出而渴者，加蓼子同煎饮之。又方先以暖帛裹脚后，取柏木细锉煮汤淋之（经验方）。

治霍乱注痢不止，转筋入腹欲死，生姜三两捣烂，以酒一升，煎三四沸，顿服（《外台秘要》）。又方用黑驴尿饮之即止。又方干柿饼煎汤服。

《传信尤易方·霍乱门》

张　昶

❖ 医家介绍

张昶，字甲弘，又字海澄，明代河南开封府人，生平待考。张昶系宋代名医张锐后裔，幼从学其伯父张维，克绍家传。又博涉百家，潜心研究历代名家医学著作，颇有心得。著有《运气毂》《百病问对辨疑》。

张昶在本书中以内科常见病证为纲，每证之下针对临床经常遇到的一些关键性疑难问题，予以解惑、释疑。其体例采取问答形式，有利初学者学习应用；在疫病部分的论述荟萃各著名医家之说，参以己见，辨证精详，择方机动，用药合理，着重既治本又治标。如治痢疾需明其作于气血、五脏、六经；治霍乱应祛湿热，散风寒，利湿降火；治疟疾应适时择取截、吐之法；有助于临床实用。

❖ 张昶医论医方

治疗痢疾

或问于张昶曰：因何感受而病痢疾也？对曰：痢疾，古名滞下病。男女老幼，日受饮食之积，留滞于中，湿蒸于热，伏而不发。若调养失宜，复感酷热之毒，入秋阳气始收，火气下降，蒸发蓄积，而滞下之疾作矣。干于血分则赤，干于气分则白。赤白兼下，血气俱病也。若五色相杂，五脏俱受病也。

或曰：痢感外邪，五色相杂，五脏受病。亦有六经形证否也？对曰：太阳证，两胁热，便脓血，小腹痛。阳明证，饮食如常，肠鸣切痛，窘迫，色白。少阳证，风气内藏，必求所出，胁痛频痢。太阴证，脾湿身重，腹痛，食不知味，胀满呕吐。厥阴证，手足逆冷，痢下鹜溏。少阴证，里急后重，不能即便，茎中作痛是也。

或曰：感赤痢何也？对曰：肠胃虚弱，外伤风湿，内则挟热，热乘血分，渗入肠中，与粪相杂，下为赤痢。

或曰：赤痢久不瘥，因何所致也？对曰：脏腑既虚，热乘血分，渗入大肠，痢色红赤。肠胃虚，病不复，湿热不退，所以经久不瘥。胃气上逆，发为呕哕。胃一虚，谷气衰，虫动侵蚀，则变为匶证也。

或曰：感白痢何也？对曰：肠虚而冷气客之，搏于肠间，津液凝滞成白，下为白痢。水甚则火不能平金，肺气自甚而色白也。

或曰：白痢形如膏者何也？对曰：脏腑虚冷，冷气传入大肠，作成痢。冷气积久，大肠虚弱，脂凝如膏，若鼻涕冻胶是也。

或曰：痢疾赤白兼行者何也？对曰：凡痢皆由肠胃、荣卫虚弱，冷热气乘虚客入肠间，下泄为痢。然痢色赤白相兼，或于血，血渗大肠，则色赤。冷入大肠，搏于肠间，津液凝滞，则色白。冷热交加，故赤白相杂。重者状如脓涕而血杂之，轻者白脓上有赤络薄血，状如鱼脑脂，所谓鱼脑痢是也。

或曰：赤白痢久不瘥，因何所致也？对曰：冷热乘于血，血渗入肠，与津液相杂而下。甚者肠虚不复，故赤白连滞，经久不瘥也。痢久虚弱，则发呕哕。胃弱气逆则呕，外有冷邪，折之不通故哕。变动匶虫，食人五脏，三尸九虫，居人肠胃，虚则发动，上食五脏，懊恼痞闷，齿断，唇口生疮，下食于肠，肛门伤烂而谷道开。轻者可疗，重者致死。

或曰：痢纯血者何也？对曰：热毒折于血，血入大肠而然也。血常随气，循环经络，通行脏腑，长无停积，毒热气乘肠虚，血渗于中，痢皆纯血也。身热者死，身凉可生。关脉见芤，大便下血，暴多数升。

或曰：血痢久不瘥，因何所致也？对曰：体虚受热，热折干血，渗入肠中，遂成血痢。热毒不退，胃虚不复，血痢久不瘥，多变呕哕，及为湿匶也。

或曰：痢脓血者何也？对曰：春时阳气在表，动作劳役，腠理开豁，人虚伤于风湿。至夏热气乘之，血性得热流散，大肠气虚，血渗入肠，与津液相搏，积热蕴结，血化为脓，下泄而成脓血痢。肠胃素虚，每年夏月多苦脓血痢，秋冬诊得脾脉微涩者，谓之内溃，多下脓血，脉滑大者生，微小者亦生，沉细虚迟者俱生，实急者死，数疾大而有热者俱死。

或曰：脓血痢久不瘥者，因何所致也？对曰：热毒乘经络，血渗肠内，皆成脓血。热毒不去，肠胃转虚，所以痢久不断也。

或曰：感冷痢者何也？对曰：肠胃素弱，外受寒气，大肠虚寒，下泄冷痢。凡痢色青、色白、色黑，皆为冷。若色黄、色赤，皆是热。如痢色白，食不消，谓之寒中。诊验脉，沉则生，浮则死也。

或曰：冷痢久不瘥者，因何所致也？对曰：肠虚而寒积日深，所以冷痢久不断也。大肠蓄寒，粪如鸭溏，大便不禁，欲了不了，小便清利，急以温中可救。

或曰：感热痢者何也？对曰：脏腑虚弱，风湿挟热，乘其肠虚，下泄热痢，其色黄，热甚则黄赤。

或曰：热痢久不瘥，因何所致也？对曰：肠虚热积，其痢连滞，所以经久不瘥也。

或曰：感冷热痢者何也？对曰：肠胃宿有寒气，复为寒热所伤，冷热相乘，其痢乍黄乍白。热搏于血，血渗大肠，变为血痢。若冷伏肠内，搏滞津液，则变白脓，冷热相杂，所以赤白俱下也。

或曰：感水谷痢者何也？对曰：肌肤虚，腠理开，血气弱，春时伤风，邪气留连，肌肉脾胃大肠俱伤，邪气乘之，遂成水谷痢也。脾胃为表里，胃者脾之府，为水谷之海。脾者胃之藏，候身之肌肉。脾主消水谷，水之精化而为荣，谷之精化而为卫。中养脏腑，充实肌肤。大肠，肺之腑，为传导之官，化物出焉。水谷之精化为血气，行于经络，糟粕行于大肠。肺，大肠为表里。肺主气，候身之皮毛。春时阳气虽在表，气血尚弱，饮食居处，运动劳役，虚人为风邪所伤，客在肌肉，致令脏腑气病。风邪又乘虚入之，脾弱不能克制水谷，糟粕不结聚，变为痢也。又伤新谷，病名胃风。形状恶风，头汗，膈塞不通，食不下咽，形体瘦削，腹大膜满，强食洞泻。洞泻者，谓所痢无度也。胃气竭者，痢绝则死。脉微，手足寒者难治。脉大，手足温者可生。下白沫，脉沉则生，脉浮则死也。

或曰：水谷痢久不瘥，因何所致也？对曰：脾胃大肠既伤，风邪乘之成痢。虚损不复，连滞不已，延绵岁月，而痢不休也。

或曰：水谷痢，久变为水肿何也？对曰：水性下流，肠虚则泄。大肠属金，脾属土，土金母子也。脾候肌肉，能克消水谷。痢久脾弱肠虚，土金气衰，母子俱病，不复相扶，不能制水，令水气流溢，浸渍肌肉，变为水肿也。亦有不及成肿，而五脏伤败，水血并下，五脏五色随之而出，谓之五液俱下，至此定死。痢至呕哕肿噎，治之时有瘥者，若五液俱下，百无一生之理，五脏俱颓败故也。

或曰：因何而成五液也？对曰：火甚则必乘土，而脾气自甚，液色黄。火甚则金不能平木，肝气自甚，液色青。水甚则火不能平金，肺气自甚，液色白。心火亢甚而热极，液色赤。热过甚，反兼水化制之，液色黑。此五液恶候也。

或曰：痢时作渴，变为水肿何也？对曰：水谷之精，化为荣卫津液，以养脏腑。脏腑既虚，易受风邪，邪入肠胃，作水谷痢。痢久津液空竭，脏腑虚燥，痢时作渴，渴而引饮，痢又不止，反益水气。土虚不能制水，水湿流溢，浸渍肌肉，变为水肿也。

或曰：痢而不渴，亦变水肿何也？对曰：不因渴而亦肿者，痢久脾虚，水气在于肌肉之所为也。脾与胃合，土能克消水谷，风邪入内，肠胃受伤，水谷变为痢疾。膀胱与肾合，属水，膀胱为津液之府，小肠与心合，属火，而津液之水，行于小肠，下为小便，土性本克水。今经久痢，脾虚土气衰微，不能制水，水气妄行，下流小肠，浸渍脏腑，散流皮肤，与气相搏，腠理壅塞，遂成水肿也。

或曰：痢瘥后发浮肿，何也？对曰：痢瘥后发肿，脾胃虚，肌肉为风水所乘，变为水谷痢矣。痢虽断，水犹未消，肌肉先受风邪，风水相搏，肌腠闭密，亦成浮肿也。

或曰：痢疾未久，下有杂色，与五液坏证可同否也？对曰：杂痢，谓痢色无定。或水谷或脓血或青或黄或赤或白，变杂无常，或五色相兼而痢也。挟热则黄赤，热甚则变脓血，冷则白，冷甚青黑。皆由饮食不节，冷热不调，肠胃致虚，变易无常也。因其色而调之可瘥，非五液不治之证也。

或曰：痢疾饮食不进何也？对曰：初痢就饮食不进，噤口痢也，胃脘停大热，大肠客虚寒，热冲上，寒滞下，癃闭胃口，不进饮食。若强食水反呕吐不止，气滞下陷后重，虚坐努责难出，红白兼行，日夜无度，经久不退，多致不救。

或曰：痢止后，不进饮食何也？对曰：痢瘥反不能饮食，由胃弱气逆胸膈之所致也。风邪客肠胃而痢，痢则水谷消耗，痢止之后，脏腑尚虚，饮食难容也。

或曰：痢疾腹痛何也？对曰：下窘迫痛，湿热凝滞也，后重里急而痛，气滞不行也。脏腑实热甚发渴，痛来就欲登厕，痢色黄赤是也。

或曰：痢瘥后腹痛何也？对曰：痢瘥犹腹痛，体虚受风冷，风冷客肠胃则痢，痢瘥犹腹痛，是脏腑尚虚，风寒余气未尽，气血不复，邪气与脏腑相搏，正邪相击，痢后腹犹虚痛也。

或曰：感休息痢何也？对曰：胃脘有停饮，因冷气乘之，气动于饮，则饮动而肠虚受之，作为休息痢，冷热气调，其饮亦静，而痢亦休也。胃弱肠虚，易为冷热，其邪气或动或静，其痢乍作乍止，谓之休息痢也。

或曰：病名虫注痢何也？对曰：发时运气寒暑不均，即有不正之气，感人经络，肠胃气虚毒邪乘之，发渴切痛，湿热与血相搏而成痢。毒气浸蚀脏腑，如病虫注之状。血杂脓下紫黑，形如鸡肝。邪气逼损真阴，血自百脉经络而来，经久不愈，危笃恶候。

或曰：病有肠蛊痢何也？对曰：冷热之气，客于肠间先下赤，后下白，连年不愈，侵伤脏腑。下败血，杂白脓如病蛊之状，名为肠蛊痢也。

或曰：痢疾，下肠垢何也？对曰：肠垢是肠中津汁垢腻也。由热痢蕴积，肠中虚滑，所以因痢而便下肠垢也。

或曰：痢色如豆汁何也？对曰：湿热之极，筋胀身重，下痢无度，色如豆汁，赤黑混浊，危症也。急以和血升阳除湿拯救之。

或曰：异乡不服水土，作痢何也？对曰：五方风气寒暄不齐，随方嗜好，因以成性，迁移故土，多不习服，必因饮食不合脾胃，肠胃积滞不运，作为痢疾，名为水土不服痢，与水谷痢同一症也。

或曰：痢疾肠胃作痛，是其本症，反兼心烦、满闷何也？对曰：春伤于风，邪气留连，再饮食不节，肠胃怯弱，湿气乘之，变为下痢。痢久脏腑俱虚，水气相并，上乘于心，气不宣畅，膻中痞满，所以痢久必令心烦也。

或曰：痢疾脱肛何也？对曰：痢久肛门直肠脱出，肛门为大肠之候，痢多气虚下陷，后重努责，下冲肛门而脱出也。

或曰：痢时谷道赤肿何也？对曰：肛门以候大肠，气虚为湿热所乘，热气击搏，故令谷道赤肿也。

或曰：谷道赤肿，痢轻后有肿消者，有赤肿初起即便成疮何也？对曰：谷道、肛门皆大肠之候，大肠毒退，痢减肿消，大肠虚热太甚，毒气结于肛门，故令肿即生疮也。

或曰：痢时谷道有作痛，有作痒，不同何也？对曰：是谷道中虫动也。胃弱肠虚，则蛲虫下乘之。蛲乃九虫之一，居人肠间，脏腑气实，虫不妄动。唯乘肠胃虚而动。轻则肛门发痒，或从谷道中溢出。重者侵蚀肛门而痛烂。蛲虫微细，形如蜗虫之状。

或曰：诸痢治当何如？对曰：初病后重窘痛，芍药汤，或大承气汤下之。下后痢未止，热盛作渴，便且赤，黄芩汤。腹痛，里急不通快，香连化滞饮。外挟风邪，宜汗，苍术防风汤。恶寒发热，身首俱痛，神术散。风邪乘虚入肠胃，下清血，胃风汤。肌表发热，或大小柴胡俱可。挟寒不渴，小便清，手足冷，脉沉退，理中汤。病久下豆汁、鱼脑，体虚四肢倦怠，除湿汤。痢时腹痛，饮食不化，食积也，保和丸。食积腹胀里急，亦用香连化滞饮。腹痛急切，枳术加黄连、木通、曲、芽、桔、芍、木、槟。痢久气血虚弱，钱氏白术散。饮食不进，卫生汤。脾气下陷，虚坐努责，益气汤。痢久滑泄不禁，气虚欲脱，诃子散。元气弱，脱大孔如竹筒，直出无禁，真人养脏汤。噤口痢，人参石莲散，或厕龙丸。休息痢，蓄冷饮色白，留热饮色赤，察其冷热，以调气缩砂饮加香附、台乌，寒饮君干姜，热饮君石莲肉。若初病，元气实者，可下。五七日后，脾胃虚，宜和解，及分利小便。消导食积，无积不成痢也。稍久，气血药中加升、柴、防、苍，投之。久甚虚脱，方可用肉蔻、龙骨、牡蛎、诃子涩之，敛之。食少，专调脾胃，饮食进而气血自和，盖痢以胃气为本也。

若里急甚，无表证，再通利，虚极不敢通者，宜和解。气陷下，痢如注，可暂止涩。滑脱痛甚，痰火盛也，宜吐宜升，痰消火降，大肠自敛。须凭脉症而断治也。庸劣不论久新，便行兜涩，为害匪细。善治者，审明冷热虚实，然后行汗、下、补、涩之法，庶得其当也。

治疗霍乱篇

或问于张昶曰：霍乱感受迅速，反掌生杀，何因而得此危症也？对曰：霍乱者，挥霍变乱也。标因于外感，本因于内伤。阴阳乖戾，搔扰闷痛。偏于阳，则多热而渴；偏阴，则多寒而不渴。

证分三种，卒然而来，危若风烛。或曰：何谓三种？对曰：有湿霍乱、干霍乱、暑霍乱。

或曰：形状若何？对曰：湿霍乱，上吐下泄，所伤之物出尽，毒解病已，其症易治。干霍乱，上下不得吐，下不得泄，所伤之物不出，壅闷正气，关格阴阳，死期甚速，其症难治。暑霍乱，由夏月多食冷物，以致食郁中焦，但此症至秋惟甚，纵是寒时，亦由伏暑，再感触而成也。

或曰：何谓外感为标，内伤为本也？对曰：标因外感四气，或日间感热，夜间受冷；或内素郁热，外又感寒，一时阴阳错乱而然。本因内伤七情，郁气痰症，气膈痞塞不通，外见痰喘眩晕，亦必由内伤停滞，以致湿热内甚，中焦脾土失运，当升不升，当降不降，旋即上吐下泄，脉多伏绝。

或曰：何因而吐泄也？对曰：先心痛则先吐，先腹痛则先泄，心腹俱痛，则吐泄并作。轻则吐泄而已。凡吐泄时，切不可与谷食，虽小米清汤一呷，下咽立死。谷气直入胃中，勾引邪毒填实中焦，气不升降，所以立死。必待吐泄尽，过半日饥甚，与大米白稀粥食。干霍乱，不吐不泄，急用盐汤灌下，探吐得出则宽。轻者手足温和，吐利后渐已。甚者脐腹绞痛，厥逆脉脱，举体转筋，急温补回阳，以复其脉。

或曰：谓何而转筋也？对曰：阳明胃与大肠，以养宗筋。暴吐暴泄，津液骤亡，小筋失其所养，故轻者两脚转筋而已，重者遍体转筋，手足厥冷。若欲绝者，仓卒之际，速用盐填脐中，灼艾不计壮数。虽昏迷，而胸中有暖气者立苏。急用茱萸散加小茴、甘草、苏叶煎服，再研生蒜，涂脚掌心，虽昏危入腹亦效。如血热转筋不已者，四物汤加黄芩、红花、苍术、南星。水药不容，转筋不住，男子两手挽其阴，妇人以手牵两乳，近两边，若舌卷囊缩，转筋入腹者死症也。

暑霍乱，脉豁大无力，辛温散其标寒，次以清凉散其本热。夏月渴甚，冰水解之。

或曰：诸症宜何药治？对曰：此症湿热兼风木为害，宜散风寒，利湿降火，四时通用藿香正气散，乃去风寒湿之要药。寒月厥冷，脉沉不渴，五积散、理中汤。暑月烦渴，黄连香薷散冷服。五苓散能分消上下，益元散降火，皆分利之法。又当引清气上升，使浊气下降。吐泄未彻者，二陈、芎、芷、苍术、防风探吐提气。如吐涌不止，所服药中加木瓜、槟榔以降火。又有可下者，但不可纯用寒凉。挟七情者，七气汤。伤饮食者，保和丸，姜汤服。通治霍乱，四君子汤，有汗加桂枝，无汗麻黄；吐利转筋，腹痛体重，脉沉细，加白芍、良姜；四肢拘急，脉沉迟，属少阴，加干姜、附子、厚朴。吐利转筋，胁痛，脉弦者，木克土也，平胃散加木瓜；或小建中汤加柴胡、木瓜。四肢厥冷，脉微缓，属厥阴者，小建中加当归、附子。转筋，看膝、腕内红筋，针刺出紫血，炒盐熨脐。干霍乱不得吐利，脐腹痛甚，躁扰痛塞欲绝者，探吐不出不治。更以吴茱萸半斤，同盐炒热，熨脐可生。暑霍乱，六和汤，热而燥渴烦闷，甘露饮，或藿薷饮冷服。痰喘，二陈汤。服半硫丸，虚烦不眠，既济汤。烦渴，桂苓甘露饮。凡大渴、大燥、大汗、遗溲者，亦皆死症也。学者不可轻易忽之。

《百病问对辨疑·霍乱问对辨疑》

治疗疟疾篇

或问于张昶曰：疟发寒热，早晏不同，何气使然？对曰：疟疾，古名痁疫。证之寒热，岂非阴阳二气，互相盛负而作。邪并于阴则寒，邪并于阳则热。阴盛则寒多，阳盛则热多。其寒也，汤火不能温，其热也，冰雪不能解。卫气与邪气交争，疟疾乃作。邪气与卫气相离，汗出乃解，疟疾方止。卫气昼行阳，夜行阴，得阳而外出，发于白昼，得阴而内搏，发于暮夜。若调摄失宜，邪正不分，阴阳迭胜，寒热互起，连年累月，作止无定期矣。

或曰：疟有一日一发，二日一发，三日一发。有日与夜各发，有在上半日，在下半日者。有发而汗多，发而无汗者。寒热先后不同，其故何也？对曰：疟脉自弦，弦数者多热，弦迟者多寒，弦而兼微，病久而虚。弦短者，伤食。弦滑者，多痰。洪而紧者，宜下。浮大者，宜吐。代散者，必死。邪中于三阳，一日一发，或间日一发，作于午前，太阳经谓之寒疟，阳明经谓之热疟，少阳经谓之风疟。发于夏至后，处暑前，微恶寒，大发热，阳证也。阳用降下而自和，伤之浅而易治者也。邪中于三阴，二日一发，或三日一发，作于夜半，太阴经，辰戌丑未日发，少阴经，子午卯酉日发，厥阴经，寅申巳亥日发。阴分虽是三经，俱以太阴为主。发在处暑后，冬至前，大恶寒，后发热，阴证也。阴用升提而后除，伤之深重难愈者也。有先寒后热，先热后寒者。总之阴阳之出入，阳气与邪气并里则阴盛。表之阳气不足，故阴用事，病寒战。战极而阴退，大热而无汗，阴气逆极，复并于表则阳盛。里之阴气不足，大发热而作渴。热极表开，遂汗出。

或曰：疟有三因而受，何谓三因？对曰：外因之疟，寒温、暑湿、牝瘴也。内因之疟，痰、食、牝怒也。不内外因，劳疫、鬼瘴、母疟也。

或曰：外因疟状若何？对曰：寒疟者，无汗恶寒，挛痛面惨，先寒后热。温疟者，先热后寒。暑疟者，面垢，口渴，小便赤，大便秘，肌额热，微微汗出，及上半身汗多出。湿疟者，身重，寒热，惨凄振振是也。瘅疟者，与暑同类，阴气独微，阳气独发，但热不寒，呕而肌肉消瘦。

或曰：内因疟状若何？对曰：痰疟者，胸膈痰壅，心下痞满，气逆烦呕。食疟者，即胃疟也，胸膈不和，肚腹疼痛，噫气，吞吐酸水。牡疟者，饮食不节，饥饱劳伤，表里俱虚。怒疟者，恚怒伤肝，两肋刺痛，口苦吐酸，夜卧多惊。

或曰：不内外因疟状若何？对曰：劳疟者，病愈未久，表里俱虚，客邪未散，真气未复，遇劳即发。疫疟者，乡疃城市，一年之内，老幼证同。鬼疟者，进退无时，作止不一。或单热不寒，梦寐不详，多生恐怖。瘴疟者，挟山岚毒气致然。自岭以南，地毒苦炎，燥湿不常，人多瘴疟。其状血乘上焦，病欲来时，令人迷困，甚则发躁热忘。亦有哑不能言者，皆由败血瘀于心，毒涎聚于脾，脾胃实热所致，尤甚于伤暑成疟者也。疟母者，由诸疟缠绵，日久不愈，两肋之间，结成癖积，名曰疟母。皆因初病，失于表散，内伤饮食，外感风邪所成。

或曰：外因之疟，有六经形证，治宜何药？对曰：足太阳疟令人腰重头重，寒从背起，先寒后热，嘀嘀然热止汗出，难已，风疟也，宜汗之，二陈汤加麻黄、羌活、藁本、防风。足少阳疟，令人身体解㑊，寒不甚，热不甚，恶见人，见人则惕惕然，热多汗甚，风热也，宜和解之，小柴胡汤加黄芩、人参、青皮。足阳明疟，令人先洒淅寒，寒甚，久乃热，热去汗出，喜见日月光火气，乃快然，热病也，宜下之，二陈汤加桔梗、枳壳、槟榔、白芷。足太阴疟，令人不乐，好太息，不嗜食，多寒热，汗出病至，至则善呕，呕已乃衰，理中汤加苍术、柴胡、芍药。足少阴疟，令人呕吐甚，热多寒少，欲闭户而处，其证难已，小柴胡合半夏汤。足厥阴疟，令人腰痛，小腹满，小便不利，如癃，非真癃也，数便，意恐惧，气不足，腹中悒悒然，二陈加桂枝、附子、干姜。此六经之疟也。

或曰：内因之疟，五脏受之，治宜何药？对曰：多忧伤肺，成肺疟，令人心寒，寒甚后热，热间善惊，如有所见，桂枝加芍药汤。多喜伤心，成心疟，令人烦心甚，欲得清水，反寒多，不甚热，宜桂枝黄芩汤。多思伤脾，成脾疟，令人寒则腹痛，热则肠鸣，鸣已汗出，建中芍药甘草汤。饮食不节，成胃疟，一名食疟，且病也善饥，不能食，食已肢满腹胀，理中汤丸主之。恚怒伤肝，成肝疟，令人色苍苍然，太息，其状若死者，通脉四逆汤。失志伤肾，成肾疟，令人洒洒然腰脊痛，宛转，大便难，目眴眴然，手足寒，桂枝当归芍药汤。此五脏之疟也。

或曰：感疟既因阴阳，治亦分阴阳否也？对曰：有热多者，上半日发者，头目痛者，皆阳证也，宜白虎汤、二陈汤治之。兼暑加清暑药，有痰兼化痰药，有食兼消导药，有火兼降火药，皆从阳分而处治。或寒多者，间日发者，下半日发者，三日一发者，或夜半发者，皆阴证也，宜补中益气汤减芪、术，加羌、防。四物汤减白芍，加知、柏。有痰加治痰药，有食加消导药，气虚加人参，阴滞宜利小便，皆从阴分而处治。

或曰：有热疟目痛寒少者，恶风有汗者，恶风无汗者，寒热大作者，发久而寒热增剧者，壮实人暴然感疟者，皆三阳之类也，治宜何药？对曰：热疟目痛寒少者，大柴胡汤下之。邪不退，白芷汤散之。恶风有汗者，羌活汤，恶风无汗者，麻黄羌活汤。寒热大作者，太阳阳明合病也，桂枝芍药汤，或姜黄散。寒热增剧者，三阳合病也，桂枝黄芩汤。壮人染暴疟，截以常山饮；或只用常山、粉草、茯苓，酒煮露服。治阳证者以此。

或曰：有久疟不食者，久疟无痰者，前半夜发者，疟发从酉至子后者，久疟虚甚者，老疟系风暑入阴在脏者，皆三阴之类也，治宜何药？对曰：久疟不食者，藜芦散，雄黄散吐之。久疟无痰，苍术汤。前半夜发，桂枝汤；或青皮饮加减而清肌。从酉发于子后者，桃仁承气汤。久疟虚甚者，参术升脉散提之，再泄其邪。久疟系暑风入阴在脏者，宜用血药，引出阳分散之。治阴证者以此。

或曰：有单寒者，单热者，寒热相兼者，老疟连年累日，经久不止者，又有暑湿、风热、鬼瘴、劳役之不同，治宜何药？对曰：单寒者，藿香正气汤加人参汤、七枣汤、果附汤、柴胡桂姜汤。单热者，桂枝石膏汤，或桂枝黄芩汤。头痛有汗，桂枝羌活汤。头痛无汗，麻黄羌活汤。先寒后热，柴胡蒌根汤。先热后寒，柴胡加桂汤。发于午前，人参白虎汤、二陈汤加减。发于午后，四物加补中益气汤加减，兼攻邪药。老疟用老疟饮，或鳖甲饮子。久疟，四君子汤，兼血药、散邪药，以扶正气为主。微加发散，缓图可愈。暑疟用人参白虎汤。温疟二陈加苍白术、柴胡、葛根。风疟，大羌活汤，与伤寒坏证大略相同。热疟，羌黄散。鬼疟，七宝饮。瘴疟，须先凉膈疏通大肠，小柴胡加大黄，或木香丸、观音丸皆为要药。虚损劳疟，人参养胃汤。疫疟，麻黄羌活汤，消息除之。

或曰：夏伤于暑，秋为痎疟，其状若何？对曰：暑者季夏湿土，湿令不行，则土亏矣。所胜妄行，木气太过，少阳旺坤，坤在申，申为相火。水入土，即水火相干，则阴阳交作。肺金不足，洒淅恶寒。土虚少阳乘之，则为寒热。作于秋者，湿热在申酉之分，三日一发，阴经受病。若屡经劫截峻剂，胃气大伤，极为难愈。先与人参、白术、陈皮、芍药等剂，佐以本经引使之药，得汗则已，体气必虚，还须大补，候汗通身，下过委中，方见佳兆。

或曰：诸疟有截之即止者，有截而不止者，有吐而即愈者，有吐之反增剧者，如此不同，其故何也？对曰：疟久不愈，方可用截法、吐法。若截、吐太早，邪气停蓄不散，变生他虞，祸不旋踵，可不慎与？须待发久势缓，然后可截、可吐。亦有久疟不愈，致损元气，变成劳瘵，急须补养为先。若截吐不能愈，当调理脾胃，补养气血，佐以化痰消积之剂。有汗者敛之，无汗者表之。诊脉验证，可收万全之功也。洁古曰：养正邪自除。此之谓也。

《百病问对辨疑·疟疾问对辨疑》

寇　平

❖ 医家介绍

寇平，字衡美，生平事迹不详，嵩阳（今河南登封）人，明代医家。著有儿科专著《全幼心鉴》一书，共4卷，对儿科常见病做了详细的介绍。其中卷三、卷四论小儿诸病，以内科病证为主，包括痘疹、痢、疟等。书中提倡小儿宜防病于未然，重视望诊，以闻声知病原委，观色知病表里。行文或括以歌赋，言简意赅，便于诵习，是明初著名的儿科全书。书中强调了医德的重要性；在辨证论治方面也有非常深刻的指导意义，倡导通权达变；强调调理脾胃；认为护养重于调治等。这些学术思想对后世颇有指导价值。

❖ 寇平医论医方

治疗小儿伤寒证

人参羌活散

治婴孩小儿寒邪温病，时疫疮疹，头痛，体疼肢热，多睡，及治潮热烦渴，痰实咳嗽，作惊风。

人参去芦　羌活去芦　柴胡去芦　川芎　独活去芦　甘草炙　枳壳去瓤，麸炒　茯苓去皮，各五钱　桔梗去芦，炒　前胡去芦　地骨皮　天麻煨，各二钱半

惊风加全蝎去毒，炒，僵蚕去嘴，炒，去丝，白附子煨，各二钱，防风去芦二钱半。

痰嗽喘加半夏曲二钱，五味子一钱，桑根白皮蜜炙二钱半。

发汗加麻黄去节根一钱，荆芥穗二钱半。

上为极细末，用生姜、薄荷同煎汤调化，食远服。

惺惺散

治婴孩小儿伤寒风热，疹痘疮毒，时气，头痛壮热，目涩多睡，咳嗽喘粗，鼻寒

清涕。

人参去芦　天花粉　细辛去叶　白术　茯苓去皮　甘草炙　桔梗去芦，各五钱　枳壳去瓤，麸炒，防风去芦。

上为极细末，用生姜、薄荷煎汤调化，食后服。

时雨散

治婴孩小儿春冬伤寒，发汗。春冬及夏初行，极效。

苍术米泔水浸，去皮炒，一两　甘草炙　麻黄去节，各五钱　猪牙皂荚一锭

上咬咀，用水煎，不拘时候服，盖被汗出。但是时行寒疫、时气，脑热头痛不止，朴硝水调，涂顶上。

解表散

治婴孩小儿伤风感冷，咳嗽痰喘，呕吐泻痢，惊悸有热，在表里未经发散。

麻黄去节　杏仁去皮尖　赤茯苓去皮，各五钱　川芎　防风去芦叉节　枳壳去瓤，麸炒，各二钱半　甘草半生半炙，三钱二分

上咬咀，用生姜三片，葱白一茎，薄荷三叶，同煎，食远服。

和解散

治婴孩小儿四时感冒风邪，壮热烦躁，鼻塞清涕，惊悸自汗，四肢骨节疼痛，疹痘已发未发。

羌活去芦　防风去芦叉节　川芎　人参去芦　甘草炙　升麻炮　葛根

自汗加白术

上咬咀，用生姜三片，枣一个，去核，同煎汤，不拘时候服。

香葛散

治婴孩小儿伤寒，夹食夹惊，四时疟疾瘟疫。

香附子炒　柴苏叶各一两　陈皮去白　青皮去瓤，炒，各五钱　甘草炙，各二钱半　葛根炒，五钱。

上咬咀，用生姜三片，葱白一茎，同煎，不拘时候服。

香葛汤

治婴孩小儿时气瘟疫，头痛发热，肢体烦疼，疟疾。

葛根一两　羌活去芦，五钱　升麻煨，二钱　桔梗去芦，炒　芍药炒　川芎　茯苓去

皮　白芷　甘草炙，各五钱

上㕮咀，用生姜三片，葱白一茎，同煎，不拘时候服。

五苓散

治婴孩小儿伤寒温热病，常欲饮水，水入便吐，水停胸腹不下，痞闷，小便不利，欲出汗而昏躁，及霍乱吐泻。太阳病，发汗后大汗出，胃中干燥，烦躁不得卧，欲得饮水，少少与之，令胃和则愈。若脉浮，小便不利，微热消渴，及发汗脉浮数，中风，发热身疼，多饮水。

泽泻一两一分　白术　茯苓去皮　木猪苓去皮，各七钱半　桂去皮，五两

上为极细末，用白汤调化，食远服。欲饮水者，新汲水调，但多服汗出立愈。伏暑饮水多，心腹胀闷，吐泻者，服效。小儿吐逆，亦治肿甚效。有身热多渴只吃汤者，是内寒，煎服。

红莲散

治婴孩小儿夹惊伤寒，咳嗽气急，体热惊悸和痘疮。

南星一两，去脐皮　姜汁浸一宿，煮干　皂荚水浸一宿，煮干　荆芥浸水一宿，煮干　朱砂水飞　麝香一字　龙脑少　天麻煨，一钱

上为极细末，用薄荷煎汤调化，食远服。

香苏散

治婴孩小儿四时头痛，发热恶寒，瘟疫。

香附子炒　紫苏叶各一两　陈皮五钱　甘草炙，二钱半

上㕮咀，用生姜三片，葱白一茎，同煎，不拘时候服，或为极细末服。

麻黄黄芩汤

治伤寒无汗，头疼，发热恶寒，并天行热气，生豌痘疮不快，烦躁昏愦，或出疮痘，身疼体热。

麻黄一两，去节　黄芩炒　赤芍药炒　甘草炙　桂枝各二钱半

上为极细末，用沸汤调化，食远服。或作饮子，水煎服。

水解散

治婴孩小儿天行时气疮疱，身体壮热，头疼，烦渴心燥，或出尚热。

麻黄去节，一两　黄芩炒　桂心　甘草炙　白芍药炒　大黄纸裹煨，各一钱

上为极细末，用热水调化，不拘时候服。汗出为瘥，或利亦效。此调风实之人，三伏中亦宜用。若去大黄，春更宜用。

黄龙汤

治婴孩小儿伤寒，身热不退。

柴胡_{去芦} 黄芩_炒 甘草_炙 赤芍药

上㕮咀，用生姜三片，枣一个，去核，同煎，食远服。

蔖苊散

治婴孩小儿夹惊伤寒，头疼壮热，嗽涎鼻塞，及时行疮痘，已发未发。

薄荷叶 白附子_炮 天竺黄 甘草_{炙，各二钱半} 麻黄_{去节} 僵蚕_{去嘴，炒，各五}钱 羌活_{去芦} 全蝎_{去毒，炒，各一钱}

上为极细末，用薄荷煎汤调化，或茶清，不拘时候服。

八正散

治婴孩小儿伤寒壮热，及潮热积热，斑疮水痘，心燥发渴，大便不通，小便赤涩，口舌生疮。

大黄_{煨，一钱} 栀子_{去壳} 木通_{去节} 滑石 甘草_{炙，去节} 瞿麦 车前子_{炒，各二钱}半 地萹蓄_{一两}

上锉散，用水煎，食前服。疮痘中加紫草煎服。

洗心散

治婴孩小儿遍身热，头目碎痛，背膊拘急，大热上冲，口苦唇焦，夜卧舌干，咽喉肿痛，涕唾稠黏，痰壅气逆，乳食不进，心神燥热，眼涩睛疼，伤寒鼻塞，四肢沉重，语声不出，百骨节痛，大小便不利，麸疮痘疹，时行温疫，狂语多渴，及治天钓惊风。

大黄_{纸裹煨} 甘草_炙 当归_{去须} 赤芍药_炒 荆芥穗_{各二两} 白术_{五钱} 麻黄_{去节，三}两五钱，《活人书》用二两

上为极细末，用生姜、薄荷同煎汤调化，食前服，或煎服。

《全幼心鉴·伤寒方》

治疗小儿疟证

杨氏曰：风寒暑湿，邪自外来；饮食居处，邪由内作。又曰：岂特夏伤于暑，秋

必瘥疟哉！古人以暑受病最多言之尔。夫疟者，始而呵欠，继而足冷，面色青黄，身体拘急，寒栗鼓颔，腰脊俱疼，寒去未几，内外皆热，头疼而渴，但欲饮冷，呕恶防闷，而不嗜食。或内伏寒痰，寒从背起，冷如掌大。疟之寒热，岂非阴阳二气互相胜负而作耶！邪并于阴则寒，邪并于阳则热。阴盛则寒多，阳盛则热炽。其寒也，汤火不能温；其热也，冰雪不能寒。卫气与邪气交争病以作，邪气与卫气相离，故汗出乃解而病以休。卫气昼行阳、夜行阴，得阳而外出，故发于日间；得阴而内搏，故发于暮夜。或隔日或二日一发，或三日，乃卫气行迟尔。若内外失守，真邪不分，阴阳迭胜，寒热互起，则休作无定时矣。

汤氏曰：是以外因感受邪气，客于皮肤，达于经络，内因停积乳食，痰饮溃于脏腑，此疟疾之胚胎也。

《圣惠》曰：疟疾欲解则有汗，汗出多则津液减耗，又热乘于脏，则生虚燥，故渴而欲饮。

张秘教曰：若病瘥无汗，非也。

伤寒疟则有伤寒证见，大小便坚赤。食疟必腹膨，眼睑厚，肚热足冷，脉紧手纹紫，亦先表解调脾而后可下。脾虚生痰，其发必有痰证，脾脉弱，四肢或浮，先表解中加痰药。脾寒发疟则面色青黄，四肢冷，大小便或自利，亦可养胃药表之。暑疟背寒面垢，顿渴，小便赤，大便坚，香葛散表后，五苓散分之。

婴童宝鉴歌

疟疾是邪成，阴阳有竞争。早期风府会，晏发脊俞停。

至速连朝发，来迟间日行。小儿遭遇此，何必问神明。

冰鉴仙人百日内疟

疟是邪风寒热攻，直须术治免成空。

常山刻作人形状，丁钉孩儿生气宫（如金生人，金生在巳，即钉巳上。木生人，木生在亥，即钉亥上。余仿此。）

冷物为疟

寒热往来频，伤脾是病因。连朝劳血气，间日损精神。

疟疾无时作，连锦久不除。痿黄羸渐瘦，悤瘅骨中居。

乳食朝昏减，伤筋血不舒。渐喘加干咳，指上表身躯。

夏伤于暑秋成疟，间日连朝不少瘥。

解表去邪须次第，再宜养胃固脾家。

常山饮

治婴孩小儿发疟，痰壅烦闷。

常山　大黄　甘草炙，各一钱　桂心　乌梅去核，各半分

上锉散，用水煎，未发前服。

清脾汤

治婴孩小儿疟疾久不瘥者，脾胃虚弱，形容憔悴。

厚朴姜制，炒，一两　乌梅去壳　半夏曲　良姜东壁土炒　青皮去瓤，炒，各五钱　草果去壳，二钱半　甘草炙，三钱

上咬咀，用生姜三片，枣一个，去核，同煎，未发前服，忌生冷、油腻、时果、毒物。

驱疟饮

治婴孩小儿疟病，日久脾虚胃弱。

紫苏　白芷　槟榔去脐　陈皮去白　茯苓去皮　甘草炙　前胡去芦，各五钱　草果去壳　半夏去脐，汤浸，各一两

上咬咀，用生姜三片，枣一个，去核，入乌梅一个，去核，同煎，不拘时候服。

驱疟饮子

治婴孩小儿调脾胃，进乳食，退寒热。

人参去芦　藿香叶　厚朴姜制，炒　白术　白芷　半夏曲　陈皮去白　甘草炙

上咬咀，用生姜一片，枣一个，去核，同煎，看儿大小，食远服。

人参北柴胡汤

治婴孩小儿周岁以下寒热。

人参去芦　柴胡去芦　黄芩炒　半夏曲　甘草炙　地骨皮

上咬咀，用生姜一片，枣一个，去核，同煎，食远服。

《全幼心鉴·疟》

治疗小儿霍乱

霍乱者，阴阳二气相干，气乱于肠胃之间，阳隔阴而不降，阴无阳而不升，邪正

相干，中脘节闭，结搏于中，卒然吐泻成霍乱。先心痛则先吐，先腹痛则先泻，心腹俱痛，吐泻并作，脾受邪则木来胜土也。

小儿内因脾胃虚弱，乳哺停积，外感冒寒暑。邪正交争，冷热不同，药有寒温各异。脾虚则吐，胃虚则泻，脾胃俱虚，吐泻并作。暴吐暴泻，津液骤亡，失其所养，甚则转筋入腹而死。

经曰：湿霍乱死者少，干霍乱死者多。

治法，必先定吐安胃为先，次随证止泻。丁香丸，四君子汤加丁香、陈皮、半夏、生姜、枣去核同煎，食远服，安胃止吐。伏暑热者，五苓散用生姜煎汤调化，食前服。感寒者，理中汤加丁香。乳哺停滞者，紫丸子微利后，服加味四君子汤。

干霍乱

干霍乱者，忽然心腹胀满绞痛，欲吐不吐，似泻不泻，痰壅腹胀，顷刻之间便致闷绝，所伤之物因吐泻尽则生。若上不得吐，下不得泄泻，壅闭正气，关隔阴阳，躁扰喘胀，霍乱气息少者危。治法，先疏利为先，服紫丸子、鹤顶丹、得吐者生，不得吐者死。

盐汤吐法

调盐汤一小盅，盛热饮之，手拈鹅翎于喉中导引，只吐令三次，三吐方可，不可得吐便止。此方一死九生。

盐熨法

盐一两，釜内炒大热，纸包，用绢推熨胸前并肚腹，令热气入口即醒，又熨背，灸中脘、丹田，多灸。

人病怕逢干霍乱，浓包盐汤北热灌。

莫言略通便到休，三吐方知停积散。

却加木瓜尤良好，直须吐尽保身康。

急早便服苏合香，再投消积丸子良。

药教连进医急救，然后调脾却不妨。

先认青黄色两般，定知风热在脾间。

怕人发直眼不合，只是心中有毒涎（热在脾间多躁闷有热，热涎多，惊怕人物）。

胃逆更看风搐起，常常唇白口须干。

若还舌上生疮毒，过热须知命莫延。

《全幼心鉴·霍乱》

治疗小儿痢

小儿春伤于风，因衣暖解脱，为风冷所伤，藏在肌肉。旺夏因饮食居处不调，又被风冷乘之，以入肠胃，先轻后重，则下痢也。其冷盛则频下，痢疾赤白。赤者，热乘于血，血渗大肠则赤也。若风邪夹热，则所下黄而赤。白者，冷搏肠胃间，精液凝滞则白也。若寒邪并之，则所下白而黑。冷热相交，故赤白相半。重者，状若脓涕而杂之；轻者，白泻中间，微有赤缕。内夹风邪，故清血流注，温毒入肠胃之间，则下如豆汁，或有瘀血也。

治法大要，散风邪，行滞气，消积滞，解暑毒，开胃进食为先。初得痢者，便不可用肉豆蔻、罂粟壳、诃子、龙骨、石榴皮之剂补住寒邪，气得补而愈。风邪积滞，不能发泄，肠胃涩滞肿胀，日久难愈。痢出于积滞，积物积也，滞者滞也。物积欲出而气滞不与出则下坠，里急后重，乍起乍止，日夜无度。痢者，五脏窘痛，触而不散，当先未用通利之药，疏其脏腑积滞，然后不问辨其冷热寒暑，随证治之。

其病感冒寒暑，食啖热毒冷物，食饥伤饱，不能开发，皆成五泄。《太素》曰：五泄者，有溏泄、惊泄、飧泄、濡泄、滑泄。此五泄、青者感肝木之象，其色青。赤者受心之火气，其色赤。白者得西方金肺之气，其色白。黄者脾土之气，其色黄。黑者得北方土之气，下与水随之中，其色苍。频并窘痛，久而不愈，诸药不止者，须下，服导滞散加槟榔微利之。开除湿热者，毒痹闭积滞，而使气液宣通。内肠胃虚冷，乳食积滞，外感冒风寒暑湿所伤，遂成泻痢。伤风者，自汗恶风鼻塞。感寒者，面惨恶寒。伤暑者，烦躁饮水。伤湿者，肌肉虚浮。停积者，夜热昼凉，乍涩乍溏。冷痢者，内脾虚胃冷，食啖食物停滞，下青白成冻赤白。赤者热也，白者冷也。久痢者，肠胃久虚，脾胃滑泄不止。休息痢，肠胃虚寒，肠鸣不禁，日夜频并无度。各受病不同，用药难收其效。有积者，服消积丸、太乙丸，或水沉丹、驻车丸，先疏其积滞，痢渐减疏，服阿胶梅连丸或黄连阿胶丸。感风邪发热，服人参败毒散加莲肉去心、粳米煎服。停寒腹痛，理中汤加茯苓、厚朴、生姜、枣去核同煎服，水煮木香丸。中湿者，不换金正气散加木香、人参、赤茯苓、生姜、枣去核同煎服。感冒暑毒，五苓散入车前子炒末用米饮食前调服，黄连阿胶丸，香连丸。久痢、休息痢者，肠胃入虚不禁，服大养脾丸、真人养脏汤、助胃膏、水煮木香丸。赤痢者，热散大肠，下赤痢，发热，服芍药甘草汤，白水煎服，后服芍药柏皮丸。白者，腹中窘痛，身痛厥逆，表里俱虚，理中汤，寒极者加附子。赤白痢者，冷热不调，下痢赤白相杂，服胃风汤、小驻车丸。惟伤食下痢，夜热昼凉，气急发渴，目胞肿胀，肚硬，下痢赤白鱼脑，酸臭恶食，此痢亦不可便补，紫丸子、消积丸，下后服褐丸子加炒黄连，能消食止痢，开胃进食。有积者，用巴豆、大黄，气用枳壳、桔梗、青皮、蓬莪术，佐黄连、阿胶大肠要药。有热毒则能疏导，无热毒则安。阿胶丸，当归、青皮、赤茯苓、黄连、阿胶炒作剂，入乌梅、蜜同煎服，最能涤恶秽。若止则止，积滞既去，痢渐减疏，有热去热，无热则安。用木香、茯苓、缩砂、白豆蔻、甘草，和脾进食。

治痢，生姜助胃为阳，茶助胃为阴，平调阴阳。蜜治痢，生姜作片、好茶各一钱半，蜜水煎服。虫毒痢，阿胶、黄柏各二钱，用水同煎服。

痢疾不能饮食，邪气疫毒不能发泄，传入脏腑，肠胃折叠以噤口，九死一生。脾虚胃弱，有热气哄闭胸中，噤口，服参苓白术散，加石菖蒲、枳壳、粳米一撮同煎，食前服，心气一通而便能食。

小儿八痢者，皆因八邪而生也，或冷热不匀，风热入脏，则为痢也。热痢则赤，冷痢则白，冷热相加则杂赤白色，食痢则酸臭，惊痢则青，脾痢则吃食不消化，时行痢则有血，疳痢是瀼泻不时，此是八痢也。

小儿八痢，曰冷，曰热，曰疳，曰惊，曰冷热不调，曰休息，曰瀼痢，曰虫毒。诸痢无积不能成。冷痢白积；积热痢赤积；冷热不调积下赤白；疳痢黄白积，下无时度；惊痢青积；休息痢粪黑如鱼肠，愈而复作；瀼痢停积而又下，肚大，饮食不为肌肤，气臭，大便秘涩，疼痛啼叫；虫毒痢下紫黑。不可不详察略，方药斟酌用之。

小儿久痢，渴而思酒，时时欲饮者，是肠胃精液枯竭也。诸书不曾说，累经有效。《素问》云：肠澼便血，身热则死，寒者生。肠澼下痢白沫，脉沉者生，浮大者死。《大奇论》云：热在七日死。肠澼下痢血而热者，是火气内绝，去心归于外故死，火受制，故七日死。凡痢如痛中脓者多死，久痢舌黑者死。《圣惠方》云：久痢脉沉腹痛者死，久痢身热汗出者死。

痢者，利也。痢之为积，无积不成，及至积化成痢，且脾胃亦虚，即不可更下。善治痢者，生其胃，温其脾，厚其肠，和其气，无不愈也。若成痢疾，故不可下，下之反虚，作渴，浮肿痞满，胀急不食。亦未可便补，补则伤热，能令脱肛不收。先与禁却一切毒食之物，频与生胃。急即与厚肠胃。腹肚痛即与和顺气，温脏腑。或纯白者，乃积冷毒加之，即与挨去其毒，却与温其脾胃，其痢自止。痢疾能饮食，可以治之，妙药调理，无不瘥愈。稍失胃气，不能饮食，疾名噤口，有不食至死。又有毒气侵胃口，亦不饭食。或患痢疾，因食物毒，不见肠头，鲜血频滴，肛门宽大，深黑可畏。腹肚疼痛，里急后重，名曰刮肠。日夜频并，饮食直过，名曰滑肠。此三种痢，最为恶候，乃是一十二种中，皆能传受而作此候。凡言小儿美饮食者，饮谓饮乳，食谓食饭。若病中能饮水浆，喜食果子、鱼物之类者，亦助其虚，不能令脏腑充实，须是白粽子烂煮饭可矣。若以糙粿黏腻不堪脾胃之物，犹其增困。幼者吻乳，克化渐安，五脏平和，六腑调贴，然后阴阳自均，气脉自壮，丸散汤剂，不必抑之。或有余毒，宜以顺调缓助，不可攻击。又有时气作痢，熏习相染而成，乃由天气时雨不常，阴湿之气冷热相干肠胃，糟粕不聚，遂成其疾。腹肚疗痛，里急后重，化药莫治者，宜服木香、黄连、地榆、当归、芍药、肉豆蔻，上为极细末，蒸乌梅肉丸如黍米大，用枣去核煎汤，食前服，神功良法也。

叔和歌曰：湿多成五泄，肠走若雷奔。下痢微小却为生，脉大浮洪无瘥日。身寒则生，身热则死。

痢后眉头皱，唇青两脸红。渴来唇带赤，盛热眼朦胧。

多因诸毒乳，积瘀贯肠中。日久传成泻，如胶夹白红。

频蹄并刺痛，似冻或兼脓。此为诸痢证，早治莫从容。

小儿下痢有多般，不可将来一例看。

冷痢有时青与白，热多黄赤粪成团。

热侵经络为鲜血，虫毒才伤似紫肝。

冷热相交红白杂，或成青黑或成丹。

白痢先伤冷积在脾，故发渴，面上珠出也

痢先发渴要汤水，面上流珠汗出光。

腾腾眼慢常如睡，腹内缘如刀刃伤。

努出大肠多发痛，不思饮食面痿黄。

发焦眼碧耳双冷发焦耳冷是痢，变色极危，变色三朝必定亡先取积，次治痢止痛，又温气，方思饮食。

赤痢

欲知赤痢眼无开，定是曾食热药来。

唇白舌绯疮满口，一时频去十余回。

腹中刺痛兼滴沥，胃闭难开饮食乖。

此是毒脾先一候，要须妙药与详裁。

赤白痢

小儿下痢细寻推，不独成于积所为。

冷热数般虽各异，宽肠调胃在医师。

白痢青冷热赤红，夹食带积也有风。

初患泻渴身壮热，不思饮食亦为终。

且须开胃调胸膈，腹痛急与用神功。

重重热渴一两日，为他脉候不浮洪。

风痢

风毒乘脾黄褐色，看来其痢与惊同。

但闻不臭斯为好，独泻脾经自有功。

五色痢

痢成五色岂堪闻，日久传来神气昏。

干痛烦嚏为恶候，更防儿小命难存。

五色痢疾无定止，以下方知有五般。

青色只因惊积聚，黄多热毒在脾间。

胸高唇缩齿还露，脸赤青筋出额斑。

三七以前无变色，莫令气细喘相连。

先安五脏不为露先温气次取积后止痢，医疗存心仔细看。

下痢足冷

不食痢多频，热痛渴焦唇。手足时时冷，血黯命逡巡。

痢肿肠疼

下痢时多必损脾，令儿肌体肿如吹。

双睛赤脉生云翳，渴喘肠疼病已危。

痢遍身肿脉洪是水气，沉乃积肿，肿才消，无令过饱即唇

冷痢日久失医持，遍身浮肿恰如吹。

脉洪是气化为肿，沉实多因有积之。

顺气消肿依元治，冷气两日便如屎。

更有一般不可疗，食饮无过莫恣欲。

泻痢脱形

秋深泻痢脱形神，呕逆昏沉渴燥频。

血气两亡肢体冷，涩潮腹痛死之因。

泻痢舌黑

泻痢畏舌黑，经时五脏伤。黄因脾气败，手足冷须亡。

痢噎不食

痢多胸膈满，噎气食难通。脏腑鱼肠色，虚烦必变风。

脾毒积痢

脾间有病本因伤，或被医士热药装。

致使大肠成结涩，加添滴血入于肠。

眼先因合如风候，项热头温脚又凉。

舌出胸高为外候，多啼喘急更斟量。

先须解毒温胃口，此是医家用药良。

赤痢下血

鼻根白色唇如玉，此患原来非脏毒。

只缘脏腑冷热多，致使脾虚不消谷。

脸白眼胞垂缘青，莫做寻常观不足。

但请看他手足心，点点深红如血沃。

疳痢杂色

大便脓血黑青黄，久患成疳必滑肠。

下部脱肛情倦怠，上焦烦渴意凄惶。

疼来冷热相干作，因为寒温理失常。

体热须宜多进食，岂愁憔悴少精光。

诸痢死候

痢频都不食，腹胀喘还粗。下痢全如黑，浑身热渴俱。

谷道陷如筒，喉中乳不通喉疮，下同。渴烦狂躁喘，肾缩命将终。

肚自筲箕仰，唇枯目白红。痢中若有此，不必问医功。

目陷唇枯缩，晴中散黑瞳。痢中还有此，死证命将终。

久因疳未产，积瘀脏中寒。频痢如膏白，尿便若米泔。

日渐瘘黄瘦，心胸痞满烦。喉中疮满塞，不乳命难安。

久痢不治

身热脓青，身热血黯，潮热腹痛，憎寒汗出，头热足冷，形羸颤软，睛昏赤脉。

眼涩白膜，口臭生痰，面肿作喘，舌头黄黑，口唇焦赤，喉中鸣响，膈满气喘。

饥不能食，渴欲思酒，痢如血蚕，或如脓痛，神昏项硬。

下痢，脉微小者生，大而浮洪者死。下痢脓血，脉悬绝者死，滑者生。下痢白沫，脉沉者生，浮者死。

一切泻痢变作死候

粪门如竹筒，黑色。

口舌发疮，如白梅焦干，不通乳哺。

肚皮陷落，四肢逆冷。

面青干，嗌呀，目无泪。

唇青目陷，肚热如汤。

面青黑，啼叫不已，烦躁。

睡卧烦躁，手足身体翻转不稳。

或泻下如鸡子白，腥臭。

多渴舌黑，时伏啮齿鱼口。

泻下如烂鱼肠臭，及如黑胶色。

泻久不住，肚忽痞胀，暮发大热，气喘促。

通神冷如冰，四肢软不收。

忽吐长气，鸦声，面如绯纸色。

泻后用药，对过泻出，外肾黑缩。

口气臭，唇黑缩，鼻耳面目如蓝青。

通身忽作大热，汗出如雨，目闭不开。

项软气喘促，口吐白沫青血。

口开不收，目直视，胸大陷，烦躁。

肚如雷响，泻下如死鸡肝黑，腥臭。

手足甲黑，口吐白虫，项强，气喘促。

太乙丸

治婴孩小儿伤乳食，肚腹疼痛，下痢赤白。

乳香　没药各一钱　胡椒四十九个　巴豆十个，酥油炙，去皮心膜上为极细末，煮面糊丸如黍米大，三五七丸。红痢用蜜煎汤，白痢生姜煎汤，赤白痢生姜、蜜同煎汤，食前服。

水沉丹

治婴孩小儿泄泻，赤白痢。

矾　黄丹各一两　黄蜡二钱，熔化　巴豆十四个，入矾内煅过，后不用巴豆

上用杵捣千余下，入药一处和为剂，旋丸如黍米大，七丸，用新水食前服。

驻车丸

治婴孩小儿赤白痢不止。

百草霜二钱　巴豆煨熟，去壳心膜油，一钱

上为极细末，飞罗面煮糊丸如黍米大，赤痢用甘草煎汤，白痢米饮，赤白痢生姜煎汤，食前服。

断下丸（一名掌中金）

治婴孩小儿肚痛痢疾。

矾十块，煅　丁香　杏仁去皮尖　缩砂去壳　枣去皮核，各十个　巴豆去心膜油，二个

上为极细末，搜和为剂，旋丸如黍米，三五七丸。赤痢用生姜煎汤，白痢干姜煎汤，赤白痢甘草、干姜同煎，食前服。

断下丸

治婴孩小儿下痢白，日久不禁。

茯苓去皮　白术　甘草炙　草果连皮　罂粟壳去蒂瓤，米醋炒　木香各一钱

上为极细末，炼白蜜丸如芡实大，用生姜、枣去核同煎汤研化，食前服。

香连丸

治婴孩小儿冷热不调，泄泻烦渴，水谷不化，腹痛肠鸣，下痢脓血，里急后重，夜起频并，不思乳食，肌肉消瘦，渐变成疳。

白石脂　龙骨　干姜炮　黄连炒　矾煅，各二钱

上为极细末，醋煮面糊丸如黍米大，烦渴用人参煎汤或米饮，食前服。

豆蔻香连丸

治婴孩小儿泄泻，寒热，赤白痢疾，腹痛。

木香　肉豆蔻面裹，煨，去油，各二钱　黄连炒，七钱半

上为极细末，煮粟饭丸如黍米大，用米饮食前服。

黄连阿胶丸

治婴孩小儿肠胃虚，冷热不调，下痢赤白，状如鱼脑，里急后重，脐腹疼痛，口燥烦渴，小便不利。

阿胶炒　茯苓去皮，各一两　黄连炒，一两五钱

上为极细末，新水丸如黍米大，用米饮，食前服。

阿胶梅连丸

治婴孩小儿下痢，无问新久，赤白青黑，腹痛。

阿胶炒，乌梅去核，焙　黄柏炒　黄连炒　当归去芦，炒　干姜炒　赤芍药炒　赤茯苓去皮，各一钱

用真阿胶效。

上为极细末，新水丸如黍米大，用米饮食前服。

芍药柏皮丸

治婴孩小儿湿热恶痢，频并窘痛下血。

芍药炒　黄柏各二钱半　黄连炒　当归去芦炒，各一钱二分半

上为极细末，新水丸如黍米大，用米饮食前服。

大养脾丸

人参去芦　干姜炮　桂去皮　山药各二钱半　白术　茯苓去皮　缩砂去壳　胡椒　白扁豆炒，去皮　神曲炒　麦蘖炒，各五钱

上为极细末，炼白蜜丸如芡实大，用滚白汤研化，食远服。

水煮木香丸

治婴孩小儿赤白脓血相杂，里急后重，脏腑滑泄，日夜无度，积寒久冷，脐腹疼痛，不思饮食。

陈皮　甘草炙　青皮去瓤，炒　当归去芦，炒　芍药炒　木香各一钱　干姜炮，二钱半　罂粟去蒂瓤，炒，八钱　诃子煨，去核，二钱半

上为极细末，炼白蜜丸如芡实大，用水研化煮过，食前服。

罂粟去蒂盖，蜜炙黄色，一两六钱　当归去芦，炒　青皮去瓤，炒　芍药炒，各四钱　木香二钱半　陈皮　诃子煨，去核　甘草炙，各五钱

上为极细末，炼白蜜丸如芡实大，用水研化煮过，食前服。

水煮木香膏

治婴孩小儿脾胃受湿，脏腑滑泄，腹中疼痛，日夜无度，肠鸣水声，不思饮食，每欲痢时，里急后重，或下赤白脓血。

罂粟壳去蒂盖瓤，蜜浸，炒　乳香　肉豆蔻面裹，煨，去油　缩砂去壳，各五钱　干姜炮，一钱七分　枳实麸炒，一钱六分　当归去芦，炒　芍药炒　木香　丁香　诃子煨，去核　藿香叶　厚朴姜汁制，炒　青皮去瓤，炒　陈皮去白　甘草蜜炙　黄连炒，各三钱三分三厘

上为极细末，炼白蜜丸如芡实大，用水半小盏，枣一个去核，同煎三五沸，食前服。

胃风汤

治婴孩小儿风冷乘虚，入客肠胃，水谷不化，泄泻注下，腹胁虚满，肠鸣疠痛，肠胃湿毒，下如豆汁，或下余血，日夜无度。

白术　川芎　人参去芦　芍药炒　当归去芦，炒　桂去皮　茯苓去皮
上咬咀，用水入粟米百粒同煎，食前稍热服。

纯阳真人养脏汤

治婴孩小儿肠胃虚弱，冷热不调，脏腑受寒，下痢赤白，或便脓血，有如鱼脑，里急后重，脐腹疠痛，日夜无度，胸膈痞闷，胁肋胀满，全不似食，脱肛坠下，酒毒便血。

人参去芦　当归去芦，炒　白术各六钱　甘草炙　桂去皮，各八钱　肉豆蔻面裹煨，去油，五钱　芍药炒　木香各一两六钱　诃子煨，去核，一两二钱　罂粟壳去蒂盖，蜜炙，三两六钱

上锉散，用水煎，食前服。暴泻、脏腑滑泄忌酒面、生冷、鱼腥、油腻之物，久痢虚寒加附子炮，去皮尖脐三四片同煎服。

真人养脏汤

丁香　木香　当归去芦，炒　肉豆蔻面裹煨，去油　茯苓去皮　人参去芦　甘草炙　罂粟壳去蒂盖，蜜炙，各三钱一分　乌梅去核，六分半　酸石榴皮　陈皮　赤芍药炒　黄连炒　白芍药炒　厚朴姜汁浸，炒　干姜炮　阿胶蛤粉炒　诃子炮，去核　地榆，各一钱八分六厘
上锉散，用水煎，食前服。

参香散

治婴孩小儿脏气虚怯，冷热不调，积在脏腑，作成痢疾，或下鲜血，或如豆汁、鱼脑、瘀血，或下紫黑血，或赤白相杂，或成五色，里急后重，日夜频并，脐腹绞痛，甚不可忍，及噤口、疳虫、时瘟诸痢，无问新旧。

人参去芦　白扁豆炒，去皮　木香各四钱　肉豆蔻面裹煨，去油　茯苓去皮，各八钱　陈皮去白　罂粟壳去蒂盖，蜜炙，各二两四钱

上为极细末，用米饮调化，食前服。

地榆散

治婴孩小儿冷热痢，腹痛，下痢赤白频并。

地榆一分　甘草二分　芍药一分　当归去芦，一钱

上锉散，用水煎，食前服。

玄黄散

治婴孩小儿春伤于风，因衣暖解脱，为风冷所伤，藏在肌肉，至夏因饮食居处不调，又被风冷乘之，以入肠胃，先后重则下痢，其冷气盛则并下。

定粉　海螵蛸　龙骨　黄丹银锅子同定粉一味煅，令红　各一钱　诃子炮，去核，二钱

上为极细末，用紫苏米饮调化，食前服。

金锁散

治婴孩小儿久患赤白痢。

桂去皮，姜汁炙　黄连用吴茱萸同炒，去吴茱萸

上为极细末，用紫苏、木瓜同煎汤调化，食前服。

芍药甘草汤

治婴孩小儿血痢发热。

赤芍药炒　甘草炙　黄芩炒

上咬咀，用水煎，食前服。

导滞散

当归去芦头　大黄纸裹煨

上锉散，用水煎，食前服。下血出不禁止，或瘀血在内，胸腹胀满，喘粗气短，加槟榔去脐。

地榆散

治婴孩小儿赤白痢，发渴壮热，肚痛，下痢频并，啼叫。

地榆　诃子煨，去核　各二钱　槐花　枳壳去瓤，面麸炒　甘草炙，各一钱半　蒲黄炒　赤芍药炒　当归去芦，炒，各一钱　青皮去瓤，炒　酸石榴皮各半钱

上为极细末，赤痢甘草煎汤，白痢干姜煎汤，或水泻五倍子煎汤，赤白相参用米饮调化，食前服。

烧脾散

治婴孩小儿单泻下白痢如冻，面青啼叫，作渴不止，手足冷。

木香　五倍子各一钱半　甘草炙　白术各一钱　沉香　神曲炒，各一分　麦蘖炒　陈皮去白　藿香叶各半钱　酸石榴皮二钱

上为极细末，用干姜米饮、煎粥饮调化，泻白冻如鸡卵白色，用陈艾三叶煎汤，食前服。

人参养脏汤

治婴孩小儿惊痢青色。

人参去芦　当归去芦，炒　白石脂煅　白术　甘草炙，各一钱

上为极细末，用米饮调化，食前服。

艾叶当归汤

治婴孩小儿白痢腹痛。

艾叶炒　当归去芦，炒，各二钱　干姜炮　木香　诃子炮，去核，各一钱半

上为极细末，用粟米煎汤调化，或陈米饮，食前服。

香梅饮子

治婴孩小儿肠胃受积，脾虚下痢赤白，腹肚疼痛，里急后重，安和五脏，顺益三焦。阴阳既分，肠胃自厚。益生熟药而治冷热病，可谓切要而稳当也。

木香一片生，一片煨　乌梅半生半煨，去核　当归去芦，半生半煨　甘草半生半炙　陈皮去白，半生半炒，各二钱半　木香一钱　黑豆半生半炒，三十粒

上咬咀，用水煎，生黑豆不可打破全用，食前服。

金粟丸

治婴孩小儿下痢赤白，水谷不化。

黄连炒 神曲炒, 各一两 川芎 枳壳面麸炒 谷牙 赤茯苓去皮 白芷 木香各五钱

上为极细末, 神曲煮糊丸如黍米大, 用米饮, 不拘时候服。

生熟饮子

治婴孩小儿虚积痢, 腹肚疗痛, 下痢, 里急后重, 日夜无度。病有冷热, 药有生熟; 病有阴阳, 药有造化。有虚实, 有君臣, 按群臣以理虚实, 分生熟而均冷热, 治主本之法。

罂粟壳大者四个, 一半炙, 去蒂盖内瓤, 浮楞者佳 陈皮二片, 半炙 甘草二寸, 半炙 乌梅二个, 半煨, 去核 枣二个, 半煨, 去核 生姜二块, 指大, 半煨 木香一钱, 作两片, 半煨 诃子二个, 半煨, 去核 黑豆六十粒, 半炒 黄芪二寸, 半炙 白术二块, 半煨 当归去芦, 二寸, 半煨

上各半生半熟, 咬咀, 用水煎, 任意服。有生黑豆不要打破, 要丸全, 同煎服。

神仙救生散

治婴孩小儿痢疾赤白, 昼夜百十行不止。

槟榔去脐, 切片, 炒赤色 罂粟壳去蒂盖瓤, 炒黄焦色, 各五钱, 别捣为细末, 用铜锅炒

上二味药各自收用和匀, 赤痢蜜汤, 白痢砂糖汤, 赤白痢砂糖、蜜同煎汤, 食前调化服。忌劳腥、腌卤、生冷之物。

《全幼心鉴·痢》

治疗小儿痘疹方

消毒救苦汤

治婴孩小儿 斑证悉具, 消化便令不出, 如已出稀者, 再不生斑, 立方随四时、通造化、明药性者能此。

麻黄根 羌活去芦 防风去芦叉, 各半钱 细辛去叶 地黄生 苏木 白术去梗 橘皮各一分 川芎 藁本 柴胡去芦 黄芩酒洗 葛根去皮 苍术米泔水浸, 炒, 各二分 黄连去须, 炒 当归去芦, 各三分 红花 连翘 吴茱萸 甘草生, 各半钱 黄柏酒浸 升麻煨, 各五分

上咬咀, 水煎, 食前热服。

小儿出疮疮时, 用五色豆煮烂食, 只齐出。

赤豆 黑豆 白豆 绿豆 黄豆

论用五色豆煮烂食,豆性凉,须看虚实。大便不通或大小便赤黄色可用,大小便青白色或泄泻,切不可服。

防避入目

疹疮护眼,人多用胭脂涂目四边,仍以黄柏膏涂之。

黄柏膏

治婴孩小儿疮疹正出,用此药涂面,后用胡荽酒。

黄柏五钱　新绿豆五钱半　甘草生,二两

上为极细末,用生油调如膏,从耳前至眼眶唇面并厚涂,日三五次。若早用痘疮不生头面,用之迟纵出亦稀。

胡荽酒

防诸般恶气,用胡荽三两切细,入好酒二盏,煎令沸,沃胡荽,便以物合定不令气出,候冷去滓,微微每吸一两口喷,从项以下喷背脊及两足心腹令遍,勿喷面上头。病人左右常令有胡荽,即能辟去汗气,疮疹出快,忌外人秽触之物。虽不可受风冷,然亦不可壅遏,常令衣服得中,并虚凉处坐卧。

杨氏曰:胡荽酒喷身,疮便出快也。若儿虚弱及天气阴寒,则可用之。若春夏晴热,阳气发越之时,及儿壮实,加以酒曲助虐,以火益火,胃中热炽,毒血蓄聚,变成黑陷,急煎紫草汤入猪尾血,和龙脑服。

阮氏辟秽丹

苍术　细辛　甘松　川芎　乳香　降真香

上为极细末,用水丸烈火焚,解秽气。

小儿痘疮,房室中宜时时烧大黄、苍术以辟秽气,不宜烧沉檀、降真香、脑、麝、乳、白胶等香,煎炒肉油气并切忌之。

痘疮不透,干黑危困,用棠毬子,上为细末,紫草酒煎调服,食前。

新生小儿十三日,将本身儿脱下脐带,烧灰研极细末,用亲母乳汁调灌服,不拘时候,不生痘疹。

芥子膏

治婴孩小儿疮痘不入眼。

白芥子

上为极细末，用水调，敷足心，引毒归下。

仙退散

治婴孩小儿疮疹入眼成翳。

蝉蜕

上为极细末用羊肝煎汤调化服，食后。

十一味木香散

治婴孩小儿性温平，能和表里，通行津液，清上实下，扶阴助阳之药，腹胀泻渴如神。

木香　大腹皮　桂心去心　前胡去芦　橘红去白　丁香　诃梨勒煨，去核　人参去芦　半夏曲炒　赤茯苓去皮　甘草炙，各三钱

上为锉散，用水一小盅，生姜三片，同煎去滓，食前温服。量儿大小以意加减，服药后忌蜜水。

十二味异功散

治婴孩小儿能除风寒温痹，调和阴阳，滋养气血，使痘疮易出易靥，盖因不致痒塌。文中代代世医不敢妄处药饵，思人身难得，因果非轻。

木香　当归去芦，焙　人参去芦　橘红去白　厚朴姜汁制，炒　丁香　肉豆蔻面裹煨，去油，各二钱半　桂去皮　茯苓去皮　白术各二钱　半夏曲炒　附子炮，去皮尖，各一钱半，有热不用

上为锉散，用水一小盅，生姜三片，枣五个，去核，同煎，去滓，食前热服。三岁儿作三次服，五岁儿作二次服，一周二岁儿作五次服。病有大小，以意加减，累经效验，忌蜜水。

七味肉豆蔻丸

木香　缩砂去壳，各三钱　白龙骨煅　诃梨勒煨，去核　肉豆蔻面裹煨，去油，各五钱　赤石脂煅　白矾煅，各七钱半

上为极细末，糕糊丸如黍米大，用米饮食前服，一周儿服三十丸或五十丸，三岁儿服一百丸，泻不止，异功散同服，泻止住服，若不止泻多服。

人参麦门冬散

麦门冬去心，一两　人参去芦　甘草炙　陈皮去白　厚朴姜汁制，炒　白术各五钱

上㕮咀，用水煎，不拘时候服。

人参清膈散

人参去芦　柴胡去芦　当归去芦须，炒　芍药炒　知母　桑根

白皮蜜炙　白术　黄芪蜜炙　紫菀去土　地骨皮　茯苓去皮　石膏　滑石各半钱

上锉散，用水煎，食远温服。

射干鼠黏子汤

鼠黏子炒，一两　甘草炙　升麻煨　射干各二钱半

上锉散，用水煎，不拘时候服。

谷精草散

治婴孩小儿痘疮已靥，眼目翳膜遮障，瞳仁瘾涩泪出，久而不退。

谷精草五钱　蛤粉生，一两

上为极细末，猵猪肝一叶，用竹刀批作片子，掺药在内，用草绳缚定，以瓷器内贮水，慢火煮熟，令儿食，不拘时候服。

前胡枳壳汤

前胡去芦　枳壳去瓤，麦麸炒　赤茯苓去皮　甘草炙，各五钱　大黄湿纸裹煨，一钱

上㕮咀，用水煎去滓，食前服。如身温脉微并泻者，不可服。

四圣散

治婴孩小儿痘疮出不快，倒靥，小便赤色，余热不除。

紫草　木通去节　甘草炙　黄芪炙　枳壳去瓤，麦麸炒，各一钱

上，㕮咀，用水煎去滓，不拘时候服。

紫草散

治婴孩小儿麻疹痘疮黑陷。

紫草　甘草　黄芪炙　糯米各一钱半

上，㕮咀，用水煎，去滓，不拘时候服。

生地黄散

治婴孩小儿斑驳疹，身热口干，咳嗽心烦。

生地黄五钱　麦门冬去心，七钱　款冬花去梗　杏仁去皮尖　陈皮各三钱　甘草炙，二钱半

上，锉散，用水煎，去滓，不拘时候服。

桔梗甘草防风汤

桔梗去芦，炒　防风去芦节叉　甘草炙

上，㕮咀，用水煎，去滓，不拘时候服。

麦汤散

治婴孩小儿水痘。

地骨皮炒，半分　麻黄去节，一分　甘草炙，半分　滑石水飞，半分　人参去芦　知母　甜葶苈隔纸炒　大黄纸裹煨　羌活去芦，各一钱

上锉散，用水煎，入小麦七粒同煎，不拘时候服。

百草膏

治婴孩小儿痘风疮。

干羊粪烧灰，清油调敷。

减瘢散

治婴孩小儿疮痘才愈，毒气尚未全散，疮痂虽落，其瘢犹黯，或凹或凸。

韶粉一两　轻粉一字

上研极细末，炼猪脂油调敷。

百花膏

治婴孩小儿痘疮痒难忍，误抓成疮，及疮疤欲落不落。

蜜用好白蜜

上，涂疮上，其疤易落，自无紫黑瘢痕。

四圣丹

治婴孩小儿斑疔。

珍珠七粒或三五粒，研　豌豆四十九粒　头发不拘多少，烧灰

上，为极细末，用搽面胭脂调成膏子，先用簪尖拨开疔口，将药点入疔内，即时

大小疮皆变为红白色。人家小儿出痘疮有灰顶者十死八九，为乡人不识内有斑疔，又不晓治法故也。今要于疮灰黑色中认出有疮大者为疔，有黑疔线者为疔，又有疮臭气者为疔，依方治之，救人多矣。

四物汤

治婴孩小儿时行疮痘，发热，已出未出，或出不快，又消疮斑余毒。大凡疮痘不透者，为血故也。此药能活血调顺，疮痘无如此药。《活人书》：白芍药一味为末，治痘疮不快。以此知四物汤，诚痘疮之仙药也，一方加甘草尤妙。

白芍药炒　川芎去土　熟地黄　当归去芦，炒

上，咬咀，用水一小盏煎，去滓服，不拘时候。此是妇人药，治血痢入罂粟壳炒同煎。

天花散

治婴孩小儿疹痘失音。

天花粉　桔梗去芦　茯苓去皮　诃子煨，去核　石菖蒲　甘草炙

上，为极细末，用水调在碗内，小竹七茎，小荆芬七茎，缚作一束，点火在碗内煎，临睡服。

《全幼心鉴·痘疹证》

景日昣

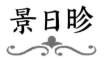

❖ 医家介绍

景日昣（1661—1733），字东阳，一作冬阳，或作冬旸，号嵩崖，河南登封（今属郑州市）人，因母病习医，精研《黄帝内经》《难经》诸书，常以易释医，认为医易同源，阴阳之消长变化，在天地与人无二致，重视阴阳升降，提出"微阳宜养，微阴宜惜"，业医者须知常以达变，著有综合性医书《嵩崖尊生书》，以及《诗文集》《嵩狱史》《说嵩》《嵩台随笔》《嵩岳庙史》《会善寺志》《龙潭寺志》《嵩崖制义》《嵩崖易义》《崧台书》等。

景日昣是中岳嵩山的一代名儒和名医，集政治家、文学家、教育家及医学家于一身。其学术思想深受东垣、丹溪、景岳诸家影响。在治疗疫病中以证为纲，以部位为目，将病位、病性和证结合起来论述，辨证严密，用方简便，遣药精细，用之精当。提出"节欲节劳，可避瘟疫远已"的防疫观点。

❖ 景日昣医论医方

痢疾

古名滞下，言积滞不行也。积者物积，滞者气滞。物积欲出，气不与之出，故里急后重，乍起乍止。其症或脓或血，或脓血半，或糟粕混，皆暑湿之邪与饮食积滞胶固肠胃而作。病在脾、胃、大肠三经，治者先分寒、热、虚、实，四者皆于脉息中分。问症察形，俱属影似，用药祛暑散湿是矣。行血调气最要，尤以养胃为主。胃气一绝即不治，故噤口痢最重。忌温补：痢亦间有虚寒者，湿热居多，脉症未确，妄用参、术等，热愈盛，气愈滞矣。忌下：热邪胶滞肠胃，与沟渠壅塞相似，刮磨疏通则可，轻用大黄、芒硝等，或误用巴豆、牵牛等，辟以清水荡壅塞之渠，安得疏畅？必壮实人初起，始可以一下而愈。胃气稍弱，断不宜。忌发汗：初起带表证，与一发散药甚效，若里毒熏蒸，自内达外而作寒热，概用风药，表虚于外，邪炽于内，鲜不毙矣。忌利小便：利小便者，治水泻之良法，痢因热结，津液枯涩，安可再竭其水？四忌皆世医误认为良法者，故拈出。痢初起时，禁诃子、粟壳、肉果等收涩之剂，邪湿在内，变症百出；又禁黄芪，用之则发胀；禁升麻，非元气下陷而用之，小便与积升至上焦，速死之道；禁酒，痢时酒则难愈，愈后酒则复发。其色须辨湿热，于血分则赤，于气分则白，气血俱病，赤白相兼。世以赤白分寒热者非。若纯红纯清血者，是热毒深也，或是伤风。五色杂者，五脏俱病也。鱼脑色者，脾虚不运也。如鼻冻胶者，脏腑虚冷也，赤石脂、炮姜丸服；如白脓，努责而出者，气热瘀结也；如屋漏水尘腐色者，元气危甚也；焦黑者，热极也；黑如漆光者，瘀血也。治痢汤：黄连、条芩、白芍、生甘、木香、枳壳、槟榔，寒热虚实，照症变通加减。

诸痢皆属于热，五色原属五脏。行血便脓自愈，调气后重自亡。治之须辛苦寒，佐以辛热为当。黑是热兼火化，瘀血若漆黑光。初痢自宜下积，积下气自升降。既下仍复不愈，止宜调阴顺阳。若其荣卫本虚，亦勿遽下致殃。先补荣卫充溢，然后下之为当。世人止知攻涩，拘拘守乎数方。安知攻药耗损，甚至气败血亡。固涩又增郁满，肿胀喘吁可伤。

脉　涩则无血，厥寒为甚。尺微无阴，下痢逆冷。又曰无积不痢，脉宜滑大。浮弦急死，沉细不差。

人有起居不时，饮食失节，损其胃气，清阳下陷，始为飧泄，久则肠澼。亦见里急后重，脓血相错，专用补中益气，痢不治而自止。不效，是无火也，急用八味丸。

有肾虚危症，即五泄之大瘕泄，亦见里急后重，红白杂便则痛。欲小便，大便先脱。欲大便，小便自遗，或小便涩痛，或不通，或大小便牵痛，急用八味丸加故纸、肉蔻、阿胶治之。

有积滞已少，但后重，虚坐努责，为下多亡血所致，大剂四物汤。盖后重有二：邪气坠下，圊后不减；虚努不收，圊后即减。此可以辨虚实。

噤口痢　汤药入口即吐，下部缠住急促。此症有三，若胃气下陷不食，不治。有热毒炽盛，逆冲胃口，胃口伏而不宣，急用吴萸炒黄连，去萸合人参，糯米一撮，浓煎一小盏，用匙细口润下。但得咽下，即不吐，如吐再服。亦有因寒气逆上作吐者，用白蔻易连，照上方服。又方：用冰片一分，陈米饭丸服，立时不吐。又方：用石菖蒲、沙糖、乌梅浓煎，茶匙挑下。

休息痢　经年累月，愈而复发，补脾无用。此系寒积在大肠之底，诸药不能到，故无愈日。用巴豆一味，研炒蜡丸如梧子大，空腹米汤送下七八丸，一服永不再发。

疟后痢，痢后疟 疟后痢，疟既发泄，必无暑郁之毒。此因脾气下陷，不能升举，谓之似痢非痢。痢后疟，痢则亡血，气随痢耗，气虚恶寒，血虚发热，故寒热交争，谓之似疟非疟。二者俱作虚论，并用补中益气自愈。

疟痢并作 必先治疟。如疟止痢甚加腹痛，饮食少进，此虚寒也，补中益气加姜、桂，一服愈。如痢止疟复作，反为吉兆，何也？向者疟止，乃阴盛之极，阳不敢与之争。今服补阳之剂，阳气渐伸，故疟复发。再服前方，助微阳之力，阴自退所，方中加附子五钱，疟痢并除。

痢主方 黄连芍药汤：黄连、条芩、白芍药、生甘草、枳壳、槟榔、广木香生用。

赤白痢初起 芍药汤：白芍三钱，当归、黄连、黄芩各一钱五分，大黄一钱，桂心五分，甘草、槟榔各七分，木香三分。

又方归芍汤：白芍药三两，当归三两，萝卜子一两，生甘草三钱，枳壳三钱，车前子三钱，槟榔三钱。

水煎服，一剂即止，二剂痊愈，可进饮食矣。体弱之人，每味减半用之亦可。

此方之奇而妙者，全在于白芍、当归。盖水泻最忌当归之滑，而痢疾最喜其滑也。芍药味酸，入肝以平木，使木不敢再侵脾土，又有枳壳、槟榔消逐其湿热之邪，又加车前分利其水湿，而又不耗真阴之水，所以功胜于茯苓也。尤奇者，再用萝卜子一味。此药味辣，而能逐邪去湿，且又能上下通达，消食利气，使气行于血分之中，助归、芍以生新血，而祛荡其败瘀也。少加甘草以和中，则无过烈之患。此奏功之神奇，实有妙理耳。

下迫痛甚 消积丸：黄连一两，滑石一两八钱，甘草三钱，莱菔、巴豆去油，同渍连炒、乳香各一钱五分。

醋糊丸，每服十五丸。

毒痢下血，如鸡肝 茜根汤：茜根、升麻、犀角、地榆、当归、黄连、枳壳、白芍。

冷痢如鱼脑 十宝汤：黄芪二钱，熟地黄、茯苓、人参、当归、白术、半夏、白芍、五味、官桂各五分，甘草二分半，乌梅一个。

姜煎，二服效。

痢初日夜无度 导气汤：木香、槟榔、黄连各六分，大黄、黄芩各一钱半，枳壳一钱，白芍六钱，当归三钱。

痢，里急后重不可忍 木香汤：木香、黄连、木通、黄柏、枳壳、陈皮各二钱半，大黄三钱。

痢后，里急后重 三奇散：枳壳、黄芪、防风等分。

蜜调下。

痢初愈调和 白术黄芩汤：白术三钱，黄芩二钱三分，甘草一钱。

痢后肿满气喘，小便血 泽漆汤：泽漆叶、桑白、郁李炒熟、各一钱，陈皮、白术、杏仁各三分半，人参五分。姜煎，以便利为度。以六味地黄丸间服。

痢脱肛 磁石散：磁石末，二钱。

空心米饮下；外用：铁锈磨汤，温洗。

痢，大孔不闭 葱诃散：葱和花椒末塞谷道中。御米壳、诃皮各一钱，米汤下。

噤口痢 参莲汤：莲子去心皮，五钱，人参五分。

水煎温服，二服愈；热甚者，参连散：人参，酒连煎，细细呷，一下咽便愈。

休息痢 兜住太早者，先以利积丸去积，后用神效参香散止涩。因不善调理者，异功散：人参、白术、茯苓、陈皮各二钱，木香、炙草各五分。

煎水，吞丸。

驻车丸：阿胶、赤苓、当归各一钱半，赤芍一钱，黄连二钱，黄柏一钱、炒姜一钱、乌梅一钱，为丸，每服八十丸。

便秘，里急后重，至厕不能便，或少有脓血 勿利之，利则益甚。升阳除湿汤：苍术四钱，白术、茯苓、白芍各一钱，防风二钱，空心服。

痢 木香槟榔丸：黄连、木香、槟榔、香附、青皮、陈皮、枳壳各五钱，当归、黄柏各五钱，生大黄一两半，黑丑头末，一两，水丸，每服三钱取利。后服香连丸合二方治痢神效：萸炒黄连、木香、归尾、砂仁、白芍各六钱，肉果一两、白术、五灵脂、乳香、没药、山药、玄胡索各八钱，神曲醋糊丸，服三钱即愈。

伏暑泄痢 甘露丸：火硝、硫黄各五钱，枯矾、滑石各二钱半，入细面水丸，凉水下。

痢外挟风邪，恶寒发热，身头疼 宜散。升消散：苍术三钱，防风一钱半，黄连、木香各五分，厚朴、陈皮、枳壳各一钱，甘草四分，甚者加川芎、羌活、柴胡、黄芩各一钱，后重加槟榔。

一人痢，他人传染 是疫痢。解疫汤：苍术一两，防风、白术、白芍、羌活各一钱。

痢久如鼻涕冻胶 脉迟弱。二术汤：厚朴、苍术、半夏各一钱，藿香三分、陈皮、茯苓、白术各四分。

痢后足膝痛，成鹤膝 大防风汤：黄芪、人参、白术、当归各一钱，川芎、白芍、熟地、杜仲、萆薢各一钱，防己、防风、牛膝、羌活各七分，炮附一钱，炙草五分。

痢后手足痛 为痢风。人参败毒散：羌活、独活、前胡、柴胡、人参、川芎、枳壳、茯苓、桔梗、甘草，加槟榔、木瓜。

痢后大孔痛 熟艾、黄蜡、诃子熏之，食淡味自安。

痢久不愈致虚，变生劳证 莲肉、山药各等分。赤多，倍莲肉；白多，倍山药；愈后，宜异功散倍陈皮；恶甜者，服平胃散加参、苓。异功散：《小儿药证直诀》卷下方。又名五味异功散。人参、茯苓去皮、白术、陈皮、甘草各等分，为细末。每服二钱，加生姜五片，大枣二枚，水煎，食前服。功能温中和气。治吐泻，不思饮食，小儿虚冷证。

《嵩崖尊生书·痢疾》

治疗霍乱

霍乱 急如风雨，平日过伤饮食，多劳多气，胃家虚甚，一感臭秽，清浊撩乱，吐利交作。初发气乱，药不能理，不得用药。可恣饮盐冷水，亦可进益元散。大忌火酒、姜汤、米饮、蒜、乌梅、梅浆、热汤，及一切收敛温热之药。若卒痛死，腹中尚有暖气，以盐纳脐中，艾灸之，莫计其数，甚效。有手足厥冷，气少唇青者，兼寒也，亦用灸法。用药则正气汤：藿香、厚朴、扁豆、木瓜、乌药、陈皮、半夏、滑石、丝瓜叶、砂仁，寒加姜、桂。

心腹痛而吐利，寒热头痛奔戾。盖因阳升阴降，转筋入腹则毙。外因风寒暑湿，内因九气所致。世俗止谓停食，病源不明故非。多生夏秋交际，寒月亦由伏暑。吐泻甚则转筋，逢此须兼风治。若还肢冷唇青，此兼寒证可医。若其身热烦渴，气粗口燥兼暑，其或四肢重着，骨节烦疼兼湿。若还无此数症，此为多伤寒食。治之各有法则，慎勿乱投药剂。转筋甚而挛缩，舌卷囊缩不治。转筋分别寒热，香茹理中调理。其或入腹遍身，急宜委之勿医。其或烦渴求饮，前后各有方治。此病不可急食，食则助邪必毙。又有心腹搅痛，欲吐欲泻不能，俗名绞肠痧是，盐汤正气可用。胎产亦有专方，因时酌病细寻。

脉 霍乱吐泻，滑而不匀。或微而涩，或伏惊人。热多洪滑，弦滑食论。

绞肠痧 名干霍乱。上不得吐，下不得泻，痛之至极。胃气虚甚，卒中邪秽，升降不通，最是危症，用温热立毙。急用炒盐入新汲水中，乘热多灌，得吐更妙。又头顶心必有红发，急寻拔之，取青蒿汁和水食之愈。或用三棱镵针刺委中穴，挤出热血。此穴在两膝下弯横纹中间，两筋之中。刺入一分，忌同霍乱。

转筋霍乱 最重，与肝经血郁转筋不同。暴吐下，津液顿亡，宗筋失养，必致挛缩，甚而手足指扳挽屈曲。得吐泻可治，不吐泻必死。男子手挽其阴，女子手牵乳近两旁最妙法。治同霍乱，忌热药。

霍乱身热，渴，体重骨痛 是暑湿。二香散：藿香、白术、厚朴、陈皮各一钱，茯苓、半夏、紫苏、桔梗、白芷、香薷、黄连、扁豆各一钱，腹皮、甘草各五分，姜、葱煎。

伤暑霍乱，渴，肢厥出汗，足转筋 香薷饮：厚朴、姜连各一钱，香薷二钱、甘草三分，用井中水冷服；或用桂枝白术散：桂枝、人参、白术、茯苓各五分，泽泻、甘草、石膏、寒水石各一钱，滑石二钱、木香、藿香、干葛各五分。小儿吐泻尤宜服。

夏月饮冷、食瓜果致霍乱 六合散：砂仁、半夏、杏仁、人参、炙草各五分，木瓜、白术、赤苓、扁豆、厚朴各一钱，香薷二钱，藿香三钱，姜、枣服。并下苏合丸：白术、青木香、犀角、香附子、朱砂、诃子、白檀、安息、沉香、麝香、丁香、荜茇各二钱，冰片、苏合各一钱，熏陆香一钱，炼蜜丸，桐子大，每酒服四丸。

霍乱体重骨疼 是湿。除湿汤：半夏、厚朴、苍术各二钱，藿叶、陈皮、茯苓各一钱，炙草七分，白术一钱，姜煎。

夏月引饮过多致霍乱 桂苓甘露饮：白术、茯苓、猪苓、泽泻、滑石各二钱，寒水石、炙草各一钱，肉桂五分。

湿霍乱，发不可忍 诃子散：诃皮、炙草、厚朴、炮姜、神曲、草果、良姜炒、茯苓、麦芽、陈皮各等分，入盐少许，煎服。一服即愈，老幼咸宜。

素多郁积，或平日大食狼餐致霍乱 七气汤：半夏一钱，厚朴一钱，白芍、茯苓各二钱，桂心、紫苏、橘红、人参各一钱，姜煎。

吐泻转筋，头眩肢冷，须臾不救 急服吴萸汤：吴萸、木瓜、盐各五钱，三味同炒令焦，用百沸水煎，冷热任之；如猝无药，用枯矾散：枯矾末二钱，沸汤调服；或用盐醋煎：盐一撮、醋一盏，同煎至八分，温服。

寒霍乱，肢冷脉绝 通脉四逆汤：炙草一两、炮姜七钱半、生附子半个，去皮，煎服。

霍乱烦渴 止渴散：人参、麦冬、茯苓、桔梗、花粉、干葛、泽泻、炙草，入蜜少许。

愈后渴 茯苓汤：茯苓一钱半，泽泻八分，炙草、桂心各二分，白术六分，姜煎。兼小便不利，麦冬、半夏、陈皮、白术各一钱半，人参、小麦、炙草各一钱，乌梅半个，姜煎服。

愈后恶心懒食，口干 七味白术散：白术、茯苓、人参、藿香各一钱，干葛二钱，木香五分，炙草三分，渴甚加滑石四钱，或再加姜汁，徐徐饮之。

愈后利不止，汗出腹胀 乌梅饮：乌梅、黄连炒、当归炒、附子炮、熟艾各四分，阿胶珠、肉果、赤石脂各五分，炙草三分。如利不止，兼腹痛，黄连丸：黄连炒、黄柏炒、厚朴各七分半，当归炒、炮姜、木香、地榆各五分，阿胶炒、一钱，蜜丸，每服二十丸；若下利见血，止血汤：当归焙、桂心、续断各六分，生地炒、炮姜各八分，阿胶炒、蒲黄、炙草各四分，日三服。

干霍乱，心腹胀疼，不得吐泻 先以浓盐汤顿服，次调服苏合丸，仍进藿香正气散：大腹皮、白芷、茯苓、苏叶、藿香各三钱，厚朴、白术、陈皮、桔梗、半夏各二钱，炙草一钱，加木香、枳壳各五分，姜煎；或服厚朴汤：厚朴、枳壳、良姜、槟榔各八分，炒大黄二钱，朴硝八分。

干霍乱，腹胀如鼓 活命饮：丁香三个、菖蒲二钱半、炙草五钱、生姜二钱半、盐一钱半、童便一盏半，煎服，二服愈。

干霍乱，二便不通 手足执。冬葵汤：冬葵子、滑石、香薷、木瓜各二钱，日四五服。

干霍乱 针刺法：既服药又刺委中穴，兼刺十指头出血，亦妙。

妇人妊娠霍乱 缩脾饮：草果、乌梅、甘草、砂仁各八分，干葛四钱，姜煎成水，浸极冷，徐服。

霍乱转筋 急以木瓜煮汁，或香薷煮汁饮之，或炒栀末，热水下。此治上热转筋。若寒者，人参、炮姜、炙草各二钱，加生附一钱。或用浓盐汤浸，仍令系缚腿胫，勿令入腹。

霍乱转筋不住 千金法：男子以手挽其阴，女子以手牵乳近两边。

霍乱不可与分毫粥饮 盖邪物在腹，尚未化，新谷一入，反助其邪，必死。

霍乱脉洪大 易治，微迟难治。

霍乱后阳气脱 遗尿不知，气少不语，或汗如珠，人躁欲入水，皆死。

《嵩崖尊生书·霍乱》

疟疾

疟发在夏至后、处暑前者，三阳受病，浅而轻。发在处暑后、冬至前者，三阴受病，深而重。子后午前，阳分受病，易愈。午后子前，阴分受病，难愈。邪浅一日一发，邪深间日而发，深入三阴，三日一发。作于子、午、卯、酉日，少阴病。作于寅、申、巳、亥日，厥阴病。作于辰、戌、丑、未日，太阴病。又，先寒后热，或寒多热少，为寒疟；先热后寒，或热多寒少，名热疟；寒热往来，名风疟；但热不寒，名温疟；兼骨节烦疼，时时呕逆，名瘅疟。肺素有热，阴气先绝，阳气独发也。但寒不热，名牝疟，阳气素虚也。脉弦应风木，又主痰饮，故疟脉自弦。弦数多热，弦迟多寒，弦短多食，弦滑多痰，弦虚宜养正除邪。疟名不一，唯"无痰不成疟，无食不成疟"二语最得致疟之由。治法亦不一，唯"无汗要有汗，有汗要无汗"二语深得治法之要。清脾饮：厚朴、草果、青皮、半夏、柴胡、黄芩、茯苓、甘草、白术。无汗换苍术、生姜。草果饮：草果、知母、常山、槟榔、山甲、乌梅。元气强壮及初起时用之，或验。不知人以脾胃为主，未有脾胃实而患疟症者。发表攻里，降火导痰，俱是忘本之治。要知初发若内伤饮食，必恶食，单感风寒而不恶食。

审系劳伤元气，虽有百症，但用补中益气自愈。外感则用柴胡五钱，橘红三钱，甘草五钱，一服愈。或香附、红花各五钱，河水、井水各一碗，一服愈。药必露一宿，五更温服。疟邪在暑，旨得露则散也。邪退，急用补中益气实表。不实表或过发表，亏损脾胃，皆致绵延难治者。若久疟，未有不虚寒者。气虚则寒，血虚则热，胃虚则恶寒，脾虚则发热，阴火下流，则寒热交作。投清脾、截疟二饮，多致不起，补中益气，人参加至一两，煨姜五钱，半夏二钱，一服愈。又：人参、生姜各一两，煎服亦效。若遇便滑呕吐发疟，山甲、知母、柴胡、归身各四两，神曲糊丸，新病神效。新发忌茯苓、黄芪、白术，茯苓引邪入阴经，术补里邪，芪补表邪，不能速散故也。

暑风食积与痰，肌粟频打呵欠，乃作寒慄鼓颔，身痛求饮绵绵。一日一发午前，邪在阳分易安。芩苓等味和阳，阳畅而病自安。间日三日午后。邪在阴分难救。归地川芎补阴，知柏升麻佐酒。先提病升阳分，然后截之莫骤。间日连发二日，又或日夜俱发。此为气血俱病，四物四君莫差。有汗须要扶正。无汗须要驱邪。轻试速效劫剂，必致胃伤堪嗟。又有两日一发，痎疟绵缠病大。不可误服峻剂，补药养气为佳。其余治法多端，条析本疾条下。大凡疟之初发，便宜开痰散风。兼以消食化气，其后虽发亦轻。

脉弦数多热，宜发其汗。或弦而迟，宜温其寒。弦而紧实，下之自安。弦而虚细，补之可痊。弦短多食，弦滑多痰。实大宜吐，迟缓自痊。久疟脉虚，养正救偏。

三疟治法 太阴，理中；少阴、厥阴，八味丸。病已入脏，不可以劫剂求速效。三疟汤：人参、黄芪、白术、柴胡、升麻、甘草、陈皮、归身、何首乌、红花、抚芎、姜、枣。功效同前方。

一日二三发，病后常有，理中、六君子，各加升麻愈。其有面赤、口渴，即阴虚，六味加柴、芍、五味，大剂一服愈。又要晓得真阴真阳。凡昼见夜伏，夜见昼止，按时而发，是为无水，宜壮水之主。倏忽往来，时作时止，是无火，宜益火之源。

疟母 疟经数年不愈，结成癥癖，伏肋下。此皆痰、食、瘀血，非煎剂可愈。又不可急攻，六君子加木香、莪术、鳖甲治之。

一切疟疾 肌皮生粟，呵欠鼓颔、头疼、渴饮水。

疟初起，热多寒少 柴芩平胃汤：柴胡一钱半，黄芩、苍术、半夏各一钱，甘草三分，白术一钱半，陈皮、茯苓、厚朴、猪苓、泽泻各八分，桂枝五分，姜、枣煎服。一方加人参八分，服一二剂，不愈再服清脾饮：白术一钱半，厚朴八分，半夏一钱，茯苓一钱，甘草四分，柴胡一钱半，青皮七分，黄芩一钱二分，草果七分，槟榔七分，姜、枣煎服。

疟先寒后热，无汗恶寒 宜发散。散疟汤：草果、茯苓、炙草各五分，苍术一钱，橘红七分半，厚朴、半夏各一钱，藿香五分，干葛八分，紫苏八分，乌梅一个。

疟先热后寒，是温疟 此为伤寒坏病，与风疟同。若热多寒少，服小柴胡汤；热少寒多，小柴胡汤加官桂。

疟单热不寒，骨节痛 是温疟。白虎加桂汤：知母一钱半，甘草五分，石膏四钱，官桂七分半，粳米一捻。

疟单寒不热 气虚泄，是牝疟。柴胡桂姜汤：柴胡四钱，桂枝一钱半，花粉二钱，干姜、黄芩、牡蛎各一钱，炙草五分。

疟，饥不能食，食则中满，呕逆腹痛 是食疟。四兽汤：半夏、人参、茯苓、白术、橘红、草果、生姜、乌梅各等分，炙草减半，枣煎，入盐少许。

疟久不愈 气虚。补中益气汤或十全大补汤。又，六君子汤。

久疟肋满有块 鳖甲饮：鳖甲醋煮，白术，黄芪，草果，槟榔，川芎，橘红，炙草，白芍，厚朴。

疟不论新久 三服愈疟丸：白术、山楂并子、槟榔、常山白酒煮干、各四钱，草果二钱，醋煮，神曲糊丸，临发日五更时滚水服。虚，用人参汤下。

疟间日一发 柴葛汤：柴胡、干葛、茯苓各五分，陈皮、苍术、花粉、半夏各七分，桔梗、紫苏、枳壳、黄芩各五分，姜、枣煎，不病日临卧服。骨痛，加羌活；饮食少，加神曲；呕吐，加藿香；头痛，加川芎；泻，加猪苓、泽泻。

疟一日一发 何首乌一两，青皮、陈皮、知母各三钱，甘草一钱，水、酒各两碗，煎，露一宿，鸡鸣时温服。

疟无汗 散之。要汗汤：川芎，白芷，麻黄，白芍，荆芥，防风，紫苏，羌活，甘草，姜、葱煎服。

疟有汗 止之。正气汤：柴胡，前胡，川芎，白芷，半夏，麦冬，槟榔，草果，青皮，茯苓，桂枝，甘草，姜、枣煎。

疟不拘远近，并间日三日 效方：常山一钱半，知母、香附、白芷、陈皮、甘草各一钱，酒浸三日夜，发日早空心略温服之，只服一盅立效。

阴疟发在午后，或间日三日 宜提起阳分截之。提疟散：当归，川芎，酒黄柏，生地，知母，升麻。

《嵩崖尊生书·疟疾》

瘟疫

瘟疫 非伤寒也，世医误以为伤寒矣。伤寒感天地之常气，此感天地之疠气也。邪自口鼻入，内不客脏腑，外不客经舍，干伏脊之内，去表不远，附近于胃，乃表里分界，是为半表半里，《针经》所谓横连膜原是也。凡邪在经为表，在胃为里。今邪在膜原，正当经、胃交关之所。病之始发，凛凛恶寒，甚则肢逆，阳热郁极而通，则厥回而中外皆热。始而恶寒，既而发热，非若伤寒发热而兼恶寒也。

瘟初起 先憎寒，后发热，头痛身疼，脉洪而数。其脉不浮不沉，盖以邪在膜原故也，不可认为伤寒表证。发汗，邪不在经，汗之徒伤。又不可下，邪不在里，下之无益。宜达原饮疏之：槟榔二钱，厚朴一钱，草果五分，知母、芍药、黄芩各一钱，甘草五分，午后温服。

右槟榔、厚朴、草果三味，消滞破结，协力并逐，使邪气速离膜原。后四味为滋液、和血、清燥、和中之用。其邪气游溢诸经不同。本方加减法：肋痛耳聋，寒热呕而口苦，邪溢于少阳也，加柴胡一钱；腰背项痛，邪溢于太阳也，加羌活一钱；目痛，眉棱骨痛，眼眶痛，鼻干，不眠，邪溢于阳明也，加干葛一钱。若不见三阳经症，不必加药，止照本方。

服此药其邪不传里者 一二剂自愈。其证候头痛身疼，发热而复凛凛，但内无胸满腹胀等症，谷食不绝，不烦不渴。此邪气外传，由肌表出，或自发斑消，或从出汗解。斑有斑疹、桃花斑、紫云斑，汗有自汗、盗汗、狂汗之异。此病气使然，不必较论，但求得斑、得汗为愈疾耳。此邪自外传，顺症也，勿药亦能自愈。

其有汗出不彻而热不退者，宜白虎汤：石膏一两，知母五钱，甘草五钱，粳米一撮。服此药辛凉解散，或战汗或自汗而解。盖前服达原饮，毒结渐开，邪气已离膜原，尚未出表，然内外之气已通，故多汗，脉长洪而数，故宜白虎辛凉散之也。

其有斑出不透而热不退者，宜举斑汤：白芍、当归各一钱，升麻五分，白芷、柴胡各七分，穿山甲二钱，炙黄，水、姜煎服。

其有斑、汗并行而热不除者，宜白虎合举斑汤。

斑汗既愈，一二日或四五日后，依前发热，无胸满腹胀等症，脉洪而数，此膜原有隐伏之邪，发未尽也。勿药，一二日间当仍自汗自斑而愈。未愈者，仍如前法治之，然亦少有。至于再愈三发者，更少有也。

若服达原饮而无汗无斑，外亦无头疼身痛，唯胸膈痞满，此邪传里也。有欲吐不吐者，有得少吐不快者，邪传里之上也，宜瓜蒂散吐之：甜瓜蒂一钱，赤小豆二钱、研，生栀仁二钱，用水二盏，煎至一盏，后入赤豆，煎至八分。先服四分，一时后不吐，再服以吐之。如未尽，烦满尚存者，再煎服。如无瓜蒂，以淡豆豉二钱代之。此病饮食不能，胸膈烦而腹不满，吐之则邪减，邪退病自已。

有心腹胀满，不呕不吐，或燥结便秘，或热结膀胱，或胁热下利，或大肠胶闭，此邪传里之中下也。宜大承气汤下之：大黄五钱、厚朴一钱、枳实一钱、芒硝二钱。若但上焦痞满，无便结等症，去芒硝，即小承气汤。然虽无结粪，而大便黏腻极臭者，亦加之。若不痞满，止便结者，去厚朴、枳实，芒硝用二钱五分，加甘草一钱，即调胃承气汤也。服此导去其邪，邪减病自减，邪尽病自已。

有胸膈满闷、心腹胀满、下部热结胶黏者，此上中下皆病也。不可吐。吐之为逆，但用承气汤导之，则上邪顺流而下，呕吐立止，胀满渐除。

其有吐后下后既愈，二三日或四五日依前复发者，在上者仍用吐药，在下者仍用下药。此为再里之症，常事也，甚有三发者，亦少有。

若服达原饮后，或病失治而三阳症悉具，里症亦具，又舌根先白苔，至此时根黄至中央，此表里分传也。其症外则身热头痛，身疼，腰背项痛，眉棱痛，口苦耳聋，鼻干；内则胸膈，心腹满闷，下部热结。此瘟病常事也，断不可强求其汗。宜用承气汤先通其里，里邪去则气通，乘势尽发于肌表矣。

若表里症悉退，而热仍不退，此膜原之邪未尽也。宜三消饮：槟榔、草果、厚朴、白芍、甘草、知母、黄芩、大黄、干葛、羌活、柴胡，姜、枣煎服，调之可愈。

服药既愈，三二日复发者，仍用三消饮。复下复汗，如前而愈，此亦常事也。至有三发者，亦少有。

若表邪多，里症少，当治表兼治里，三消饮大黄少用。

若里症多，表邪少，但治里，或吐或下，表病自愈。

若始病但发热、头痛、身痛、口苦、鼻干而内无里症，止宜达原饮加减法。若不见三经病，止于发热，不用加法，继而脉洪、大、数，自汗而渴，邪离膜原，未能出表也。宜白虎汤辛凉解散，邪从汗解，脉静身凉而愈。愈后数日依前发热，仍宜达原饮。至后反加胸满腹胀、不思食、烦渴、舌上苔刺等症，此由表传里也，达原饮加大黄微利之。久而不去，在上者用吐方；在下者，用承气汤下之。

若始则发热，渐加里病，既用承气等汤下之，而里病除矣。数日内复发热，反加头痛身疼，此由里出表也。脉浮者，宜用白虎汤。下后热减，不甚热，虽无头痛身疼，而三四日后精神不慧，脉浮者，亦宜白虎汤汗之。如服白虎汤不得汗者，因精液枯竭也。加人参覆卧则汗解。

若大下后、大汗后，表里症悉去矣，继而一身尽痛，身如被杖，甚则不可转侧，周身骨寒而痛，非表证也，当自愈。

天行大头，发热，头项肿，或喉痹肿痛 芩连消毒汤：柴胡、甘草、桔梗、川芎、黄芩、荆芥、黄连、防风、羌活、枳壳、连翘、射干、白芷，上方先入大黄，利去一二次后去之，加入人参、当归、牛蒡，姜煎服。

时行风瘟寒热，身头痛，咳嗽 神术散：藁本、羌活、甘草、白芷、细辛、苍术、川芎，姜、葱煎。

感冒声哑 是浪子瘟。败毒散：羌活、独活、前胡、柴胡、枳壳、茯苓、川芎、干葛、甘草、桔梗。

一乡人感冒咳嗽 亦是瘟。用败毒散。

一乡人皆发热内热 逐瘟汤：黄连戊癸年倍、黄芩乙庚年倍、黄柏丙辛年倍、甘草甲己年倍、山栀丁壬年倍、香附、紫苏等分，大黄三倍，加雄黄、朱砂为丸亦可，汤则冷服。

岚瘴溪毒中人，病发则迷困，躁狂或声哑 此败血毒涎乘脾也，玄妙散：人参、枳壳、大黄、柴胡、黄芩、半夏、甘草。

肿头伤寒 玄黄辟瘟丹：玄参、大黄、连翘、牛蒡各一钱，酒黄芩、酒黄连各二钱五分，羌活、荆芥、防风各五分，石膏、桔梗各一钱半，甘草一钱，食后作二十次频服。

虾蟆瘟，类伤寒，身生脓疱疹子 防风通圣散：防风、当归、川芎、白芍、连翘、薄荷、麻黄各四分，石膏、桔梗、黄芩各八分，白术、栀子、荆芥各三分，滑石二钱半，大黄、芒硝各四分，甘草一钱。

不得汗 虽被覆火灼亦无。邪初发，定在半表半里。至于传变，有出表者，有入里者，有表里分传者。凡见有表复有里之病，必先攻里，里邪去而后得汗。若里气壅滞，阳气不舒，四肢且厥，安能气液蒸蒸以达表？此如水注，闭其后窍，则前窍不能涓滴。凡见表里分传之症，务宜承气，里气一通，不待发散，多有自能汗解。不然者，虽大剂麻黄汤连进，不唯一毫无汗，且加烦躁矣。

战汗 邪先表后里，忽得战汗，经气舒泄，当即脉静身凉，烦渴顿除。若应下失下，气消血耗，欲作战汗，但战而不汗者危。以中气亏蔽，但能陷降，不能升发也。次日当期复战，厥回汗出者生，厥不回汗不出者死，以正气脱，不胜邪也。战而厥回无汗者，真阳尚在，表气枯涸也，可使渐愈。战而不复忽痉者必死。凡战不可扰动，但可温覆。扰动则战而中止，次日当期复战。

自汗 不因发散，自然汗出，邪欲去也。若身热大渴，脉长洪而数，宜白虎汤，得战汗方解。若下后得自汗，数日不止，热甚汗甚，热微汗微，此表有留邪，实病也。邪尽汗止，如不止者，柴胡汤佐之，表解汗当自止。设有三阳经症，宜照前用本经药加减之。若误认为表虚自汗，用实表止汗之剂，则误矣。有里症，时当盛暑，宜白虎汤。若面无神，唇刮白，表里无阳症，喜热饮，畏冷，脉微，忽自汗，为虚脱，夜发昼死，昼发夜死，急当峻补，补不及者死。大病愈后数日，每饮食及惊动即汗，此表里虚怯，宜人参养荣汤：人参，麦冬，五味子，地黄，归身，白芍，知母，陈皮，甘草，黄芪加倍。

盗汗 里症下后得盗汗者，表有微邪也。凡人目瞑，卫气行于阴，今内有伏热，两阳相搏，则腠理开而盗汗出。若伏热一尽，盗汗自止。如不止者，柴胡汤佐之：柴胡三钱，黄芩一钱，陈皮一钱，甘草一钱，生姜一钱，大枣二个，煎服。愈后脉静身凉，数日后反得盗汗或自汗，属表虚，宜黄芪汤：黄芪三钱，五味子三钱，当归一钱，白术一钱，甘草五分。仍不止，加麻黄根一钱五分。如有热者属实，不宜用此。

狂汗 邪将去而欲汗解，因其人禀素壮，阳气盛，不能顿开，忽然坐卧不安，发狂躁。少顷，大汗而躁止，脉静身凉，霍然而愈。

发斑 邪留血分，里气壅闭，则伏邪不得外透而为斑。若下之，内壅一通，则卫气疏畅，或表为斑，则外邪解矣。若下后斑渐出，不可更大下。设有宜下症，少与承气汤缓缓下之。若复大下，中气不振，斑毒内陷则危，宜托里举斑汤：白芍、当归各一钱，升麻五分，白芷、柴胡各七分，穿山甲炙黄，二钱，水姜煎服。如下后斑渐出，复大下，斑毒复隐，反加循衣摸床，撮空理线，脉渐微者，危。本方加人参一钱，补不及者死。若未下而无发斑者，设有下症，少与承气汤，须从缓下。

热结旁流久，下利清水，夺液不得汗 疫症失下，或挟热下利，脉沉久不下之，致津液枯竭。后虽下，里症去矣，脉虽浮，宜汗而不得汗，此为夺液无汗。然里邪既去，但得饮食少进。十数日后，中气和平，当作战汗而解。

舌苔 白苔：邪在膜原也。若变黄苔，邪入胃也，黄苔者宜下。黑苔：邪毒在胃，宜下，下后二三日，黑皮自脱。有一种舌俱黑而无苔，此经气，非下症也。妊娠有此，阴症亦有此，不可不下。下后里症去而舌尚黑，苔皮未脱，不可再下。若无下症，设或苔见离离黑色者危，急补之。舌芒刺：热伤津液，此疫毒最重者，急下之。若老人微疫，无下症，舌上干燥生苔刺，用生脉散生津润燥，苔刺自去。舌裂：日久失下，多有此症，急下裂自满。

舌短、舌硬、舌卷　皆邪气盛，真气亏，急下之，舌自舒。

白沙苔　白苔干硬如砂皮，急下之。

唇　唇燥裂、唇焦色、唇口皮起、口臭、鼻孔如烟煤、胃热多有此症，当下。鼻孔煤黑，急下之。若唇皮起，仍用别症互较，慎下之，无遽也。

口渴　详有下症者下之，邪去而渴自减。若用生津止咳药，无效也。如大汗，脉长洪而渴，未可下，宜白虎汤，汗更出而身凉渴止。

目赤咽干，气喷如火，小便赤黑作痛，小便臭，扬手掷足，脉沉数　皆内热也，当下之。

心下满，心下高起如块，心下痛，腹胀满，腹痛，按之愈痛，心下胀痛　皆宜下，气通则已。

头胀痛　详有下症者下之。若初起头痛，别无下症，未可下。

小便闭　行大便则小便通，利水药无益也。

大便闭　下之无辞。若老人及素弱人，可用蜜胆导法。

大肠胶枯　下之自愈。胁热下利宜下。

四逆，脉厥，体厥　此气闭也，宜下之。下后反见此症者，为虚脱，宜补。

发狂　胃实，阳气盛，宜下之。

下后脉浮　既下矣，脉浮而微数，身微热，神思或不爽，此邪热客于肌表。虽无汗，宜白虎汤汗解之。若大下、数下，脉空浮而数，按之如无，白虎汤加人参，覆杯则汗解。

下后脉浮而数　宜汗不得汗，或迁延五六日，脉症不改，终不得汗解，其素有亏虚也；亦或利久使然，用加人参白虎汤，得汗而解。

下后脉复沉　既下脉宜浮，是汗解之兆也。若不得汗而脉复沉，余邪复入胃也，更宜下之。

更下后脉再浮　仍当汗解，宜白虎汤。

下后病愈，数日后复发热　此非关饮食劳役，勿归咎于病人也，此余邪匿而复发，必然之理，再少下之即愈，勿用大剂也。

下后身反加热 下后当身凉，今反加热，此结开而气通，阳往外越也。即如炉中伏火，拨开虽焰，不久自熄，此与下后脉反沉义同。若无下症，而妄下之过早者，其发热乃病势，原当逐渐发热，非因误用承气更加发热也。日后邪气传胃，有下症者，宜更下之。

下后脉反数 应下失下，口燥舌干而渴，身热反减，四肢时厥，欲得近火拥被，此阳气壅伏也。既下矣，厥回不冷，脉大而加数，舌亦不干渴，此里邪去，阳气暴伸也，宜柴胡清燥汤：柴胡，黄芩，陈皮，甘草，去花粉，知母，加葛根，顺其性而升泄之。

下后数日，舌上复生苔刺 邪未尽也，再下之。苔刺未去，然已软，但热渴未除，更下之。苔刺既去，日后又热，仍宜下之。其中或缓或急，或轻剂，或重剂，或兼用柴胡清燥汤、犀角地黄汤，至投承气汤，或宜多与，或宜少与，宜临症细酌。

下后病痊愈，但腹中有块，按之痛，气时不利，常作蛙声、此邪气尽而宿结未除也。此不可攻，徒损无益，待胃气平复自能润下。

下后腹满去，思食知味而热未除 脉近浮，此表尚有余邪也，当得汗解。如不汗，以柴胡清燥汤和之。复不得汗者，以渐而解也，勿苟求其汗。

战汗后复下，后越数日腹痛不止 欲作滞下也。勿论已见病、未见病，宜芍药汤：白芍、当归各一钱，槟榔二钱，厚朴一钱，甘草七分。里急后重加大黄三钱，红积倍白芍，白倍槟榔。

下后自汗不止 详自汗下。

下后盗汗 详盗汗下。

下后斑渐出 详发斑下。

下后斑出复下，斑复隐 详发斑下。

下后或数下亡阴 瘟病有宜下者，不得已数下之，致两目涩，舌枯津干不到咽，唇口燥裂。由其人素多火而阴亏，今重亡津液，宜清燥养荣汤：知母、花粉、归身、白芍、陈皮、地黄汁、甘草，灯心煎服。

如热渴未除，里症仍在，宜承气养荣汤：知母、当归、白芍、生地、大黄、枳实、厚朴，姜煎服。

如表有余热，宜柴胡养荣汤：柴胡、黄芩、陈皮、甘草、当归、白芍、生地、知母、花粉、姜、枣煎服。

如痰涎涌甚，胸膈不清，宜贝母养荣汤：知母、花粉、栝楼仁、贝母、橘红、白芍、当归、苏子，姜煎服。忌参、术。

景日昣

下后余热不能顿除　以膜原之邪未尽，传胃故也。当宽缓两日，以柴胡清燥汤缓剂调理。

下后反痞　下后痞应去，而反痞者，虚也。其人素弱，或新病初起，脾失健运故也。再用行气药则非矣。宜参附养荣汤：当归、白芍、人参、炒干姜各一钱，生地黄三钱，炮附子七分。若果虚，一服必愈。虚实宜辨。表虽微热，脉不甚数，口不渴者，是虚；若晡热口渴脉数者，是实痞。实痞宜再下之。用此则为大害矣。

下后反呕　下后呕宜止而反呕，此胃气虚寒，少食便吞酸，宜半夏藿香汤，一服呕止。半夏一钱半，藿香、炮姜、陈皮各一钱，白茯苓、白术各一钱，甘草五分，姜煎服。

下后脉浮，宜汗不得汗　见夺液不得汗条。

下后夺气不语　下后气血俱虚，神思不清，唯向里床睡，似寐非寐，似寤非寤，呼之不应，此正气夺也。与其服药不当，莫如静守。宜人参养荣汤补之。能食者自然渐回，前症自愈。不食则病转加，法当峻补。

吐蛔　此胃热也，必非脏寒，乌梅丸、理中汤万不可用。但用调胃承气，蛔自愈。

蓄血　疫久失下，血为热搏，败为紫黑，溢于肠胃，饮水不下咽，小便利，大便黑，是其候也，宜桃仁承气汤：大黄、芒硝、桃仁、当归、芍药、丹皮，服此药热除为愈；若余热尚存者，宜犀角地黄汤：地黄五钱，捣烂加水，绞汁去滓，入锅煎，白芍一钱半，丹皮一钱，犀角一钱，同地黄汁服。

发黄　疫邪传里，移热下焦，小便不利，邪无输泄，经气郁滞而发黄，身目如金，宜茵陈汤：茵陈一钱，山栀二钱，大黄五钱，姜煎服。

循衣摸床，撮空理线，筋惕肉瞤，肢体振战，目中不了了　皆为耽搁失下，或用缓药羁迟之。故此元神将脱也，补之则毒甚，攻之则气已虚，盖危症也。不得已，勉用黄龙汤：大黄、厚朴、枳实、芒硝、人参、地黄、当归，或用人参养荣汤亦可。但虚候少退，即宜屏去，勿久用也。

服药不受，额汗肢冷，振战心烦，坐卧不安　此中气亏，不能胜药也，名药烦，急投姜汤立已，或药中多加生姜煎服，则无此状矣。更宜均药为两三次服，以防呕吐。

服承气汤全不行，或次日方行，或半日仍吐原药　此因中气亏，不能运药也，大凶之兆。宜加生姜、人参以助胃气。然有病重剂轻，亦致不行，不在此例。

思冷饮　热渴甚也。勿论四时，宜量与之，若尽意饮，则水停心下矣。

虚烦　坐卧不安，手足不定，六脉不显，尺脉不至。此元气不能主持，法当大补。

神虚谵语　未下之前谵语，必右内热烦渴之症，此为实病，宜下。既下之后，数日内谵语不止，此元神未复也，急宜清燥养荣汤。

协热下利 泄泻稀粪，色必赤黄或焦黄，此胃不留邪也。一二日利止热退，为病愈。利不止者，宜小承气汤下之，而利自止。若利止一二日，忽烦渴又泄，此伏邪又发也，仍照前治。

大便闭结 内热故也，宜下之，诸病如失。

呃逆 有寒有热，以本症参之，热则白虎、承气，寒则四逆汤。

热结旁流 先便闭，后纯利清水，全无粪，此粪结于内也。宜承气汤下结粪，而利立止。若服药后结粪不下，仍利臭水，邪犹在也，病必不减，再下之。

大肠胶闭 极臭如黏胶，而却不结，此热极也。不下即死。

小便赤色 胃热也，宜调胃承气汤。

小便急数，白膏如马遗 此膀胱热也，宜猪苓汤：猪苓二钱、泽泻一钱、滑石五分、甘草八分、木通一钱、车前二钱。

小腹按之硬痛，小便自调 此蓄血也，桃仁汤：桃仁泥三钱，丹皮、当归、赤芍各一钱，阿胶二钱，滑石五分。

脉厥 神色不败，言动自如，别无怪症。忽六脉如丝，甚至于无，或一手先伏，此失下气闭故也。宜承气汤缓缓下之，六脉自复。若生脉散，断宜忌。

愈后大便久不行，作呕不进食、此下格病也。宜调胃承气热服，下宿结而呕止。止后勿骤补。

愈后数日腹痛里急 此下焦伏邪，欲作滞下也。宜芍药汤：白芍药、当归、厚朴各一钱，槟榔二钱，甘草七分。

愈后大便数日不行 别无他症，此虚燥也，切不可攻。宜蜜导法，甚则宜六成汤：当归一钱半，白芍、麦冬、天冬各一钱，地黄五钱，肉苁蓉三钱，日后更燥，宜六味丸减泽泻。

愈后五更夜半作泻 其脉迟细而弱，此命门阳虚也。宜七成汤：故纸三钱，炮附、白茯苓、人参各一钱，五味八分，甘草五分，愈后更发者，八味丸倍加附子。

愈后微渴微热，不思食 此正气虚也，强与之，即为食复。渐进稀饭，以复胃气。

愈后能饮，肢体浮肿 此气复也。胃气大健则浮肿消，勿误为水气。若小便不利而肿，乃是水肿，宜金匮肾气丸。

愈后因劳而复发热 宜安神养血汤：茯神、枣仁、白芍药、当归、远志、桔梗、地黄、陈皮、甘草、圆眼。

愈后伤食吞酸，嗳气而复热 轻则少食，重则消导自愈。

若无故自复　此前邪未尽除也。稍与前症所服之药以彻其余，邪自愈。

经水适来而瘟　邪不入胃，入于血室。至夜发热谵语，或只夜热而不谵语，宜柴胡汤：柴胡、黄芩、半夏、甘草、生地。

经水适断而瘟　宜柴胡养荣汤，与适来有虚实之别。

妊娠瘟病　宜下者，照前法下之。毋惑于参、术安胎之说而用补药，则大凶矣。但下药得下则已，勿过剂也。

小儿瘟病　遇时气盛行时，发热目吊，惊搐发痉是也，宜太极丸：天竺黄、胆星各五钱，大黄三钱，麝香三分，冰片三分，僵蚕三钱，糯米饭丸，如芡实大，朱砂为衣。凡遇疫症，姜汤下一丸，神效。

疫兼痢　发热身痛，渴燥满吐，最为危急。宜槟芍顺气汤：槟榔、白芍、枳实、厚朴、大黄、生姜，煎服。

疫兼水肿　宜小承气下之。

阳症似阴　外寒而内热，则小便必赤，最易辨也。

阴症似阳　此伤寒有之，瘟病无有也。

《嵩崖尊生书·瘟疫》

程 伊

❖ 医家介绍

程伊（生卒年月不详），河南新安县人，字宗衡，号月溪，明代著名医家。程伊生于医学世家，幼习举业，兼涉医书，少年丧父，遂后专攻医学以继祖业，曾授淮府良医。尝谓"可以言传者，药之名也；可以意得者，方之义也"。著有《程氏释方》4卷、《脉荟》2卷，还著有《释药》（或作《释药集韵》）4卷、《医林史传》4卷、《医林外传》6卷、《史传拾遗》1卷，均佚（见《医藏目录》）。以上六书合为《程氏医书六种》。《程氏释方》中卷一分中风、伤寒等外感时疾、病证五门，载方170余首，其中不乏如川芎茶调散、防风通圣散等诸多名方。程伊殚精竭虑收集整理诸多屡经效验之良方，并在保留方剂原意的基础上，结合自己的临床实践经验，对古方进行重新解读，其在方剂及脉学等方面的独特论述，亦对后学深有启迪。

❖ 程伊医论医方

论伤寒

桂枝汤

桂枝，味辛性热。《内经》云：风淫于内，以辛散之。以桂枝名者，为诸药之宣导故也。

桂枝汤桂先，甘芍枣姜煎，恶风兼自汗，风散病安然。

麻黄汤

《内经》云：寒淫于内，腠理闭塞，为热为痛。麻黄苦温，能开肌发汗，用以为君，引散寒邪，遂以名方也。

麻黄太阳经，国老桂杏仁，恶寒头背痛，汗出病离身。

越婢汤

越，发扬也；婢，卑也，言脾脏若奴婢也。脾气伏留而为病，言药能发扬于外也。《外台秘要》方名越婢。

风痹用越婢，麻黄大附子，枣姜木石膏，甘草堪作使。

四逆汤

阴阳之气凝，故四肢逆而厥冷。用甘辛大热之剂，以回阳而助阴也。

四逆治太阴，自利脉沉沉，干姜甘草附，厥冷莫忧心。

葛根汤

《内经》云：轻以去实。方用葛根之轻，去肌表留风之实也。

葛根太阳明，合病热邪生，葛芍麻黄桂，微微汗解轻。

青龙汤

青龙，东方木神，属肝，主风，故治伤风见寒也。

青龙主麻黄，桂枝甘草姜，石膏加大枣，更入杏仁良。

白虎汤

白虎，西方金神，属肺，主气。热结于内，而烦渴甚，故以寒凉解之也。夫暑气，入秋而止，故曰处暑。汤以白虎名之，言能治暑止热也。

白虎名石膏，粳米共汤熬，知母倍甘草，渴烦参入高。

真武汤

真武，北方之水神也，用以治水焉，故主少阴病。少阴，肾水也。

真武少阴经，少术多茯苓，附用四之一，生姜芍药停。

五苓散

苓，令也。通行津液，克伐肾邪，专为令者，苓之功也。五药之中，茯苓为主，故曰五苓散也。

五苓泽泻君，猪苓赤茯伦，白术饶官桂，黄疸入茵陈。

大黄承气汤　小承气汤

而闭者通，正气得以舒顺也。大热实结，小热瘀结。病有重轻，故方有大小也。

大黄承气汤，厚朴共硝芒，枳实生姜引，充坚药势强，汤名小承气，厚朴兼枳实，大黄用锦纹，更衣热病失。

桃仁承气汤

用桃仁以下蓄血也，承气同前，后仿此。

桃仁承气汤，芒硝与大黄，桂枝甘草炙，治热病如狂。

调胃承气汤

调胃者，用甘草、硝黄，推陈致新，以和中也。

调胃承气汤，芒硝甘大黄，阳明经恶热，谵语是良方。

三乙承气汤

三乙者，言用大、小、调胃三承气，合而为一也。

六乙顺气汤

六一者，言一方可以兼六方也。六方者，大承气、小承气、调胃承气、三乙承气、大柴胡、大陷胸是也。顺气，意同承气。

六乙顺气汤，朴柴硝大黄，芍芩甘枳字，铁锈水调汤。

抵当汤

抵，触也，挤也；当，住也，留也。蓄血，当住于下焦，故小腹硬满。《内经》云：苦走血，咸胜血。故以水蛭、虻虫之苦寒，破下焦蓄血；以桃仁、大黄之苦寒，触下焦热结也。又曰：大黄，号为将军，其性猛烈，直往下挤，邪气不能抵当也。

抵当汤善攻，水蛭并虻虫，桃仁大黄助，血去乃成功。

大、小陷胸汤

陷，坠下也。言气结于心胸之间，用大黄、芒硝以下之，甘遂以利之也。行药峻，故曰大；小者，无峻利之药，而力小者也。丸义同。

汤名大陷胸，硝与大黄通，饮调甘遂末，功成利结中，小汤用栝楼，黄连半夏投，结胸心按痛，服此自然瘳。

三黄泻心汤

三黄，芩、连、大黄也。苦入心，以三黄之苦，而泻心中之痞热。

十枣汤

十枣，枣十枚也。枣，味甘，甘补脾，煎汤调药而服之，能益土而胜水也。

十枣煮汤先，芫花戟遂全，各捣同为散，调匀胀一钱。

炙甘草汤

生用则泻火，炙之能补元气也。

用炙甘草汤，麻仁生地黄，参桂门冬共，阿胶引枣姜。

桃花散

赤石，服之色如桃花也。

桃花汤更奇，两用赤石脂，干姜和糯米，同煮去滓宜。

白通汤

葱白之辛，以通阳气也。

白通葱白茎，干姜附子生，水升二合煮，取半又分半。

白散

白，以色言也。桔梗、贝母之苦以下气，巴豆之辛以散实。

三物白散方，桔梗贝巴霜，寒实结胸症，半钱白饮汤。

藿香正气散

正之为言正也，凡气春温夏热秋凉冬寒，此其正也；反之，则邪伤人为病。藿香，理气和中，用以为君，所以正气之不正也。

藿香正气散，大腹桔陈苏，芷苓甘术朴，半夏枣姜扶。

脾约丸

约，束也。脾弱，津液不得流通，故肠涩而大便难，如有约束之也。

脾约用将军，麻仁与杏仁，面麸炒枳实，厚朴芍须均。

黑奴

黑，釜底煤；奴，小麦奴也。

黑奴梁上尘，釜底煤黄芩，小麦奴突墨，麻黄硝黄寻。

理中汤

脾，属土，为中州。理中者，言治脾胃也，后言中者仿此。丸义同。

理中炮干姜，参术甘草常，三因加附子，阴利是良方。

黑膏

黑，黑豆豉；膏，猪脂膏也。

黑膏生地救，豆豉共猪油，露煎须去滓，扰和麝雄优。

紫雪

紫丁香、麝香，和诸药熬膏而色紫；雪，药末之屑如雪。

紫雪升麻切，沉香丁香烈，玄参和石膏，甘草犀羚屑，寒水石同煎，先煮黄金洗，去滓入朴硝，匀调手勿辍，更投朱麝香，急搅凝成雪。

五积散

寒、食、痰、气、血，五者之积也，非五脏之积。如麻黄、桂、芍、甘草，即各半汤以散积寒；苍术、厚朴、陈皮、甘草，即平胃散以消积食；陈皮、半夏、茯苓、甘草，即二陈汤以化积痰；人参、桂、甘草、半夏，即七气汤以调积气；川芎、当归，即芎归汤以行积血也。

五积陈芎芍，参苍甘芷朴，干姜归半芩，桔桂麻黄壳。

阴旦汤、阳旦汤

阴邪在里，阳邪在表。旦，明也，能明其邪之在表里也。里，则用桂枝汤加干姜去其寒；表，则加黄芩以散其热。

阴、阳二旦汤，即用桂枝方，阴入干姜妙，加芩热在阳。

竹叶石膏汤

用竹叶、石膏，以散余热；麦门冬、人参、甘草，以补益脾气；半夏之辛，以散气逆；妙用粳米，补病之良方也。

石膏甘草先，门冬参半全，生姜竹叶引，入米再重煎。

败毒散

寒气杀厉而为毒。言用药以败其毒气也。

败毒桔芎参，柴前胡茯苓，枳壳羌独活，薄甘姜枣馨。

双解散

用麻黄、防风，以解表热；大黄、黄芩，以解里热。一用防风通圣加益元散，以双解也。

双解薄荷防，芎参麻大黄，连翘甘草膝，滑芍石膏当，桔半荆栀术，黄芩足两方，生姜为药引，表里并安康。

四顺汤

即理中之四药也，但甘草倍用，以缓脾和中。丸义同。理中方见前。

黄连解毒汤

热淫于内而为毒，经曰：治热以寒。故用纯苦大寒之药，以解散其热毒也。

黄连解毒汤，芩檗足三黄，更加大栀子，热退自然凉。

霹雳散

霹雳，雷之击声也。附子，纯阳大热，性走而不定，无所不至，能冲阴寒而复阳气，功同霹雳也。

霹雳附子炮，更用冷灰韬，出共芽茶碾，还同蜜水熬。

正阳散

正者，正也。寒淫于内，则阴邪盛，而阳气微矣。方以附子大热为君，引诸辛香通气散寒，以正其阳也。

正阳阴毒方，附子与干姜，皂角同甘草，量情投麝香。

温胆汤

《内经》曰：损者温之。温，补也。伤寒病后胆怯损，故温以补之也。

温胆治烦虚，枳实橘红余，半夏苓甘草，枣姜和竹茹。

十神汤

药有十味，功效如神也。

十神芎葛苏，麻黄香附须，芷陈兼赤芍，升麻甘草俱。

消风百解散

消，散也。言风袭人为病，用药以散之，风邪既散，则百病俱解矣。

地血主茜根，黄药甘草伦，大豆俱为末，调吞水汲新。

大青四物汤

大青、阿胶、甘草、豆豉，四药也。大青治伤寒热毒时行之病。

冲和散

平淡而和解也。

冲和解风寒，泔浸苍术干，荆芥和甘草，出汗自然安。

凉膈散

经曰：热淫于内，苦以泄之。故用硝、黄之苦，以泄胸膈之热结也。

凉膈薄荷翘，大黄甘草硝，栀子黄芩共，蜜煎同水调。

脱甲散

脱，解也；甲，铠也。言表解则轻快，如脱去铠甲也。

脱甲归国老，芎参芩胆草，麻黄知母柴，葱白连须好。

惺惺散

惺惺，聪慧貌。风热着人，困迷无知。言用药以散之，则神清气爽，而聪慧有知也。

惺惺芎茯苓，甘草桔蒌根，细辛参白术，引用薄荷吞。

对金饮子

言其功效贵重，可与金敌也。

对金饮子奇，制朴炒陈皮，炙草浸苍术，枣姜煎引宜。

调中汤

调，和也。言泄胃中之邪火，以和脾气也。

调中术葛根，大黄芩桔苓，藁本甘草芍，脾和热不停。

《程氏释方·伤寒门》

论痢疾

痢圣散子

痢，滞下也。由饮食积于中，暑热伤于外。容于大肠气分为白，容于小肠血分为赤。圣者，治痢之圣药也。

痢圣用干姜，檗皮罂粟良，当归甘枳壳，御米共煎汤。

胃风汤

《内经》云：春伤于风，夏必飧泄。风气内通于肝，肝木克脾土，脾病而及于胃。言用药以治胃也。

汤名是胃风，白术参苓芎，芍药常归桂，同煎入粟功。

真人养脏汤

方用参、术之甘，以补脾脏之元气也。纯阳真人所制之方，故名也。

真人养脏汤，罂壳桂和当，肉蔻柯甘芍，术参同木香。

戊己丸

戊，胃土也；己，脾土。专治脾胃泻痢之药也。

戊己芍黄连，吴茱面糊圆，脾经多湿热，止痢效如仙。

仓廪汤

仓廪，积谷之所。胃为仓廪之官。药用败毒散加陈仓米，盖统名之也。

仓廪陈仓米，参苓甘草枳，羌独桔柴前，芎姜煎去滓。

大断下丸

利在下，故断而止之。大，以药力言。

断下丸龙骨，附矾辛石脂，良干姜肉蔻，诃蛎石榴皮。

驻车丸

驻，止也。言药止痢，如车之驻也。

驻车用归先，姜炮炒黄连，醋浸阿胶煮，成膏共作圆。

圣枣子

言药之功在枣也。

圣枣子用肉，裹蔻乳没木，另入浸豆半，合饼候面熟。

苏感丸

苏，苏合香丸；感，感应丸。二药合而匀，为小丸用之也。

借气散

借，假也；气，药气。方用黄连、生姜同炒，去姜用连。连，苦寒之阴，假姜辛热之阳，借其气而用之也。

借气名而巧，黄连共姜炒，姜弃取连研，米汤调末搅。

缠金丹

药用黄蜡为丸，如金缠也。

缠金缎砒霜，木别乳胶香，丹杏硇巴豆，朱砂蜡色黄。

百中散

言应病百发百中也。又云：百中选一也。

散名百中好，粟壳三个炒，厚朴捣姜淹，服时休食饱。

百岁丸

每一岁服一丸，人以百岁为期，故云百也。

百岁阿胶乳，黄连共漏兰，木香罂粟壳，一岁一丸食。

育肠汤

肠久痢，则虚而滑。滑则涩之，以石脂、肉果；虚则补之，以参、术而养育之也。

育肠汤石脂，参术甘桂皮，肉蔻当归朴，良姜倍子随。

玉粉散

言蛤粉之色，白如玉也。

玉粉散修合，精研真海蛤，每服二钱调，须用蜜水龄。

三奇散、五奇汤

三、五，药数也；奇，异也。又曰：三、五为阳，阳数奇，利在下。经曰：远者奇之以达下也。

奇效三奇散，防芪枳壳同，蜜汤调末饮，止痢大成功。五奇双豆蔻，连诃半熟生，木香甘草入，每服米汤清。

缚虎丸

方用砒，砒能杀人，如人之缚虎，恐见伤也。然则，虎缚其足，则不能伤，入砒制其毒，亦不能为害也。

方名缚虎美，溶蜡制砒使，柳搅七条焦，为丸吞冷水。

玄青丸

青黛之色也。

玄青青黛玄，黄檗大黄连，甘遂芫花戟，牵牛轻粉圆。

六妙汤

六者，药之数；妙者，治之功。

方名六妙汤，甘草桂丁香，砂仁罂粟壳，梅肉拌匀良。

导气汤

导，引也，引暑热积滞之气下行也。河间云：和气则后重自除。

导气用槟榔，芩连生大黄，木香归芍药，初痢是良方。

变通丸

谓变而通之，言药不执一也。

变通吴茱连，同浸不同研，各丸粟米饭，视疾相后先。

解毒金华散

黄连，色如金花，能解痢之热毒也。

解毒金花散，黄连檗与芩，赤苓和术芍，止痢更清心。

宿露汤

言露一宿而服也。

宿露音榴皮，椿根草果宜，杏仁甘草锉，乌梅姜片随。

六神散

言六药治痢之神效。

六神罂粟壳，甘草共陈青，梅肉干姜炮，同煎入乳馨。

软红丸

软，柔也；药用油、蜡为丸，滋润而软；红，朱砂、黄丹之色也。

软红丸粉霜，巴豆硇乳香，腻粉续随蝎，丹朱油蜡藏。

敛肠丸

痢则肠滑而不收，故敛之也。

敛肠罂壳先，榆共木香全，榴皮丸炼蜜，再入米泔煎。

玉胞肚

以药贴脐，如胞肚也。

玉胞肚针砂，矾桂共调胶，纸摊脐上贴，太热用衣包。

枳实三百丸

本草云：枳实破结气，消胀满，去脾经积血，治血痢之药也；三百，举总数；每服三十丸，言十服可以愈疾也。

枳实三百圆，槐花生五钱，同丸皂角刺，下用米汤煎。

豆蔻固肠丸

痢则肠不固，豆蔻涩肠，固而止之也。

豆蔻固肠丸，砂仁南木香，石脂姜厚朴，止痢更坚肠。

黑龙丹

黑龙，猪也。猪为龙象，用黑豆入猪胆中，阴干，以治痢也。

奇效黑龙丹，腊大猪胆寒，内装雄黑豆，入麝共阴干。

通玄二八丹

二者，芍药、当归、生地、乌梅各五钱，合而为二两也；八者，黄连半斤也。言药之妙，可以通玄也。

通玄二八丹医痢，黄连梅芍归生地，猪肚盛装韭菜蒸，烂捣为丸须石器。

顶礼散

以手加额曰顶礼。言疾愈而自贺也。

顶礼散如神，木香草果仁，茯苓诃扁豆，罂粟木陈亲。

巴石丸

矾之青黑者为巴石。又云：炼矾色如雪，名之巴石。

巴石飞白矾，素春蒸饼丸，空心米饮下，�用水牛肝。

断痢散

断痢，止痢也。

断痢蔻丁香，陈皮诃子姜，罂壳和甘草，同煎乳粟尝。

《程氏释方·痢疾门》

论霍乱

回生散

外有所感，内有所积，阴阳不升降，乖隔而成霍乱。若病危笃，有存胃气一点者，言此药能起死回生也。

回生散更奇，去白用陈皮，藿香同锉片，煎服不拘时。

止渴汤

吐泻之后，热甚，则津液大亡，故烦渴也。以甘淡之药，除烦生津，以止其渴也。

止渴用参苓，门冬蒌葛根，桔泻和甘草，白汤调蜜吞。

既济汤

既济，坎上离下之卦名也。霍乱之后，阴阳不交，二气乖戾，犹未济也。言用药以和其气，使水火相交而既济也。

既济甘草炙，附半门冬入，淡竹参引姜，同煎粳米粒。

正胃汤

胃气不正，则为霍乱，故正之也。

正胃枇杷叶，朴桂陈皮协，生姜为引煎，吐利停如摄。

七气汤

七情之气不和，而成霍乱也。

七气多半苓，紫苏朴桂参，陈皮和芍药，姜枣服空心。

机要浆水散

机要，方书名；浆水，药用浆水煎，取其助胃气也。

浆水立方名，干良姜桂心，甘草同附子，一饮胜千金。

《程氏释方·霍乱门》

豫医论疫——河南古代医家论疫集萃

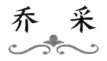

乔 采

❖ 医家介绍

乔采，字善来，河南商丘人，明末医家，生卒年代不详，尤精妇儿科，著有《幼幼心裁》，成书于1638年。

乔采在《幼幼心裁》中首论幼科疾病诊治基本理论及诊疗大法，并对婴幼儿的常见疫病进行辨证论治。如吐泻篇论述霍乱的经验治法，分述病因、病机、辨证施治，不拘一格，辨证简明，突出了小儿脏腑易虚易实的特点，选材多轻灵有验，所用方剂多为理中汤、益元散等历代经典方剂，但药味组成已有变化，并附治疗捷法，作为该证通治方剂。体现了乔采用药的独到之处。可供临床参考。

❖ 乔采医论医方

治疗小儿吐泻

大凡男女吐泻，阴阳顺逆当明：男逢泄盛下无阴，女子吐多不应，出物多而数少，此为寒盛多侵。如逢物少数频频，火盛细加体认。

吐泻若然同见，此名霍乱阴阳。只消一服理中汤，上吐下泻了当。若是服此不效，再加熟附、煨姜，乌梅作引是良方，莫与俗人夸奖。

吐泻时时作渴，诸般汤药无灵，饮汤饮水腹膨停，束手待观死定，急用伏龙引子，时时与吃调停，须加止火去邪宁，才显小儿医圣。

又有一等霍乱，燥渴、腹痛难禁，转筋、吐泻数频频，无物有声汗浸，香薷、扁豆、厚朴、黄连加上如神。只消一服妙无伦，方显医工认真。

吐泻并作，此名霍乱。其症有三：有寒、有热、有食积。

凡上吐下泻，两腮赤，遍身热，口作渴，吐泻时多而出物少者，此属于热，用五苓散加煨干姜治之。或用煨干姜，澄冷水调益元散服之。

益元散加细红曲、枳壳炒五分，米糊丸，陈皮汤下。

凡上吐下泻，腮䏙白，足胫冷，腹痛，多啼，不渴，吐泻时少而出物多者，此属于寒，用理中汤治之。甚者，加附子、乌梅效。此上二症，皆阻乳食。

凡吐泻出物酸臭，面黄，不吃乳食，腹常作痛者，此食积也。以丁香脾积丸推去其积，后以集圣丸调之。

集圣丸：黄连　芦荟　五灵脂　夜明砂炒　淘去灰，焙干　缩砂　陈皮　青皮　莪术煨　木香各二钱　使君子肉一两　黄芩　川芎　虾蟆炙焦，各二钱　当归一钱五分

上为末，取雄猪胆两个，取汁，调面打糊丸，米汤送下。

凡夏月泄泻，用益元散，冷水调服，余月煎服。

捷法治吐泻，不问寒热，只用胃苓丸、一粒金丹。煨干姜汤吞之，多服见效。

胃苓丸：平胃合五苓。此药平，寒热俱用。水一盏，煎服。

一粒丹方：寒水石二两，枯矾二两，共为末，水糊丸如绿豆大，每服一丸，米饮送下。

凡吐泻不止，作渴者，不治。

凡吐泻不止加惊搐者，不治。

凡吐泻不止，口舌生疮，手足冷，身作热，此阴降阳升，脾气中绝也，不治。

又验方，用樟树白皮浓煎汤，一服即止。芦粟根煎汤服，亦好。

《幼幼心裁·吐泻》

张泰恒

❖ 医家介绍

张泰恒，字德一，约生于清康熙十年（1671 年）左右，卒于乾隆三十年（1765年）左右。祖籍山西省洪洞县，其先祖于清初移居洛阳张家岭，后定居邓州。张氏幼习儒业，于科场失意，遂专心岐黄，对《伤寒论》颇有研究，熟读历代注家之书，尤精仲景之学，对伤寒温病诸家，皆有研究。友人廖氏称其"于此道深得三昧，既已调护己身，亦且广济众人"。

张氏认为"医圣先师立论著方，创生世未有之奇"，如王叔和、成无己、李东垣、王好古等历代医家，"虽纯杂不一，然莫不各有所发明"，唯童养学为《活人指掌》所作之注释、辨析，即《伤寒活人指掌补注辨疑》一书，"凌乱悖谬不可枚举"，于是著《伤寒类证解惑》以辨之。

此书为歌括性著作，共四卷，10.7 万余字。卷一为伤寒总论，以问答形式列举伤寒何以为大病、果伤寒但传足不传手、伤寒有热亦有寒、伤寒所变之杂症是否属伤寒门等十个问题，继之以伤寒类证解惑目次；卷二、卷三为伤寒类证解惑赋及注文；卷四为伤寒类证治疗经方一卷，博采张仲景、朱肱、陶节庵之方共 182 首，参以心得及加减法，以助学者学习使用。

张泰恒订《伤寒类证解惑》一书之体例为伤寒总论、伤寒类证解惑目次、伤寒类证解惑赋、伤寒类证解惑赋注、伤寒类证药方。以总论开门见山地回答关于伤寒学术的十个重要问题；复以目次便于学者检索、阅览；再以伤寒类证解惑赋总列一处，分为十八段，便于学者诵读，将注解之文附之于后，利于学者分段研读；最后将所有方药列于卷末，可谓层次鳞然，极为精当。

❖ 张泰恒医论医方

辨伤寒

然则以伤寒而变杂症，依然伤寒之杂症也，与内伤之杂症相去云泥矣，焉得推之伤寒之外乎！大抵病有标本，治有原委。症虽百变，而卒不可不求其根。即如便血、衄血、发黄、发斑、蛔厥、狐惑、结胸、痞气皆杂症，由伤寒而来者也。然则将以是为内伤之认杂症，而与伤寒无干乎哉。说之谬妄不经也明矣。

敢问伤寒治分表里，即阳为表，阴为里之说乎？曰：不止如是而已也。盖以阳经络对阴经络而言，则三阳之经络为表，而三阴之经络为里；以阳腑对阴脏而言，则三阳之腑为表。而三阴之脏为里，此特大概之言耳。究之经络脏腑，则层层有表里耳。盖太阳之经络，行身之后，主皮毛之分野；阳明之经络，行身之前，主肌肉之分野；少阳之经络，行身之侧，主肌肉与脏腑交际之分野。至于三阴之经络，虽露其端于外，而实行乎身之中，主脏与腑联络之分野。故风寒入于太阳经，属表之表；入于阳明经，属表之里；入于少阳经，属半表半里；入于三阴经，属里之表；由经络入于腑与脏，属里之里，而脏又深于腑，故难治也。

霜降之后春分前，阴盛阳微气烈然。触冒寒风与寒气，登时即病名伤寒。

寒伤三阳纯乎热，热入三阴更无寒。若寒邪而中阴经，惟有温散之一法。至伤寒而辨杂病，又需随方而就圆。

太阳则头痛、身热、脊项强，阳明则目痛、鼻干、不眠，少阳耳聋胁痛，寒热呕而口为之苦；太阴腹满便实，尺寸沉而津不到咽；少阴舌干而口燥；厥阴烦满而囊拳。在表者，宜发越而散；在中者，宜和解而痊。里未实者，苦寒以折；里既实者，攻下乃安。太阳无汗，麻黄为最；太阳有汗桂枝可先。葛根汤祛阳明之身热；柴胡汤理少阳之脉弦。四逆散治三阴之烦渴；六乙汤攻胃腑之痞坚。此是六经真热症，不与阴寒症同看。

合病者，三阳同时受病，不比传经有次第。并病者，二阳相并而居；讵较传经无异同。合病或呕而或利。并病可汗亦可攻。

不可汗本有数端，脉沉与杂症有碍。不可下自非一类，脉浮与杂症相牵。故小青龙善治喘呕，大青龙兼理风寒，桂麻各半疗身痒而汗不出，人参新加理身疼而邪未消，少阴无热反发热，脉沉者麻黄附子。太阳误利故下利，脉促者葛根黄连。热以取汗，汗不出宜造阳以求解。汗以止热，热复生，可再汗以求痊。战汗分数端，邪不传兮表解即愈。燥汗止一症，饮及时兮胃润则安。小承气正逐潮热，大承气专下秘坚。调胃汤润胃实而口燥，黄龙汤去旁注而便难。柴胡芒硝治阳明肠热不已桂枝大黄治太阴腹痛难堪。胃热兼阴阳早知邪并于一，下症分缓急，用是等列为三。

因知亡阳而筋惕，皆过汗所为。亡阳而心惕，亦强汗所致。身摇摇兮胸满气逆，唯桂苓为可疗。身振振兮，肉𥆧筋惕非术附则无济。养真汤治病人双手冒胸，此汗多而宗气衰。复脉汤治病人六脉俱结，此汗多而心神悸。甘澜以降奔豚。可免肾气之凌。蜀漆以救惊狂，应叹火邪之厉。

致若阴症而下之速，因致痞气。阳证而下之早，乃诚结胸。结有七种，痞非一宗。

水结者，茯苓半夏。寒结者，白散理中。血结者，柴胡归芍。实结者，大小陷胸。脏结本无阳症，脐痛引阴为难治。支结原非全结，发热微呕不可攻。生姜泻心治食痞，而里气逆。甘草泻心理虚痞，而胃中空。黄半泻心疗热痞，而心逆满。附子泻心除寒痞，而身恶风。胸痞兮下利不止，服余粮而可敛。心痞兮噫气不息，煮旋覆而立通。

虚烦宜微吐，栀子汤吐胸中懊憹不得眠。实烦宜快吐，瓜蒂散吐膈上冲突不得息。黄芩半夏治上焦烦呕为先宜。栀子厚朴消胸腹烦满为最的。

尝谓阴厥者阴之厉，阳燥者阳之刚。阳厥者，阳似阴而阳益炽。阴燥者，阴格阳而阴愈强。

三阳有寒亦有热，三阴宜温亦宜凉。即如太阳犯本，则热蓄小腹；太阳受寒，则冷结膀。茱萸汤治阳明呕谷为至截；粟谷丸闭阳明洞泄独称良；阳明中寒不食者黑神散；阳明饮水无度者白虎汤；蛔厥因阳明之寒，虫攻咽及攻胃；狐惑因阳明之热，虫食脏及食肛。少阳少眠而盗汗，脉弦衰者虚所使；少阳多眠而盗汗，脉弦盛者热所伤。太阴有小便而无大便，脉涩者名脾约；太阴有头汗而无身汗，尿涩者必发黄。太阴脉浮而腹满疼，宜温经以取汗；太阴脉沉而兼吐利，急退阴以求阳。半夏散发少阴客寒而咽中痛；苦酒汤敛少阴客热而咽中伤；少阴背恶寒当煮熟附子；少阴烦不卧必求鸡子黄。呃逆原非一症，在少阴则回阳返本厥逆岂仅一经，在少阴则四逆回阳。脓血见于少阴，稳则桃花为最。寒湿中于少阴，乃闻真武至强。厥阴干呕而头苦痛，吴茱萸佐以甘草；厥阴久寒而脉欲绝，吴茱萸更加生姜。水寒在厥阴，厥逆心悸兮，赤茯苓甘淡能泄。阳毒见厥阴下利后重兮，白头翁汤纯苦堪当。

加以拘急痿痹症有攸异。郑声谵语，治各不同。金佛草专主邪热痰嗽，牛蒡根能疗汗时漏风。补中益气治病人五官俱惫，升阳散火治病人双手撮空。宁神益智治伤寒热遗包络，导赤各半治伤寒邪越心中。竹叶石膏治瘥后气逆而心欲吐，蜂蜜猪胆润直肠液竭而便不通。三燥者，眼目口鼻皆苦焦，总由三焦遗热百合者，行住坐卧皆不定，号为百脉同宗。

闻之饮多便少名消渴，水入转出因水停。水溢于下必作肿，湿盛矣，泄以牡蛎泽泻。水浮于上必作吐，土弱矣，补以白术茯苓。

衄血者，欲愈之兆，衄而不止，芩连可取以散邪；吐血者，内热之证，吐而不休，柏皮可据以安肺。阳明便血必无汗，贵有清导之功。少阴误故多血，能无厥竭之惧。血聚皮肤必发斑，发斑者，先见红而后见紫，必求青黛消斑。血蓄膀胱必发狂，发狂者，小便黄而大便黑，通用桃仁承气。

阴易，阳易与女劳同一欲毒。劳复食复较重感均属危灾。

推之四时感冒，施以羌活冲和，已无虞也。若夫两感伤寒，纵投冲和灵宝，必能生哉。

他如行气香苏治夹气之伤寒；疏邪调中治伤寒而夹食。通脉四逆治夹阴之伤寒；

调荣养卫治伤寒而劳力。

有如风温类伤寒气喘者，服葳蕤而可定；风湿类伤寒体痛者，煮羌活而潜轻。中暍类伤寒，白虎人参疗脉虚而热不止；湿温类伤寒，白虎苍术除身热而胫如水；痉症类伤寒，多因中风而感寒湿；霍乱类伤寒，总由饮食而兼暑蒸；湿症类伤寒，尿涩者不可汗而可泻；温病类伤寒，口燥者不可汗而可清；瘟疫类伤寒，须分春夏秋冬以施治；瘴疬类伤寒，当审山水燥湿不同情；疟疾类伤寒，但寒热发作有定；脚气类伤寒，但足膝屈弱难行；痰疾类伤寒，但喘急吐涎而项不强；食积类伤寒，但膨闷恶食而身不疼；痘症类伤寒，但热作不常，知胎毒之欲出；劳疾类伤寒，但蒸热无渴，乃相火之浮腾。

瘀血在上焦作吐不止者，柏皮汤、加味犀角地黄汤、生地芩连汤。瘀血在中焦作吐不止或下血不止者，加味黄连解毒汤、阿胶泻红散。瘀血在下焦则不吐，其人必发狂，大便必黑，桃仁承气汤主之。

治疗经方

第一　麻黄汤（仲景）

治冬月正伤寒，头痛如斧劈，身热如火炽，腰脊骨节强疼，恶寒、无汗、脉浮紧。此太阳经病，属表。

麻黄三钱　桂枝三钱　杏仁三钱　甘草二钱

水煎温服取汗。

第二　升麻发表汤（节庵）

即麻黄汤加减治症同上。

麻黄四分，去根节　桂枝三分　杏仁八分，去皮尖　甘草三分六　白芷八分　防风八分　升麻五分　羌活钱　川芎钱

上九味用生姜三片、葱白二茎、豆豉一撮，热服被覆身首取汗。中病即止，不宜多服，多服则更生别病。发汗宜避风寒、忌生冷。

若喘者去升麻加干姜，若身体尽疼者去杏仁加苍术、芍药。若胸中饱闷者加枳壳、桔梗。

若感寒甚重者，服不作汗，可再服二三剂，汗仍不出者必死。

第三　桂枝汤（仲景）

治冬月正伤风，头痛、发热、恶风、脊强、自汗、脉来浮缓。此亦太阳经病，属表也。

桂枝三钱　白芍三钱　炙甘草二钱　生姜五片　大枣三枚

水煎温服须臾，食热稀粥一盅，以助药力。被盖取微汗，不可如麻黄汤之大发其汗也。

第四　疏邪实表汤（节庵）

即桂枝汤加减。治症同上。

桂枝三分　白芍钱，酒炒　炙甘草三分　羌活八分　防风八分　川芎八分　白术钱，炒

上七味，用生姜三片、枣二枚、胶饴二匙，水煎温服，取微汗愈。

若喘者加柴胡、杏仁。

若自汗不止者加黄芪。

《难经》云："阳经为病，若寒热，夫阳维主一身之表，风寒入于皮肤肌肉之间，正在阳经之地。则阳维之荣血卫气，与外来之贼邪酝而为一，已成不可复分之势，故发吾身受伤之血气，使之为汗而出，正所以伐外来之贼邪也，而阳经得其安矣。"

抑又闻之肺主皮毛，脾主肌肉，风寒客于皮毛之间，虽属足太阳之经，实在手太阴之分野。故仲景桂枝麻黄汤治太阳经病，实就肺之分野也。风寒客于肌肉之间，虽属足阳明之经，实在足太阴之分野也，故仲景葛根汤治阳明经病，实救脾之分野也。此说李时珍之意而变通之。

第五　葛根汤（仲景）

治冬月正伤寒头痛、眼眶痛、鼻干不得卧，发热、恶寒、无汗，脉来微洪。此阳明经病，属表也。太阳与阳明合病，此汤亦主之。

葛根一两　麻黄三钱　甘草二钱　生姜三片　枣二枚

水煎温服，覆取汗。

第六　柴葛解肌汤（节庵）

即葛根汤加减。治症同上。

柴胡三钱　葛根三钱　黄芩三钱　竹叶三钱，酒炒　羌活八分　白芷八分　桔梗七分　甘草三分　生姜三片　枣二枚　石膏末钱

水煎热服取汗，汗出后更莫复服。

若无汗恶寒甚者，去黄芩加麻黄，若自汗恶风者去麻黄。

若春日伤寒，减麻黄。

若夏月秋天伤寒，以苏叶代麻黄。

若治晚发温病，亦去麻黄，仍加倍石膏末。

第七　小柴胡汤（仲景）

治伤寒、伤风、耳聋、胁痛、胸中满而烦，往来寒热，呕而口苦，默默不思饮食，脉来弦数。此少阳经病，属半表半里也。

柴胡三钱　黄芩三钱　人参五钱　半夏三钱，姜炒　甘草三分　生姜三片　枣二枚

水煎服。

第八　柴胡双解散（节庵）

即上方加减，治症同上。

柴胡钱二分　黄芩钱　人参五钱　半夏三钱，姜炒　甘草三分　陈皮八分　芍药五分　姜三片　枣二枚　生姜汁三匙

水煎服。

若胸烦不呕，去半夏、人参，加栝楼仁。

若渴者，亦去半夏，加知母、花粉。

若痰多，加栝楼仁、贝母。

若齿燥无津液，加石膏。

若胁痛甚者，加青皮。

若腹痛者，去黄芩加芍药。

若小便不利，加茯苓。

若寒热似疟表证多者，加桂枝。

若胸胁痞硬者，去大枣加枳壳、桔梗。

若虚咳无痰者，加五味子。有痰而嗽者加金沸草。

若烦虚，加竹叶、炒粳米。

若呕多者，加生姜自然汁及竹沥。

若妇人热入血室，加当归、红花。

若男子热入血室，加生地黄。

若表罢里急者，加大黄。

……

第十　四逆散（仲景）

治阳邪传于少阴，热气渐深，是致手足逆冷而不温，然以其未曾入胃，故只以此汤以散里热。

柴胡三钱　枳实三钱　芍药三钱　甘草二钱

以上四味等份为末，白饮和服。

第十一 六乙顺气汤（节庵）

即大承气汤加减，治伤寒邪热传于胃腑，大便结实，口燥咽干，潮热自汗，谵语不食，胸腹硬满，绕脐疼痛，脉来洪数有力，乃攻下之圣药也。

大黄钱一分，生用 枳实钱，麸炒 黄芩钱 厚朴钱，姜炒 柴胡钱 芍药钱 甘草三分 芒硝钱

上八味，先煮前七味去滓，入芒硝微沸令化，临服入铁烙水三匙，取其沉重之义，最能坠热开结，乃千金不传之稳也。几服攻下，药不必尽剂。先服一半，大便快利、腹中宽松者即止后服，又仲景云："涤荡积热，汤胜于丸散"，亦不可不知。若伤寒日久及曾经下过，并老弱虚款之人与妇人产后不得不下者，须于此方中去芒硝，下之则吉，以硝性最紧急故也。

第十二 葛根加半夏汤

邪气外甚，阳不主里，里气不和，气下而不上者，但下利而不呕。里气上逆而不下者，但取而不下利。与此汤以散邪。加半夏以下逆气。

葛根四两 麻黄一两，去节通泡，去黄汁，焙干，称 生姜三两 炙甘草二两 芍药二两 桂枝二两，去皮 大枣十二枚 半夏半斤，洗

上以水一斗，先煮葛根、麻黄减二升，去白沫，纳诸药，煮取三升，去滓温服一升，覆取微汗。

第十三 黄芩汤

治太阳少阳合病自下利，为半表半里，非汗下所宜施，故与此汤。

黄芩三两，味寒 炙甘草三两，味甘平 芍药二两，味酸平 大枣十二枚，味甘温

上四味，以水一斗，煮取三升，去滓温服一升。日夜再一服，若呕者加半夏、生姜。

第十四 黄芩加半夏汤（仲景）

黄芩 甘草 芍药 大枣此黄芩汤，外加 半夏半斤 生姜三钱

其余分两水煮，俱依黄芩汤法服。

……

第七十九 茵陈蒿汤（仲景）

治阳明瘀热在里，但头汗出而无身汗，剂颈而还，腹满口渴，大小便不利，身自发黄，脉沉实。此湿热熏脾胃而致然也。

张泰恒

茵陈六钱　栀子四枚　大黄二钱

水煎温服，大小便当俱利，尿如皂角汁状，色正赤，腹渐减，湿热悉去矣。

第八十　茵陈大黄汤（节庵）

即前汤加减，治症同上。

大黄二钱　山栀二钱　黄芩二钱　茵陈二钱　厚朴钱半　枳实钱半　甘草三分　姜一片　灯芯一撮

水煎热服，若大便自调者，去大黄、厚朴，加腹皮，利小便清为效。

第八十一　栀子柏皮汤（仲景）

治伤寒身黄发热，属热在里面而未成实者，故不必动其大小便也。

栀子五钱　黄柏三钱　甘草钱

水煎服。

第八十二　桂枝理中汤

桂枝三钱　人参三钱　白术三钱　干姜三钱　陈皮三钱　甘草三钱

水煎服。

……

第九十一　回阳救急汤

治寒邪直中少阴经，而即于阴脏，初病无身热头疼、恶寒不渴、上吐下利、战栗腹疼、身沉倦、四肢厥冷，或手、足、唇、口皆青色，脉沉迟至无脉者。

熟附子钱半　炮姜二钱　人参钱半　茯苓钱　白术二钱　官桂八分　陈皮八分　半夏钱，姜炒　五味子五分　炙甘草三分　姜三片

水煎服，临服入麝香三厘，调下以手足温和为至。不可多服，致生他病。若余邪未尽，以理中汤加减治之，自愈矣。

若泄泻不止加升麻、黄芪。

若呕吐不止，加生姜汁，或先向东陈壁土入罐内，以沸汤领之，以口鼻伏罐口吸其气，然后服药。

若腹中绞痛，口吐涎沫者，加盐炒吴茱萸。

……

第百七十五　藿香正气散

藿香二钱　紫苏钱　陈皮钱　厚朴钱，姜炒　半夏钱，姜炒　白术钱，炒　茯苓钱　桔

梗钱　甘草五分　腹皮钱　白芷钱　姜、枣引

霍乱转筋，加木瓜。

腹痛，加炒白芍。

寒痛，加官桂。

冷甚，加干姜。

饮食不化，心下痞闷，加香附、砂仁。

米谷不化，加神曲。

第百七十六　柴葛白虎汤

柴胡二钱　葛根二钱　石膏五钱　知母二钱　甘草七分　糯米一盅
水煎服。

第百七十七　理脾驱瘴汤

陈皮钱，炒　白术钱，炒　茯神钱　黄芩钱，炒　栀子钱，炒　半夏钱，姜汁炒　神曲
八分，炒　山楂钱　黄连八分，姜炒　前胡五分　苍术八分，浸炒　甘草五分　姜引
水煎服。

第百七十八　神曲清脾饮

治疟发有定期。

柴胡钱半　半夏钱　黄芩钱　白术钱，腹满去之　陈皮钱　神曲钱　茯苓八分　厚朴八
分　甘草五分　姜、枣引
……

第百八十　加味导痰汤

牛力壮盛，先用吐痰法，后服此汤。

茯苓三钱　半夏三钱　南星钱半　枳实三钱　黄芩三钱　白术三钱　陈皮三钱　桔梗三
钱　黄连二钱　栝楼仁三钱　人参三钱　甘草二钱
煎服，姜、枣入，竹沥汁服。

第百八十一　金匮舒气汤

熟地黄三钱　山萸肉三钱　山药三钱　茯苓三钱　牡丹皮三钱　泽泻三钱　附子三
钱　肉桂三钱　车前三钱　牛膝三钱
水煎服。

袁句

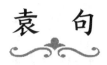

❖ 医家介绍

　　袁句，字大宣，别号双梧园主人，清代河南洛阳县人，生卒年代不详，医家。袁氏原习儒，乾隆十年（1745 年）中三甲进士，后任职刑部。他襟怀高洁，性情直亮，文行气谊，"卓卓有以自异于人"。"论文之暇"，又"兼及医理"，凡以病叩门者，不论贫富贵贱，皆为治之。据李廷序言，袁氏在嵩少读警时，曾遇"异人于石室中"，他在向"异人"学文之余，"参及医宗三昧"；后因父辈四门单传，其"一身承四桃"，而子女又"屡以痘疡"，故对医道的研究日渐潜心，尤其于痘症致意颇深。袁句在临证中体会到，医书之多，汗牛充栋，"先儒固以备言"，独痘疹一门则气运不同，治法亦异，"往往各有专长，而其实不无小偏者"。遂参考前人痘科有关论述，复结合自身临证所能，"随笔志之"，于癸酉（1753 年）夏日撰成《天花精言》（又名《痘症精言》）一书，并于 1755 年刊行于世。

　　《天花精言》为痘疹专著，共六卷，卷一至卷三专论痘疹的治疗；卷四为痘疹图说；卷五论药性；卷六备用诸方，共录验方 11 首。此书又有四卷本，名《痘症精言》，内容略有增补。

❖ 袁句医论医方

治疗痘症

　　辨其两实两虚，察其偏胜偏逆，因其经络，定其部位，考其颗粒，参其颜色，而后即其证候，投以药饵。

《天花精言·原序》

　　世之论痘者，大抵先观头面，次观周身，头面之部位不明，未悉某处为某经之位……混而施之。不得其要，未有不南辕北辙者，周身之部位不分，遥论乎某位某经之发……纷而投之，不得其宜，未有不张冠李戴者。

《天花精言·头面周身部位论》

痘之形孰吹嘘之鼓铸，领毒而出者也，而各种形象不同者，为虚为实之分，各经各络之别也。然观其形，犹必察其证候，考其象，更需究其神情。证候与形象合，而真伪辨矣；神情与证候合，而疑似昭矣。

《天花精言·痘形论》

合之病候，兼之神情，为虚为实，为浅为深，会之于心，而疑似不能淆。辨其两实两虚，察其偏胜偏逆，因其经络，定其部位，考其颗粒，参其颜色，而后即其证候，投以药饵。

《天花精言·痘色论》

每见证候之儿死于此条者不知凡几，而治之法，则又时而用攻，继而用补，而不知变通之道，予以所以目击心伤者。

《天花精言·休息痢》

隐伏痘为气血皆被毒制，不能领载，蕴藏之火一任其盘结而郁遏，熏灼脏腑，煎熬津液，故热虽不甚炽，然筋骨强直，神情昏迷；发扬痘为气血皆受火灼，不能管束，沸腾之火一任其燔炙而冲突，透骨穿筋，灼肉吹皮，故症见大热如炮，神情咆哮，唇舌焦黑。

《天花精言·隐伏发扬论》

发痘，为险恶证候，治之不善，或延误治疗，使毒气内攻，则有性命之忧，故治疗须速施药，再为发之。如毒气轻浅，则用发表解散之品；毒气深厚，则用穷源透根之剂。宜缓剂则不妄投峻品，当猛品则不误投缓味。审其症之深浅，择乎药之轻重，要使未尽之毒发泄于外。

《天花精言·倒发论》

盖治痘之法，曰补气，曰补血，曰攻毒，曰凉血，曰清火，曰解表，曰升达，曰透毒，尽于此矣，而运用之妙，则有机关，在眼会通，在心变化，在手而成见，不敢少拘者。

《天花精言·治法总论》

紫草膏 紫草五钱　犀角三钱，磨细　羚羊角三钱，磨细　珍珠四分，研细　劈砂五钱，飞净　牛黄二分　青黛三钱，水澄　川贝三钱，炒净　琥珀三钱，细研　羌活三分，炒　冰片（梅片）一分　明雄五钱　乳香三钱，去油　没药三钱，去油　元参五钱，或晒燥，或瓦焙，上为细末，包好勿动　银花二两　地丁二两，拣净　核桃肉二两，捣烂　甘草一两　甘菊一两

后五味，先入长流水五碗，用砂锅慢火煎至一半，取滓绞汁，滤清，入炼蜜盏许，桑柴熬至滴水不散，入前十五味药为丸，重三分。已痘未痘，诸般恶疮恶毒。一岁上下

者服一丸，三岁上下者服二丸，蜜水送下。

洗痂散　玄参、滑石、绿豆粉、松罗茶各等，治痘证，热在肌表，痂落不快者。上为细末。绢包扑之。脱利异常。

珠珀救苦散　石首鱼枕骨一钱，鲜黄花鱼脑内白石二块，置水内煮一炷香，研为极细末　京剥牛黄五分　大珍珠五分，将珠下于豆腐内，将豆腐悬于净砂锅内，水煮一炷香，研为极细末　孩儿茶五分　黄柏末三分　大梅花冰片三分　真青黛五分　象皮五分，烧煅存性　好硼砂三分　琥珀末五分

上为极细末。治走马牙疳。

痘疬膏　楝枝不拘多少，去皮　柳枝不拘多少，去皮　槐枝不拘多少，去皮　桃枝不拘多少，去皮　红椿枝不拘多少，去皮　真香油一斤　桐油六两　当归二钱　白芷二钱　地榆二钱　甘草二钱　猪毛一斤　黄丹半两　乳香三钱，制为末　没药三钱，制为末

上将前五枝入香油、桐油内熬焦，去滓澄清，再入当归等四味熬之，去滓澄清，再入猪毛熬化后，每两油入黄丹半两，用槐条搅匀，再入乳、没药末，同熬成膏，倾入水内，拧百遍，贮于碗内。外敷患处。痘后毒疬疔痈。

洗痂膏　生猪牙槽骨髓一具　紫草末少许

调为膏。外涂患处。痘中发际之痂及一切堆厚强硬者。

《天花精言·备用诸方论》

豫医论疫——河南古代医家论疫集萃

杨璿

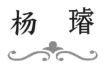

❖ 医家介绍

杨璿（1705—1795），字玉衡，晚号栗山老人，今河南夏邑人，对温病研究颇深，温病学派著名医家。其著作《伤寒瘟疫条辨》（简称《寒温条辨》），推崇杂气致病，上承仲景古意，力主寒温分立，着重剖析了伤寒与温疫病因病机以及治疗方法的不同，对温病，尤其是温疫病的治疗做出了贡献。所载升降散及其加减方，开温病治疗又一法门。《伤寒瘟疫条辨》成书于清乾隆四十九年（1784 年）。

杨氏痛感时医辨不明寒温，以至于"无人不以温病为伤寒，无人不以伤寒方治温病"。造成了寒温混淆不清，贻害无穷的局面，进而深入研究伤寒与温病的不同之处，最后"集群言之萃，择千失之得"。从前人的著述和自己的经验中领悟，写成《伤寒瘟疫条辨》一书。该书成书于1784 年。书共六卷。卷一列述伤寒和温病的脉证、病因、治法等多方面内容；卷二、卷三辨析伤寒、温病各种病候；卷四、卷五为医方，计正方180 首，附方34 首；卷六为本草辨，述药物188 种。该书从病因病机、症状鉴别、处方用药等方面展开，叙述伤寒和温疫各不相同的诊治规律。

❖ 杨璿医论医方

辨伤寒和温病

凡温病脉不浮不沉，中按洪长滑数，右手反盛于左手，总由怫热郁滞，脉结于中故也。若左手脉盛，或浮而紧，自是感冒风寒之病，非温病也。

凡温病脉，怫热在中，多见于肌肉之分而不甚浮，若热郁少阴，则脉沉伏欲绝，非阴脉也，阳邪闭脉也。

凡伤寒自外之内，从气分入，始病发热恶寒，一二日不作烦渴，脉多浮紧，不传三阴，脉不见沉；温病由内达外，从血分出，始病不恶寒而发热，一热即口燥咽干而渴，脉多洪滑，甚则沉伏。此发表清里之所以异也。

凡浮诊中诊，浮大有力，浮长有力，伤寒得此脉，自当发汗，此麻黄、桂枝证也。

温病始发，虽有此脉，切不可发汗，乃白虎、泻心证也。死生关头，全于此分。

凡温病内外有热，其脉沉伏，不洪不数，但指下沉涩而小急，断不可误为虚寒，若以辛温之药治之，是益其热也。所以伤寒多从脉，温病多从证。盖伤寒风寒外入，循经传也；温病怫热内炽，溢于经也。

凡伤寒始本太阳，发热头痛而脉反沉者，虽曰太阳，实见少阴之脉，故用四逆汤温之。若温病始发，未尝不发热头痛，而见脉沉涩而小急。（于脉中印见得异，此发前人所未到之旨也。）此伏热之毒滞于少阴，不能发出阳分，所以身大热而四肢不热者，此名厥，正杂气怫郁，火邪闭脉而伏也，急以咸寒大苦之味，大清大泻之。断不可误为伤寒太阳始病，反见少阴脉沉，而用四逆汤温之，温之则坏事矣。（此段议论，乃于古特识，患温者，从此不冤矣。俗医何曾梦见。）又不可误为伤寒阳厥，慎不可下，而用四逆散和之，和之则病甚矣。盖热郁亢闭，阳气不能交接于四肢，故脉沉而涩，甚至六脉俱绝，此脉厥也。手足逆冷，甚至通身冰凉，此体厥也。即仲景所谓阳厥，厥浅热亦浅，厥深热亦深是也，下之断不可迟，非见真守定，通权达变者，不足以语此。

凡温病脉，中诊洪长滑数者轻，重则脉沉，甚则闭绝。此辨温病与伤寒，脉浮脉沉异治之要诀也。

凡温病脉，洪长滑数，兼缓者易治，兼弦者难治。

凡温病脉，沉涩小急，四肢厥逆，通身如冰者危。

凡温病脉，两手闭绝，或一手闭绝者危。

凡温病脉，沉涩而微，状若屋漏者死。

凡温病脉，浮大而散，状若釜沸者死。

按：伤寒温病，必须诊脉施治。有脉与证相应者，则易于识别，若脉与证不相应，却宜审察缓急，或该从脉，或该从证，务要脉证两得。（"脉证两得"，此治病之大关键也，业医者深宜留心。）即如表证，脉不浮者可汗而解；里证，脉不沉者可下而解。以邪气微，不能牵引，抑郁正气，故脉不应。下利脉实，有病愈者，但得证减，复有实脉，乃天年脉也。又脉法之辨，以洪滑者为阳为实，以微弱者为阴为虚，不待问也。然仲景曰：若脉浮大者，气实血虚也。《内经》曰：脉大四倍以上为关格，皆为真虚。陶氏曰：不论浮沉大小，但指下无力，重按全无，便是阴脉。此洪滑之未必尽为阳也、实也。景岳曰：其脉如有如无，附骨乃见，沉微细脱，乃阴阳潜伏闭塞之候。陶氏曰：凡内外有热，其脉沉伏，不洪不数，指下沉涩而小急，是为伏热，此微弱之未必尽为阴也、虚也。夫脉原不可一途而取，须以神气、形色、声音、证候彼此相参，以决死生安危，方为尽善。所以，古人望闻问切四者缺一不可。

《伤寒瘟疫条辨·卷一·温病与伤寒不同诊脉义》

西汉张仲景著《杂病伤寒论》十六卷，当世兆民赖以生全。至晋代不过两朝相隔，其《杂病论》六卷已不可复睹，即《伤寒论》十卷，想亦劫火之余，仅得之读者之口授，其中不无残阙失次，赖有三百九十七法、一百一十三方之名目可为校正。而温病失传，王叔和搜讨成书附以己意，指为伏寒，插入异气，似近理而弥乱真。（人皆知仲景之法自叔和而明，不知亦自叔和而晦，温病之坏始此矣。后贤先传，后经附会阐发，一概混种混收，鲜不贻耕者、食者之困矣。）其序例有曰：冬时严寒杀厉之气，病者为伤寒；中而不即病，寒毒藏于肌肤，至春变为温病，至夏变为暑无已注云：先夏至为病温，后夏至为暑病，温暑之病本于伤寒而得之。谈，温病与伤寒同一根源也，又何怪乎！后人治温病，皆以伤寒方论治。殊不知温病另为一种，非寒毒藏至春夏变也。自叔和即病不即病之论定，而后世名家方附会之不暇，谁敢辩之乎！余为拨片云之贱，以著白昼之光。夫严寒中人顷刻即变，轻则感冒，重则伤寒，非若春夏秋风暑湿燥所伤之可缓也。即感冒一证之最轻者，尚尔头痛身痛，发热恶寒，四肢拘急，鼻塞痰喘，当即为病，不能容隐。今为严寒杀厉所中，反能藏伏过时而变，谁其信之？更问何等中而即病？何等中而不即病？何等中而即病者，头痛如破，身痛如杖，恶寒项强，发热如炙，或喘或呕，烦躁不宁，甚则发痉，六脉如弦，浮紧洪数，传变不可胜言，失治乃至伤生。何等中而不即病者，感则一毫不觉，既而挨至春夏，当其已中之后，未发之前，神气声色不变，饮食起居如常。其已发之证，势更烈于伤寒，况风寒侵入，未有不由肌表而入，所伤皆同荣卫，所中均系严寒。一者何其灵敏，感而遂通，一者何其痴呆，寂然不动，一本而枝殊，同源而流异，此必无之事，历来名家无不奉之为祖，所谓千古疑城，莫此难破。然而孰得孰失，何去何从，芸夫牧竖亦能辨之。再问何等寒毒藏于肌肤？夫肌为肌表，肤为皮之浅者，其间一毫一窍，无非荣卫经行所摄之地，即偶尔脱衣换帽所冒些小风寒，当时而嚷，尚不能稽留，何况严寒杀厉之气，且藏于皮肤最浅之处，反能容忍至春，更历春至夏发耶？此固不待辩而自调矣。栗山曰：予颇明读书之利害，王安石遵信《周礼》，何如前人蹈弊。医虽小道，是乃仁术也，所以辩之亲切恳至乃尔。乃又曰：须知毒烈之气留在何经而发何病。（此曰"毒烈之气留在何经而发何病"却是正论，却是翻自己的案，可知中而不即病，寒毒藏于肌肤之说，于理大谬矣，质之叔和何辞以对。）前后不答，非故自相矛盾，其意实欲为异气四变，作开山祖师也。后人孰知其为一场懵懂乎？予岂好辩哉，予不得已也。凡治伤寒大法，要在表里分明，未入于腑者，邪在表也，可汗而已；已入于腑者，邪在里也，可下而已。若夫温病，果系寒毒藏于肌肤，延至春夏犹发于表，用药不离辛温，邪气还从汗解，令后世治温病者，仍执肌肤在表之寒毒，一投发散，非徒无益而又害之。且夫世之凶厉大病，死生人在反掌间者，尽属温病，发于冬月正伤寒者，于

杨璿

百一二，而方书混同立论，毫无分别。总由王叔和序《伤寒论》于散亡之余，将温病一门失于编入，指为伏寒异气，妄立温疟、风温、温毒、温疫四变，插入《伤寒论》中混而为一，其证治非徒大坏而将泯焉，后之学者，殆自是而无所寻逐也已。（南山可移，此案必不可动。）余于此道中，已三折其肱矣，兼以阅历之久，实见得根源所出。伤寒得天地之常气，风寒外感，自气分而传入血分；温病得天地之杂气，邪毒内入，由血分而发出气分。常气、杂气之说，出自《温疫论》，气分、血分之说，出自《缵论》，皆是千古特识。本此以辨温病与伤寒异，辨治温病与治伤寒异，非杜撰也。（《温疫论》杂气一语，开温病无穷法门，《缵论》血分一语，开温病无穷方论。）一彼一此，乃风马牛不相及也。何以言之？常气者，风寒暑湿燥火，天地四时错行之六气也；杂气者，非风非寒非暑非湿非燥非火，天地间另为一种，偶荒旱潦疵疠烟瘴之毒气也。故常气受病，在表浅而易；杂气受病，在里深而难。就令如序例所云，寒毒藏于肌肤，至春夏变为温病、暑病，亦寒毒之自变为温，自变为暑耳。还是冬来常气，亦犹冬伤于寒，春必病温之说，于杂气何与？千古流弊，只缘人不知疵疠旱潦之杂气而为温病，遂与伤寒视而为一病，不分两治。（乡外人家见有发热头痛谵语者，大家惊恐呼为杂疾，此却适中病根，习而不察者吾辈也。）余故不辞谫陋，条分缕析，将温病与伤寒辨明，各有病原，各有脉息，各有证候，各有治法，各有方论。令医家早为曲突徙薪之计，庶不至焦头烂额耳。

或问《内经》曰：冬伤于寒，春必病温。余曰：冬伤于寒，谓人当冬时受寒气也。春必病温，谓人到来春必病热也。亦犹《经》曰，人之伤于寒也，则为病热云尔。（引《经》一语道破。）东垣云：其所以不病于冬，而病于春者，以寒水居卯之分，方得其权，大寒之令复行于春，开发腠理，少阴不藏，辛苦之人，阳气外泄，谁为鼓舞，阴精内枯，谁为滋养，生化之源已绝，身之所存者热也。故《内经》又云：冬不藏精，春必病温。此水衰火旺，来春其病未有不发热者，于温病何与？温病者，疵疠之杂气，非冬来之常气也。肾虚人易为杂气所侵则有之，非谓伤于寒则为温病也。《经》何以不曰温病，而必曰病温？盖温者热之始，热者温之终也。岂诸家所谓温病者乎。特辩以正前人注释之谬。（辩的精细）

《伤寒瘟疫条辨·卷一·温病与伤寒根源辨》

读仲景书，一字一句都有精义，后人之千方万论，再不能出其范围，余又何辩乎？盖仍本之仲景矣。《伤寒论》曰：凡伤寒之为病，多从风寒得之风属阳，寒属阴，然风送寒来，寒随风人，本为同气，故寒之浅者即为伤风，风之深者即为伤寒，故曰伤寒从风寒得之。始因表中风寒，入里则不消矣，未有温覆而当不消散者。成氏注：风寒初客于皮肤，便投汤药，温覆发散而当，则无不消散之邪，此论伤寒治法也。（仍从《伤寒论》中看出温病治法与伤寒不同，是读书得问处。）其用药自是麻黄、桂枝、大小青龙汤一派。《伤寒论》曰：凡治温病，可刺五十九穴。成氏注：以泻诸经之温热，谓泻诸阳之热逆，泻胸中之热，泻胃中之热，泻四肢之热，泻五脏之热也。此论温病治法也。若用药当是白虎、泻心（泻心者，大黄黄连泻心汤也）、大柴胡、三承气派。末又曰：此以前是伤寒温病证候也。详仲景两条治法，于伤寒则用温覆消散，于温病则用刺穴泻热，温病与伤寒异治判若冰炭，如此信乎仲景治温病必别有方论。呜呼！历年久远，兵燹散亡。王叔和指为伏寒，插入异气，后之名公，尊信附会，沿习耳闻，遂将温病为伤寒，混同论治。（看仲景治法，温病与伤寒原是两门，惜经兵火之余，散亡不传耳。此段挂上生下。）或以白虎、承气治伤寒，或以麻黄、桂枝治温病；或以为麻黄、桂枝今时难用；或以为温病春用麻黄、桂枝须加黄芩，夏用麻黄、桂枝须加石膏；或于温病知用白虎、泻心、承气，而不敢用麻黄、桂枝、青龙者，但昧于所以然之故，温病与伤寒异治处总未洞晰。惟王氏《溯洄》，著有《伤寒立法考》《温病热病说》，其治法较若列眉，千年长夜，忽列灯炬，何幸如之。惜其不知温病中于杂气，而于"严寒中而不即病，至春夏变为温暑"之谬说一样糊涂，以为证治与伤寒异，病原与伤寒同，而未免小视轻，忽之也。（所以然之故，乃得于杂气也，自血分发出气分也。）刘氏《直格》以伤寒为杂病，以温病为大病，特制双解散、凉膈散、三黄石膏汤为治温病主方，其见高出甲古，深得长沙不传之秘。惜其不知温病中于杂气，面于伤寒未传阴证，温病从无阴证之治法，无所发明。庸工不能解其理，不善用其方，而猥以寒凉摈斥之也。诸家混淆不清，而二公亦千虑之失也。（王、刘二公，分辨温病与伤寒异治，是千古特识，但不知温病为杂气也。因此为辨明以补王、刘所未及，见得真，守得定，老吏断狱，铁案不移，二公当亦心折。二公唯不知温病为杂气，虽治分二门，其实不敢尽变叔和《序例》伏寒、暴寒之说，所以三黄石膏汤、双解散内仍用麻黄，披枝见根，溯流穷源，公于此乃点出金刚眼睛矣。本《平脉篇》中两次申明，不厌重复，正是婆心恳至处。）余于此道中，抱膝长吟，细玩《伤寒论·平脉篇》曰"清邪中上焦，浊邪中下焦，阴中于邪"等语，始幡然顿悟曰：此非伤寒外感常气所有事，乃杂气由口鼻入三焦，怫郁内炽，温病之所由来也。因此以辨温病与伤寒异、辨治温病与治伤寒异，为大关键。故多采王、刘二公之论，并《缵论》《绪论》《温疫论》《尚论篇》及诸前辈方论。但有一条一段不悖于是者，无不零星凑合，以发挥仲景伤寒温覆消散、温病刺穴泻热之意，或去其所太过，或补其所不及，或衍其所未畅，实多苦心云。

《伤寒瘟疫条辨·卷一·温病与伤寒治法辨》

伤寒，冬月感冒风寒之常气而发之病名也。温病，四时触受天地疵疠旱潦之杂气而发之病名也。根源歧出，枝分派别，病态之异，判若霄壤。窃验得凶厉大病，死生人在数日间者，尽属温病，而发于正伤寒者，未尝多见。（温病与伤寒异处，不厌重复言之，正是婆心恳切处，从此得解，是作书根本处。）萧万舆《轩岐救正》曰，其值严冬得正伤寒者，二十年来，于千人中仅见两人，故伤寒实非大病，而温病方为大病也。从来伤寒诸籍，能辨温病与伤寒之异治者，止见刘河间、王安道两公，而病原之所以异处，亦未道出汁浆。余宗其说而阐发之，著为《寒温条辨》。若论里证，或清或攻，或消或补，后一节治法，温病与伤寒虽曰不同，亦无大异。唯初病解表前一节治法，大有大渊之别。（前一节治法大异，此论发前人未发之奇。）盖伤寒感冒风寒之常气，自外而传于内，又在冬月，非辛温之药，何以开腠理而逐寒邪，此麻黄、桂枝、大青龙之所以可用也。若温病得于天地之杂气，怫热在里，由内而达于外。（伤寒得于常气，温病得于杂气，本又可《温疫论》，王、刘亦未言及，论温病无外感，而内之郁热自发，以补王、刘所未及。）故不恶寒而作渴，此内之郁热为重，外感为轻，兼有无外感，而内之郁热自发者，又多发在春夏，若用辛温解表，是为抱薪投火，轻者必重，重者必死。惟用辛凉苦寒，如升降、双解之剂，以开导其里热，里热除而表证自解矣。亦有先见表证而后见里证者，（论温病证有先见表而后见里者，以补王、刘所未及。）盖怫热自内达外，热郁腠理之时，若不用辛凉解散，则热邪不得外泄，遂还里而成可攻之证，非如伤寒从表而传里也。病之轻者，神解散、清化汤之类；病之重者，芳香饮、加味凉膈散之类。如升降散、增损双解散，尤为对证之药。故伤寒不见里证，一发汗而外邪即解；温病虽有表证，一发汗而内邪愈炽。此麻黄、桂枝、大青龙，后人用以治伤寒，未有不生者，用以治温病，未有不死者。此前一节治法，所谓大有天渊之别也。（伤寒发汗，温病不发汗，此着治法高出常格，异处即在此。）举世不醒，误人甚众，故特表而出之，以告天下之治温病而等于伤寒者。又温病要得主脑，譬如温气充心，心经透出邪火，横行嫁祸，乘其暇隙亏损之处，现出无穷怪状，令人无处下手，要其用药，只在泻心经之邪火为君，而余邪自退。每见人有肾元素虚，或适逢淫欲，一值温病暴发，邪陷下焦，气道不施，以致便闭腹胀，至夜发热，以导赤、五苓全然不效，一投升降、双解面小便如注。又一隅之亏，邪乘宿损，如头风痛、腰腿痛、心痛、腹痛、痰火喘嗽、吐血便血、崩带淋沥之类，皆可作如是观。大抵邪行如水，唯注者受之，一着温病，旧病必发，治法当先主温病，温邪退，而旧日之病不治自愈矣。不得主脑，徒治旧病，不唯无益，而坏病更烈于伤寒也。（此论发前人所未发，医家病家多为旧病所误。）若四损之人，又非一隅之亏者可比。伤寒要辨疑似，有如狂而似发狂者，有蓄血发黄而似湿热发黄者，有短气而似发喘者，有痞满而似结胸者，有并病而似合病者，有少阴发热而似太阳发热者，有太阳病脉沉而似少阴者，太阳少阴俱是发热脉沉细，但以头痛为太阳，头不痛为少阴辨之。头绪多端，务须辨明，如法治疗。若得汗、吐、下合度，温、清、攻适宜，可收十全之功，不至传变而成坏病矣。（此篇论温病伤寒治法，各见精妙，而其文亦有笔有法，古致错落，忽止忽起，正如断岭连峰出没隐现，一望无际，仿佛张中丞后传。）《伤寒论》中，共计坏病人十有六，故伤寒本无多病，俱是辨证不明，错误所致。如太阳始病，当以汗解，如当汗不汗，则郁热内迫而传经；如发汗太过，则经虚风袭而成痉；如不当汗而汗，则迫血妄行而成衄。大便不可轻动，动早为犯禁。当汗误下，则引邪入里，而为结胸痞气，协热下利。当下误汗，则为亡阳，下厥上竭谵语。小便不可轻利，轻利为犯禁。盖自汗而渴，为湿热内盛，故宜利。如不当利而利，必耗膀胱津液而成燥血发狂；如当利不利，必就阳明燥火而成蓄血发黄。（治伤寒大法，不过所云云者，妙在要认的证，才下的药，不然则纸上谈兵矣。）若夫内伤类伤寒者，用药一差，死生立判。盖内伤头痛，时痛时止；外感头痛，日夜不休。内伤之虚火上炎，时时闹热，但时发时止，而夜甚于昼；外感之发热，非传里则昼夜无休息。凡若此等，俱要明辨于胸中，然后察色辨声，详证诊脉，再定方制剂，庶不至误伤人命耳。（补出内伤类伤寒来，治法与伤寒自是不同。）

《伤寒瘟疫条辨·卷一·发表为第一关节辨》

日月星辰，天之有象可观；水火土石，地之有形可求；昆虫草木，动植之物可见；寒暑风湿，四时之气往来可觉。至于山岚瘴气，岭南毒雾，兵凶旱潦熏蒸，咸得地之浊气，犹或可察。而唯天地之杂气，种种不一，亦犹天之有日月星辰，地之有水火土石，气交之有寒暑风湿，动植之有昆虫草木也。昆虫有龙蛇猛兽，草木有桂附巴豆，星辰有罗计荧惑，土石有雄硫确信，万物各有善恶，杂气亦各有优劣也。第无声无形，不睹不闻，其来也无时，其着也无方，感则一时不觉，久则蓄而能通。众人有触之者，各随其气而为诸病焉。或时众人发颐，或时众人头面浮肿，俗名"大头温"是也；或时众人咽痛声哑，或时众人颈筋胀大，俗名"虾蟆温"是也；或时众人吐泻腹痛，或时众人斑疹疔肿，或时众人呕血暴下，俗名"搅肠温""瓜瓤温"是也；或时众人瘰核红肿，俗名"疙瘩温"是也；或时众人痿痹足重，俗名"软脚温"是也。大抵病偏于一方，延门合户，当时适有某气专入某脏腑、某经络，专发为某病，故众人之病相同，不关人之强弱、血气之盛衰，又不可以年岁四时为拘。（情理宛然。）是知气之所来无时也，或发于城市，或发于村落，他处安然无有，是知气之所着无方也。（温病本杂气，在六气外，来无时，着无方，此论发于古未发之奇，启后人无穷之智，业医者大宜留心。）虽有多寡轻重不同，其实无处不有，如瓜瓤温、疙瘩温，缓者三二日死，急者朝发夕死，在诸温中为最重者，幸而几百年来罕有之病，不可以常时并论也。至于肿头发颐，喉痹咽肿，项强反张，流火丹毒，目赤斑疹，腹痛呕泻，头痛身痛，骨痿筋槁，登高弃衣，谵语狂叫，不识人之类，其时村市中偶有一二人患此，考其证，甚合某年某处众人所患之病，纤悉皆同，治法无二。此即当年之杂气，但目今所钟不厚，所患者稀少耳，此又不可以众人无有，断为非杂气也。况杂气为病最多，然举世皆误认为六气。（杂气为病甚于六气，以补河间《原病式》所未及。）假如误认为风者，如大麻风、鹤膝风、历节风、老幼中风、痛风、厉风、病风之类，概作风治，未尝一验，实非风也，亦杂气之一耳。误认为火者，如疔疮、发背、痈疽毒气流注、目赤瘴翳以及斑疹之类，概作火治，未尝一验，实非火也，亦杂气之一耳。误认为暑者，如疟痢吐泻，霍乱转筋，暴注腹痛，以及昏迷闷乱之类，概作暑治，未尝一验，实非暑也，亦杂气之一耳。至误认为湿燥寒病，可以类推。又有一切无名暴病，顷刻即亡，无因而生，无识乡愚认为鬼祟，并皆杂气所成，从古未闻者何也？盖因来而不知，着而不觉，人唯向风寒暑湿燥火所见之气求之，而不索之于无声无形、不睹不闻之中，推察既已错认病源，处方未免误投药饵。《大易》所谓，或系之牛，行人之得，邑人之灾也。刘河间作《原病式》，百病皆原于风寒暑湿燥火六气，殊不知杂气为病更有甚于六气者。盖六气有限，现在可测；杂气无穷，茫然不可测也。专务六气，不言杂气，乌能包括天下之病欤？此吴又可"杂气论"也，余订正之，更其名曰"温病是杂气非六气辨。"

《伤寒瘟疫条辨·卷一·温病是杂气非六气辨》

《伤寒论》曰：凡治温病，可刺五十九穴。只言温病，未有所谓瘟疫也。后人省"氵"加"疒"为"瘟"，即"温"字也；省"彳"加"疒"为"疫"，即"役"字也。又如病证之"证"，后人省"登"加"正"为"证"，后又省"言"加"疒"为"症"，即"证"字也。古文并无"瘟"字、"疫"字、"证"字、"症"字，皆后人之变易耳。不可因变易其文，遂以温病、瘟疫为两病。序例以冬之伏寒，至春变为温病，至夏变为暑病。又以冬时有非节之暖，名为瘟疫。春分后，秋分前，天有暴寒者，名为寒疫病热云云。（自叔和伏寒暴寒之论定，而后世诸家循沿旧闻，喻氏谓"一盲引众盲，相将入火坑"，甚是之谓欤。）其后《活人书》以冬伤于寒，因暑而发为热病，若三月至夏为晚发伤寒。又以非其时有其气，责邪在四时专令之藏，名为春温、夏温、秋温、冬温。云歧子以"伤寒汗下过经不愈，如见太阳证，头痛发热恶寒，名为太阳温病；见阳明证，目痛鼻干不眠，名为阳明温病；见少阳证，胸胁痛，寒热呕而口苦，名为少阳温病；见三阴证，名为三阴温病"云云。又以发斑，名为温毒。汪氏以"春之温病有三种，有冬伤于寒，至春变为温病者；有温病未已，再遇温气而为瘟疫者；有重感温气，相杂而为温毒者。又以不因冬伤于寒，不因更遇温气，只于春时感春温之气而病，可名春温"云云。诸如此类，叙温者络绎不绝，议温者纷纭各异，其凭空附会，重出叠见，不惟胶柱鼓瑟，且又罪及无辜。果尔，则当异证异脉，不然，何以知受病之原不一也。设使脉证大相悬殊，又当另立方论治法，然则脉证何异，方论治法又何立哉（见得真，说得透，放得倒。）所谓枝节愈繁而意愈乱，学者不免有多歧之惑矣。夫温者热之始，热者温之终，故夏曰热病，而春曰温病也。因其恶厉，故名为疫疠。终有得汗而解者，故又名为汗病。俗名为瘟疫者，盖疫者役也，如徭役之役，以其延门合户，众人均等之谓也，非两病也。此外，又有风温、暑温、湿温、秋温、冬温之名，明明皆四序不节，所谓非其时有其气，乃风、火、暑、湿、燥、寒之邪，天地之常气为病也，与温病何相干涉。总缘人不知天地间另为一种疵疠旱潦之杂气而为温病，（此句凡三见，非重出也，正是大声连呼，唤醒世人处。）名杂疾是也。诸家愈说愈凿，无所不至矣。噫！毫厘千里之谬，一唱百和之失，千古同悲。余故不辞固陋，详为论辩，以就正于知物君子。《温疫论》曰：温病本于杂气，四时皆有，春夏较多，常年不断，不比凶年之盛且甚耳。序例、《活人》、汪氏，悉属支离，正如头上安头，伏寒异气，原非温病根源。云歧子则又指鹿为马，并不知伤寒温病原是两途，未有始伤寒而终温病者。若是温病，自内达外，何有传经？若果传经，自是伤寒由外之内，而非温病也。又曰：温病初起，杂气热郁腠理，亦发热恶寒，状类伤寒，后但热而不恶寒也，其脉不浮不沉，中按洪长滑数，甚则沉伏，昼夜发热，日晡益甚，虽有发热恶寒，头痛身痛等症，而怫热在里，浮越于外，不可认为伤寒表证，辄用麻黄、葛根之类强发其汗，其邪原不在经，汗之反增狂躁，热亦不减，此温病之所以异于伤寒也。

按：又可《温疫论》以温病本于杂气，彻底澄清，看得与伤寒判若云泥，诸名公学不逮此，真足启后人无穷智慧。独惜泥于邪在膜原半表半里，而创为表证九传之说，前后不答，自相矛盾，未免白圭之玷，然不得因此而遂弃之也，余多择而从之。

《伤寒瘟疫条辨·卷一·温病瘟疫之讹辨》

大头者，天行疵疠之杂气，人感受之，壅遏上焦，直犯清道，发之为大头温也。世皆谓风寒闭塞而成，是不知病之来历者也。若头巅脑后项下，及耳后赤肿者，此邪毒内蕴，发越于太阳也；鼻颊两目，并额上面部，焮赤而肿者，此邪毒内蕴，发越于阳明也；耳上下前后，并头角赤肿者，此邪毒内蕴，发越于少阳也。其与喉痹项肿，胫筋胀大，俗名虾蟆温，正经论所云清邪中上焦是也；如绞肠温吐泻漱痛，软脚温骨痿足重，正经论所云浊邪中下焦是也；如瓜瓢温胸高呕血，疙瘩温红肿发块，正经论所云阴中于邪是也。（引证确切，铁案不移，长沙亦应三肯其首，晋后名家林立，方书充栋，未见有发明温病至此者，妙在仍从《伤寒论》中看出，见得真，放得倒。）古方用白僵蚕二两，酒炒，全蝉蜕一两，广姜黄去皮，三钱，川大黄生，四两。为末，以冷黄酒一盅，蜜五钱，调服三钱，六证并主之。能吐能下，或下后汗出，有升清降浊之义，因名升降散，较普济消毒饮为尤胜外用马齿苋人麦曲并醋少许，捣，敷肿硬处甚妙。夫此六证，已乃温病中之最重且凶者，正伤寒无此证候，故特揭出言之，其余大概相若。七十余条，俱从伤寒内辨而治之，正以明温病之所以异于伤寒也，正以明伤寒方之不可以治温病也。知此则不至误伤人命耳。

喻氏曰：叔和每序伤寒，必插入异气，欲鸣已得也。及序异气，则借意《难经》，自作聪明，漫拟四温，疑鬼疑神，驳成妖妄。世医每奉叔和序例如籔铭，一字不敢辨别，故有晋以后之谈温者，皆伪学也。栗山独取经论平脉篇一段，定为温病所从出之原，条分缕析，别显明微，辨得与伤寒各为一家，毫无蒙混，不为叔和惑煽，直可追宗长沙矣。（畏斋先生识。）

《伤寒瘟疫条辨·卷一·温病大头六证辨》

凡小儿感冒、伤风、伤寒、咳、呕、疤、痢等证，人所易知，至染温病，人多不料，亦且难窥，所以耽误者良多。且幼科专于疮疹、疳积、吐泻、惊风并诸杂证，在温病则甚略之，一也。古人称幼科为哑科，盖不能尽罄所苦以告医，医又安得悉乎问切之义，所以但知不思乳食，心胸膨胀，疑其内伤乳食，不知其为温病热邪在胃也。但知呕吐恶心，口干下利，以小儿吐利为常事，不知其为温病协热下利也。但知发热，不知其头痛身痛也。凡此何暇致思为温病，二也。小儿神气娇怯，筋骨柔脆，一染温病，延挨失治，便多二目上吊，不时惊搐，肢体发痉，甚则角弓反张，必延幼科，正合渠平日学习见闻之证，多误认为急慢惊风，转治转剧，或将神门、眉心乱炙，艾火虽微，内攻甚急，两阳相搏，如火加油，死者不可胜纪，三也。（观此三段议论，曲体人情尽致，真小儿之福也。）凡杂气流行，大人小儿所受之邪则一，且治法药饵亦相仿，加味太极丸主之，升降散亦妙。四五岁以下者，药当减半，三二岁以下者，三分之一可也，临病之工，宜酌量焉。

加味太极丸

小儿温病主方凡治温病方，皆可随证酌用。

白僵蚕二钱，酒炒　全蝉蜕去土，一钱　广姜黄三分　川大黄四钱　天竺黄一钱　胆星一钱　冰片一分

上七味，称准为细末，糯米浓汤和丸如芡实大。冷黄酒和蜜泡化一丸，冷服。薄希熬酒亦可。

本方去天竺黄、胆星、冰片，即升降散，炼蜜丸即太极丸是也。用之便而且嘉，看证消息治之。

《伤寒瘟疫条辨·卷三·小儿温病》

升降散

温病亦杂气中之一也，表里三焦大热，其证治不可名状者，此方主之，如头痛眩晕，胸膈胀闷，心腹疼痛，呕哕吐食者；如内烧作渴，上吐下泻，身不发热者；如憎寒壮热，一身骨节酸痛，饮水无度者；如四肢厥冷，身凉如冰而气喷如火，烦躁不宁者；如身热如火，烦渴引饮，头面猝肿，其大如斗者；如咽喉肿痛，痰涎壅盛，滴水不能下咽者；如遍身红肿，发块如瘤者；如斑疹杂出，有似丹毒风疮者；如胸高胁起胀痛，呕如血汁者；如血从口鼻出，或目出，或牙缝出毛孔出者；如血从大便出，甚如烂瓜肉、屋漏水者；如小便涩淋如血，滴点作疼不可忍者；如小便不通，大便火泻无度，腹痛肠鸣如雷者；如便清泻白，足重难移者；如肉腘筋惕者；如舌卷囊缩者；如舌出寸许，绞扰不住，音声不出者；如谵语狂乱，不省人事，如醉如痴者；如头疼如破，腰痛如折，满面红肿，目不能开者；如热盛神昏，形如罪人，哭笑无常，目不能闭者；如手舞足蹈，见神见鬼，似风癫狂祟者；如误服发汗之药，变为亡阳之证，而发狂叫跳，或昏不识人者，外证不同，受邪则一。凡未曾服过他药者，无论十日、半月、一月，但服此散，无不辄效。

白僵蚕酒炒，二钱　全蝉蜕去土，一钱　广姜黄去皮，三分　川大黄生，四钱

称准，上为细末，合研匀。病轻者，分四次服，每服重一钱八分二厘五毫，用黄酒一盅、蜂蜜五钱，调匀冷服，中病即止。病重者，分三次服，每服重二钱四分三厘三毫，黄酒盅半，蜜七钱五分，调匀冷服。最重者，分二次服，每服重三钱六分五厘，黄酒二盅，蜜一两，调匀冷服一时无黄酒，稀熬酒亦可，断不可用蒸酒。胎产亦不忌。炼蜜丸，名太极丸，服法同前，轻重分服，用蜜、酒调匀送下。

按：温病总计十五方。轻则清之，神解散、清化汤、芳香饮、大小清凉散、大小复苏饮、增损三黄石膏汤八方；重则泻之，增损大柴胡汤、增损双解散、加味凉膈散、加味六一顺气汤、增损普济消毒饮、解毒承气汤六方；而升降散，其总方也，轻重皆可酌用。察证切脉，斟酌得宜，病之变化，治病之随机应变，又不可执方耳。按处方必有君、臣、佐、使，而又兼引导，此良工之大法也。是方以僵蚕为君，蝉蜕为臣，姜黄为佐，大黄为使，米酒为引，蜂蜜为导，六法俱备，而方乃成。窃尝考诸本草，而知僵蚕味辛苦、气薄、喜燥、恶湿，得天地清化之气，轻浮而升阳中之阳，故能胜风除湿，清热解郁，从治膀胱相火，引清气上朝于口，散逆浊结滞之痰也。其性属火，兼土与木，老得金水之化，僵而不腐，温病火炎土燥，焚木烁金，得秋分之金气而自衰，故能辟一切怫郁之邪气。夫蚕，必三眠三起，眠者，病也，合簿皆病而皆不食也；起者，愈也，合簿皆愈而皆能食也。用此而治合家之瘟病，所谓因其气相感，而以意使之者也，故为

君。夫蝉，气寒无毒，味咸且甘，为清虚之品，出粪土之中，处极高之上，自感风露而已。吸风得清阳之真气，所以能祛风而胜湿；饮露得太阴之精华，所以能涤热而解毒也。蜕者，退也，盖欲使人退去其病，亦如蝉之脱然无恙也。亦所谓因其气相感，而以意使之者也，故为臣。姜黄气味辛苦，大寒，无毒，蛮人生啖，喜其祛邪伐恶，行气散郁，能入心脾二经，建功辟疫，故为佐。大黄味苦，大寒，无毒，上下通行。盖亢甚之阳，非此莫抑，苦能泻火，苦能补虚，一举而两得之。人但知其建良将之大勋，而不知有良相之硕德也，故为使。米酒热，味辛苦而甘。令饮冷酒，欲其行迟，传化以渐上行头面，下达足膝，外孔，内通脏腑经络，驱逐邪气，无处不到。如物在高巅，必奋飞冲举以取之；物在远方，及深奥之处，更必迅奔探索以取之。且喜其和血养气，伐邪辟恶，华佗旧法，亦屠苏之义也，故为引。蜂蜜，甘平无毒，其性大凉，主治丹毒斑疹，腹内留热，呕吐便秘，欲其清热润燥，而自散温毒也，故为导。盖蚕食而不饮，有大便无小便，以清化而升阳；蝉饮而不食，有小便无大便，以清虚而散火。君明臣良，治化出焉。姜黄辟邪而靖疫，大黄定乱以致治，佐使同心，功绩建焉。酒引之使上行，蜜润之使下导，引导协力，远近通焉。补泻兼行，无偏胜之弊，寒热并用，得时中之宜。所谓天有覆物之功，人有代覆之能，其洵然哉。是方不知始自何氏，《二分晰义》改分两、变服法，名为赔赈散，用治温病，服者皆愈，以为当随赈济而赔之也。予更其名曰升降散。盖取僵蚕、蝉蜕，升阳中之清阳；姜黄、大黄，降阴中之浊阴，一升一降，内外通和，而杂气之流毒顿消矣。又名太极丸，以太极本无极，用治杂气无声无臭之病也。乙亥、丙子、丁丑，吾邑连歉，温气盛行，死者枕藉。予用此散，救大证、怪证、坏证、危证，得愈者十数人，余无算。更将此方传施亲友，贴示集市，全活甚众，可与河间双解散并驾齐驱耳。名曰升降，亦双解之别名也。

白虎汤

《伤寒论》曰：阳明伤寒，脉浮滑，此以表有热里有（寒）热，此方主之。按："里有寒"句之"寒"字，当是"热"字，若是寒字，非白虎汤证也，宜改之。或曰：此"寒"字，当作"寒郁为热"之"寒"。

石膏生，八钱　知母三钱　甘草生，一钱半　粳米二钱　竹叶三十片

水煎冷服。加人参一钱五分，名白虎加人参汤。

白虎，西方庚辛金神也。五行之理，成功者退，如秋金之令行，则夏火之炎息，名曰白虎，所以行清肃之令而除热也。

按：白虎汤乃温病主方也，虽为阳明解利之药，实解胃本内蒸之热，非徒治在经之热也。以邪热伤胃，所以必需。若在经之热，自有葛根汤等方治法，并无借于白虎

也。所以温病误用麻黄、桂枝，伤寒误用白虎、黄芩，轻者必重，重者必危。设热郁胃里，已成燥结，而徒用白虎，既无逐结之能，且又刚悍而伐胃气，反抑邪气内郁，致脉不行，因而沉伏微细，便谓阴脉，益不敢议下，日惟杂进白虎、解毒，以为稳妥，愈投愈危，至死不悟，此承气、凉膈之所以必需也，明者自知之。

又按：以石膏一物之微，入甘温队中，则为青龙；从清凉同气，则为白虎。设伤寒在表之风寒未除，当用青龙而反用白虎，温病在里之热渴已逼，当用白虎，而反用青龙，则用者之误不小热结在里，白虎以匡青龙之不逮，误犯少阴，真武以救青龙之妄投，神乎其神矣。

增损双解散

温病主方，温毒流注，无所不至。上干则头痛目眩耳聋，下流则腰痛足肿，注于疹疮疡，壅于肠胃则毒利脓血，伤于阳明则腮脸肿痛，厥阴则舌卷囊缩。此方解散阴阳内外之毒，无所不至矣。

僵蚕酒炒，三钱　全蝉蜕十二枚　广姜黄七分　防风一钱　薄荷叶一钱　荆芥穗一钱　当归一钱　白芍一钱　黄连一钱　连翘去心，一钱　栀子一钱　黄芩二钱　桔梗二钱　石膏六钱　滑石三钱　甘草一钱　大黄酒浸，二钱　芒硝二钱

水煎去滓，冲芒硝，入蜜三匙，黄酒半酒杯，和匀冷服。

按：温病本末身凉不渴，小便不赤，脉不洪数者，未之有也。河间以伤寒为杂病，温病为大病，特立双解散以两解温病表里之热毒，以发明温病与伤寒异治之秘奥，其见高出千古，深得长沙不传之秘。且长沙以两感为不治之证，伤寒病两感者亦少，一部《伤寒论》仅见麻黄附子细辛汤一证，唯温病居多，以温病咸从三阴发出三阳，乃邪热亢极之证，即是两感，惜长沙温病方论散佚不传，幸存刺五十九穴一法。惟河间双解散，解郁散结，清热导滞，可以救之，必要以双解为第一方，信然。予加减数味，以治温病，较原方尤觉大验。戊寅四月，商邑贡生刘兆平，年八旬，患温病，表里大热，气喷如火，舌黄口燥，谵语发狂，脉洪长滑数，予用原方治之，大汗不止，举家惊惶，急易大复苏饮，一服汗止，但本证未退，改制增损双解散方，两剂而病痊。因悟麻黄春夏不可轻用，因悟古方今病不可过执也。所以许学士有云：读仲景之书，学仲景之法，不可执仲景之方，乃为得仲景之心也。旨哉斯言河间双解、三黄俱用麻黄，仍是牵引叔和旧说。盖温病热郁，自里达表，亦宜解散，但以辛凉为妙。

凉膈散

伤寒温病，火郁上焦，大热面赤，舌黄唇焦者，此方主之。此河间原方也。

连翘二钱　黄芩二钱　栀子二钱　薄荷二钱　大黄酒浸　芒硝各三钱　甘草生，一钱　竹叶三十片

水煎去滓，入蜜冷服。

加味凉膈散

温病主方。余治温病，双解、凉膈愈者不计其数，若病大头、瓜瓢等温，危在旦夕，数年来以二方救活者，屈指以算百十余人，真神方也，其共珍之。

白僵蚕酒炒，三钱　蝉蜕全，十二枚　广姜黄七分　黄连二钱　黄芩二钱　栀子二钱　连翘去心　薄荷　大黄　芒硝各三钱　甘草一钱　竹叶三十片

水煎去滓，冲芒硝，入蜜、酒冷服。若欲下之，量加硝、黄，胸中热加麦冬，心下痞加枳实，呕渴加石膏，小便赤数加滑石，胸腹满加枳实、厚朴。

连翘、荷、竹味薄而升浮，泻火于上；芩、连、栀、姜味苦而无气，泻火于下；大黄、芒硝味厚而咸寒，泻火于下；僵蚕、蝉蜕以清化之品，涤疵疬之气，以解温毒；用甘草者，取其性缓而和中也；加蜜、酒者，取其引上而导下也。

三黄石膏汤

伤寒温病，大热神昏，两目如火，身如涂朱，燥渴欲死，脉洪长滑数者，此方主之。此河间原方也。

石膏四钱　豆豉二钱　麻黄钱半　黄连一钱　黄芩一钱　栀子一钱　黄柏一钱

水煎冷服。

伤寒表里大热，欲攻其里则表证未解，欲发其表则里证又急，庸工不识，趑趄不能下手，待毙而已。殊不知热在三焦，闭涩经络，津液枯涸，荣卫不通，遂成此证。用解毒、石膏以清里热，麻黄、豆豉以散表热，内外之邪俱烬矣。

增损三黄石膏汤

温病主方。表里三焦大热，五心烦热，两目如火，鼻干面赤，舌黄唇焦，身如涂朱，燥渴引饮，神昏谵语，服之皆愈。

石膏八钱　白僵蚕酒炒，三钱　蝉蜕十个　薄荷二钱　豆豉三钱　黄连　黄柏盐水微炒　黄芩　栀子　知母各二钱

水煎去滓，入米酒、蜜冷服。腹胀疼或燥结加大黄。

寒能制热，故用白虎汤；苦能下热，故用解毒汤。佐以荷、豉、蚕、蝉之辛散升浮者，以温病热毒至深，表里俱实，扬之则越，降之则郁，郁则邪火犹存，兼之以发

扬，则炎炎之势皆烬矣。此内外分消其势，犹兵之分击者也。热郁腠理，先见表证为尤宜。

神解散

温病初觉，憎寒体重，壮热头痛，四肢无力，偏身酸痛，口苦咽干，胸腹满闷者，此方主之。

白僵蚕酒炒，一钱　蝉蜕五个　神曲三钱　金银花二钱　生地二钱　木通、车前子炒研　黄芩酒炒　黄连　黄柏盐水炒　桔梗各一钱

水煎去滓，入冷黄酒半小杯，蜜三匙，和匀冷服。

此方之妙，不可弹述。温病初觉，但服此药，俱有奇验。外无表药而汗液流通，里无攻药而热毒自解，有斑疹者即现，而内邪悉除，此其所以为神解也。

清化汤

温病壮热，憎寒体重，舌燥口干，上气喘吸，咽喉不利，头面猝肿，目不能开者，此方主之。

白僵蚕酒炒，三钱　蝉蜕十个　金银花二钱　泽兰叶二钱　广皮八分　黄芩二钱　黄连炒栀　连翘去心　龙胆草酒炒　元参　桔梗各一钱　白附子炮　甘草各五分

大便实加酒大黄四钱；咽痛加牛蒡子炒研，一钱；头面不肿去白附子。水煎去滓，入蜜、酒冷服。

其方名清化者，以清邪中于上焦，而能化之以散其毒也。芩、连、栀、翘清心肺之火；元参、橘、甘清气分之火；胆草清肝胆之火，而且沉阴下行，以泻下焦之湿热；僵蚕、蝉蜕散肿消毒，定喘出音，能使清阳上升；银花清热解毒；泽兰行气消毒；白附散头面风毒；桔梗清咽利膈，为药之舟楫；蜜润脏腑，酒性大热而散，能引诸凉药至热处，以行内外上下，亦火就燥之意也。其中君明臣良，而佐使同心，引导协力，自使诸证息平矣。

大清凉散

温病表里三焦大热，胸满胁痛，耳聋目赤，口鼻出血，唇干舌燥，口苦自汗，咽喉肿痛，谵语狂乱者，此方主之。

白僵蚕酒炒，三钱　蝉蜕全，十二个　全蝎去毒，三个　当归　生地酒洗　金银花　泽兰各二钱　泽泻　木通　车前子炒研　黄连姜汁炒　黄芩　栀子炒黑　五味子　麦冬去心　龙胆草酒炒　丹皮　知母各一钱　甘草生，五钱

水煎去滓，入蜜三匙，冷米酒半小杯，童便半小杯，和匀冷服。

此方通泻三焦之热，其用童便者，恐不得病者小便也。《素问》曰轮回酒，《纲目》曰还元汤，非自己小便，何以谓之轮回？何以谓之还元乎？夫以己之热病，用己之小便，入口下咽，直达病所，引火从小水而降甚速也。此古人从治之大法。惜愚夫愚妇未曾晓也，甚且嘲而笑之，眼见呕血人，接自己小便饮一二碗立止，非其明效大验乎。

小清凉散

温病壮热烦躁，头沉面赤，咽喉不利，或唇口颊腮肿者，此方主之。

白僵蚕炒，三钱　蝉蜕十个　银花　泽兰　当归　生地各二钱　石膏五钱　黄连　黄芩　栀子酒炒　牡丹皮　紫草各一钱

水煎去滓，入蜜、酒、童便冷服。

黄连清心火，亦清脾火；黄芩清肺火，亦清肝火；石膏清胃火，亦清肺火；栀子清三焦之火；紫草通窍和血，解毒消胀；银花清热解毒；泽兰行气消毒；当归和血；生地、丹皮凉血以养阴而退阳也；僵蚕、蝉蜕为清化之品，散肿消郁，清音定喘，使清升浊降，则热解而证自平矣。

小柴胡汤

少阳病五六日，邪传半里之时，往来寒热，风寒之邪出入于表里之间。胸胁苦满，下膈循胁，伏饮搏聚，默默不欲饮食，咽干故默，木乘土故不思食。心烦喜呕，伏饮作闷，上逆作呕，或胸中烦而不呕。烦乃热闷也，不呕无伏饮之甚也，或渴。津液不足，或腹中痛，血滞阴结；或胁下痞硬，邪热与伏饮相搏于胁下；或心下悸，水停心下凌心作悸，小便不利，水不下行，或不渴。里未结实，身有微热，表未全罢，或咳者，伏饮射肺，此方主之，和解半表半里之邪，加芒硝，名柴胡加芒硝汤。

柴胡四钱　黄芩二钱　半夏二钱　人参一钱　甘草炙，一钱　生姜二钱　大枣二枚

水煎温服。若胸中烦而不呕，去半夏、人参，加栝楼实一枚，润下泄满；若渴者，去半夏倍人参，生津润燥，加天花粉二钱，彻热滋干；若腹中痛，去黄芩加芍药二钱，收阴缓中；若胁下痞硬，去大枣加牡蛎粉二钱，软坚；若心下悸，小便不利，去黄芩加白茯苓二钱，上行肺气，下过膀胱；若不渴，外有微热，去人参固表加桂枝一钱，发散覆取微汗自愈矣；若咳者，去人参、枣、姜，加五味子敛肺、干姜各一钱，发肺寒湿以逐饮。

犀角地黄汤

伤寒温病，胃火热盛，衄血吐血，咳咯血，衄行清道，吐行浊道，以喉通天气，咽通地气也。循经之血走而不守，随气而行，火气急迫，故随经直犯清道，上脑而出于鼻为衄；其从肺而出于咽者，则为咳咯；其存胃中者，为守荣之血，守而不走，胃虚不能摄，或为火逼，故呕吐从咽而出也。衄血之热在经，吐血之热存腑。伤寒衄血为表热，温病衄血为里热。《内经》曰：心移热于肺，则咳嗽出血也，当详细辨而治之，便血，蓄血如狂，漱水欲咽，伤寒便血，为传经热邪；温病便血，为里热蓄血。在上则喜忘，在下则如狂。漱水不欲咽，热在经，里无热也。蓄血发燥而内不渴，故虽漱水而不欲咽。海藏云：大凡血证多不饮水，惟气证则饮水。经云：阳明病，口燥漱水不欲咽者，必衄。伤寒当发汗而不发汗，邪热妄行，逼血外出，故见此证及；阳毒发斑，热甚伤血，发于皮肤见红点者为疹，如锦纹者为斑。伤寒不当下而下，热毒乘虚入胃则发斑疹；温病当下而不下，热留胃中亦发斑疹；或误服热药太过亦发斑疹，并妇人血崩赤淋，以火胜故治之，此方并治之。

怀生地六钱　白芍四钱　牡丹皮三钱　犀角镑，二钱，磨汁或末入

水煎，入犀汁服。瘀血甚者，加大黄三钱以行之；或因怒致血，或热极如狂，加柴胡平少阳、厥阴之火，黄芩泻上中二焦之火，栀子泻三焦之火也。生地甘寒凉血，以滋肾水；丹皮苦寒，泻血中之伏火；犀角大寒，解胃热而清心火；白芍酸寒，和阴血而散肝火，以共平诸经之僭逆也。

《伤寒瘟疫条辨·卷四·医方辨》

人参固本汤

治温病虚极热极，循衣撮空，不下必死者。下后神思稍苏，续得肢体振寒，怔忡惊悸，如人将捕之状，四肢厥逆，眩晕郁冒，项背强直，此大虚之兆，将危之候也，此方救之。

人参二钱　熟地三钱　生地二钱　当归二钱　杭芍一钱五分　天冬去心　麦冬去心　五味　陈皮　知母　甘草炙，各一钱

水煎温、冷服之。服后虚回，止后服。盖温病乃火邪燥证，人参固为补元气之神丹，但恐偏于益阳，恣意投之有助火固邪之弊，不可不知也。

按：温病乃天地杂气之一也，有邪不除，淹缠日久，必至虚羸。庸工望之，不问虚实久暂可否，辄用人参，殊不知无邪不病，邪去而正气自通，何虑虚之不复也。今妄投补剂，邪气益固，正气益郁，转郁转热，转热转瘦，转瘦转补，转补转郁，循环不已，乃至骨立而毙，犹言服参儿许，补之不及奈何。余于乾隆甲戌、乙亥、丙子三年

中，眼见亲友患温病服参受害者，不可枚举。病家止误一人，医家终身不悟，不知杀人无算，特书之以为滥用人参之戒，非禁之使不用也。果如前证虚危之极，非人参乌能回元气于无何有之乡哉。

六一散

治温病及中暑，身热烦渴，小便不利者。

桂府滑石研末，水飞晒干，六两　粉甘草为末，一两

合研匀，每服三钱，新汲水或冷饮调下三钱，加朱砂三钱取其清心，加青黛三钱取其凉肝，加薄荷三钱取其散肺也。《直格》曰：此散是寒凉解散郁热，设病不解，多服无损，但有益耳。又曰：伤寒当汗则不可下，当下则不可汗，且如误服此散，则汗自不出，而里热亦自有效，亦有里热便得宣通而愈者。或邪在半表半里，可和解而不可汗下者，若服此散多愈，即不愈亦减。按：河间云，六一散有益无损。大抵是温病耳，其郁热自内而达外，故宜寒凉荡涤其热，至于正伤寒还须参之脉证，不可轻投。

解毒承气汤

温病三焦大热，痞满燥实，谵语狂乱不识人，热结旁流，循衣摸床，舌卷囊缩，及瓜瓤、疙瘩温，上为痈脓，下血如豚肝等证，厥逆脉沉伏者，此方主之。加栝楼一个，半夏二钱，名陷胸承气汤，治胸满兼有上证者。

白僵蚕酒炒，三钱　蝉蜕全，十个　黄连一钱　黄芩一钱　黄柏一钱　栀子一钱　枳实麸炒　二钱五分　厚朴姜汁炒，五钱　大黄酒洗，五钱

芒硝三钱，另入。其至痞满燥实坚结非常，大黄加至两余，芒硝加至五、七钱始动者，又当知之。

按：此乃温病要药也。然非厥逆脉伏，大热大实，及热结旁流；舌卷囊缩，循衣摸床等证，见之真而守之定，不可轻投。予用此方，救坏证、危证、大证而愈者甚众。虚极加人参二钱五分，如无参用熟地黄一两、归身七钱、山药五钱，煎汤入前药煎服，亦累有奇验。《内经》曰：热淫于内，治以咸寒，佐之以苦，此方是也。加人参取阳生阴长，所谓无阳则阴无以生。加熟地等取血旺气亦不陷，所谓无阴则阳无以化，其理一也。

地榆散

治伤寒温病热毒不解，日晡壮热，腹痛，便利脓血，甚如烂瓜肉屋漏水者。

地榆二钱　当归四钱　白芍四钱　黄芩　黄连　栀子炒黑　犀角镑磨汁，各二钱　薤

白四钱

水煎去滓，入犀汁冷服。

芳香饮

温病多头痛身痛，心痛胁痛，呕吐黄痰，口流浊水，涎如红汁，腹如圆箕，手足瘛瘲，身发斑疹，头肿舌烂，咽喉痹塞等证，此虽怪怪奇奇，不可名状，皆因肺胃火毒不宣，郁而成之耳。治法急宜大清大泻之。但有气血损伤之人，遽用大寒大苦之剂，恐火转闭塞而不达，是害之也，此方主之。其名芳香者，以古人元旦汲清泉以饮芳香之药，重涤秽也。

元参一两　白茯苓五钱　石膏五钱　蝉蜕全，十二个　白僵蚕须炒，三钱　荆芥三钱　天花粉三钱　神曲炒，三钱　苦参三钱　黄芩二钱　陈皮一钱　甘草一钱

水煎去滓，入蜜、酒冷服。

三和汤

加减生化、小柴胡、小清凉三方而一之。治产后温病，大热神昏，四肢厥逆，谵语或不语等证。若发狂燥结，量加大黄、芒硝。《内经》曰：热淫于内，治以咸寒，佐之以苦。又曰：有病则病当之是也。

当归八钱，酒洗　川芎三钱　桃仁不去皮尖，炒研，一钱　红花一钱，酒洗　益母草去老梗，五钱　软柴胡四钱　黄芩三钱　栀子三钱　粉丹皮三钱　白僵蚕酒炒，三钱　蝉蜕全，十二个　金银花三钱　泽兰叶三钱　生甘草一钱

水煎去滓，入蜜、酒、童便和匀服。

《伤寒瘟疫条辨·卷五·医方辨》

吕 田

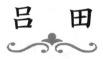

❖ 医家介绍

　　吕田，字砚平，一字心斋，号春圃，河南新安县人。约生活在乾隆、道光年间。据《瘟疫条辨摘要·序》记载，吕田"学问人品乃洛西冠"，是道光元年恩贡，同时"兼邃于医，病多奇方，方多奇中"，著作有《澹成轩文稿》《四书书仁汇集》《读书摘要》《诗韵辨字正讹》《切己录》《瘟疫条辨摘要》《天花精言绪余》，以上七种见于《中州艺文录·卷二十四》。《瘟疫条辨摘要》全书分上、下两卷，上卷开篇首列瘟病与伤寒根源症治不同辨，阐发伤寒、瘟病之异同，并指出时病特点。随后分别详列瘟病与伤寒六经证治不同辨、四损不可正治辨、瘟病与伤寒不同诊脉义、大头瘟六证、瘟病诸下证及有关杂病及妇、儿科瘟病，条分缕析，足见吕田临床经验之丰富。下卷则备载治瘟病诸方，以升降散为诸方之首，皆配以歌诀。《瘟疫条辨摘要》从辨析瘟病与伤寒根源不同出发，阐明瘟病的发病机制，全书说理精当，条分缕析，证治皆备，是一部简明扼要的瘟疫临床实用之作。

❖ 吕田医论医方

瘟病证状五十条

　　温病以辨证为要，其状多端，特为揭出以便认识。

　　有头晕，浑身壮热，内烧作渴，呕秽，吐食者。

　　有头眩，胸膈膨闷不利，不思饮食，遍身壮热者。

　　有浑身壮热，饮水无度者。

　　有内烧作渴，而身不发热者。

　　有浑身壮热，而无汗者。

　　有浑身壮热，而自汗无度者。

　　有头疼脑闷，壮热发渴，浑身骨节酸痛者。

　　有壮热发斑者。

有壮热，温疹发露者。

有头面猝肿者。

有腮脸偏肿者。

有咽喉肿痛，痰涎壅塞，滴水不能下者（用马齿苋二斤，不见水，捣，入白面半斤，陈醋一两，和匀，敷肿处，便觉冰凉爽快。口肿含升降散，即能下咽喉。半日间其肿消尽如失。）

有喉项俱肿，上连腮颔而疼痛，痰涎上壅者。

有浑身壮热，声音不亮者。

有猝然跌倒，喉中痰响如水鸡声者（切莫认作真中风，更莫认作类中风。）

有浑身壮热，头昏，耳聋者。

有头项猝肿大如斗者。

有遍身斑疹杂出者。

有似野火丹毒者。

有似瘾疹风疮者。

有血从口出者。

有血从鼻孔出者。

有血从牙宣出者。

有血从大小便出者。

有小便热淋如血者。

有小便涩痛不通者。

有大便闭结者。

有大便火泻无度者。

有舌强，口苦，咽干，声音不亮者。

有肚腹作痛，肠鸣如雷者。

有浑身壮热内烧，口舌生疮者。

有发斑，谵语，昏迷，不省人事者。

有见神见鬼，手舞足蹈，似风癫、狂祟者。

有患瘟疫而误服发汗之剂变为亡阳之证，发狂、叫跳、昏不知人者。

有昏不知人如醉如痴者。

有浑身壮热，头痛，咳嗽、不宁者。

有内烧作渴，上吐下泻，身不发热者。

有憎寒壮热，一身骨节酸痛者。

有四肢厥冷，身凉如冰而喷气如火，烦躁不宁者。

有遍身红肿，发块如瘤者。

有胸高胁起，胀痛，呕如血汁者。

有血从目出、牙缝出、毛孔出者。

有血从大便出，甚如烂瓜肉、屋漏水者。

有便清泻白，足重难移者。

有肉瞤筋惕者。

有舌卷囊缩者。

有舌出寸许，绞扰不住，声音不出者。

有头痛如破，腰痛如折，满面红肿，目不能开者。

有热盛神昏，形如醉人，哭笑无常，目不能闭者。

有浑身火泡疮带白浆者。

（以上诸症，有单见者，有兼见者，不可枚举。统以升降散治之。）

大头六证

大头六证乃温病中之最重且凶者，伤寒无此证，故复申而明之。

大头者，天行疵疠之杂气，人感受之壅遏上焦，直犯清道，发之为大头温也。世皆谓风邪闭塞而成，是不知病之来历者也。

若头巅、脑后、项下及耳后赤肿者，此邪毒内蕴发越于太阳也。

鼻颊两目、并颏上、面部、焮赤而肿者，此邪毒内蕴发越于阳明也。

耳上下前后，并头角赤肿者，此邪毒内蕴发越于少阳也。

瘟病诸下证

瘟病无正发汗之理，惟下证最多，并为指明。

面黄、身黄。（此湿热郁于脾土之证，宜茵陈汤，合升降散治之。）

目暗不明、目赤、目黄、目眼、目直视、目反折。（此肾水枯涸，邪热居内之证，宜加味凉膈散加龙胆草。）

舌白苔、舌黄苔、舌黑苔。（白黄者，宜升降散、加味凉膈散。黑者，宜解毒承气汤。）

（按：黑而干涩者，属实；若黑而滑润者，属虚。更宜详审脉证形神四者，参看的确，分别治之。虚者，似宜用理阴之类。不得谓黑色皆实也。）

舌白砂苔、舌紫赤色、舌芒刺、舌裂、舌短、舌卷、舌硬、唇燥裂、唇焦色、口臭、鼻孔如烟煤、口燥咽干、气喷如火、扬手掷足、小便极臭、小便赤黑、小便涓滴作痛、潮热、善太息、心下满、心下痛、心下满痛、心下高起如块、腹胀满痛、腹痛按之愈痛、小腹满痛、头胀、头胀痛、头汗、头痛如破、谵语、发狂、蓄血如狂、小便闭、大便燥结、转屎极臭（此皆下证。虚者慎之，便结，虚者用三汁汤，白菜汁、大麻仁汁、生芝麻汁，入蜜服，自通，大便胶闭。）

协热下利（宜大柴胡），热结旁流（加味六一顺气。虚者慎之，）脉厥。

体厥。（宜解毒承气。）

以上证治，大略已具。

按：瘟病中天地之疠气，四时皆有，而于春夏凶荒之际为尤甚。若一乡一家同病，则瘟疫是也。所谓疫者，役也，犹今之门头差也。若伤寒，只是冬月，至春夏断不得谓之伤寒。且冬月伤寒，风寒由肌肤入，初起多见太阳经证，渐次循经而传（六经形症俱详于前，须先认清），其于合病（两经、三经齐病不传者是也）、并病（一经先病未尽又过一经之传者是也。或始则二阳合病，后则一阳病衰、一阳邪盛，归并于一经，亦为并病）、两感（日传二经，阴阳俱病也。在伤寒，仲景以麻黄附子细辛汤主之；在瘟病，河间以双解散主之，补仲景瘟病、两感治法）之证，则其少。若瘟病，由内达外，乃邪气充斥奔迫（此六字为瘟病症状，传神，最易认识），不循经传，是以诸证合见，并奇奇怪怪，难以名状者甚多。再细细参之脉理，验之神情，寒瘟之辨，了然无复疑义矣。

又按：冬月正伤寒，必用表药发散者，缘寒气固蔽在表不能发越，所以用温散药以汗解之，是肌一松而邪从汗解也。若瘟病火郁于内，用风药散之，是犹火得风而愈炽，所以其病益甚。故必养阴御阳之药，如水之能制火也。或疑不用表散，何以能发汗？是只知汗出于阳，而不知汗生于阴，养阴则汗自出。譬如五六月亢阳之时，一得阴雨，露自潮出。且汗者心之液，瘟病诸方，大抵总以泻心经客热为主，心热一去，汗液自能流通。矧炎夏之时，动则汗流，又岂待发散而始出耶。

又按：《二分晰义》及《寒温条辨》俱云：凡瘟病，一切解肌发汗、温中散寒之药，切戒勿用。今但摘其尤甚者，表而出之。如麻黄、羌活、独活、葛根、苍术、细辛、香附、艾叶、苍耳、乌头、桂枝、牙皂、巴豆、川椒、乌梅、胡椒、故纸、茴香、肉桂、附子、干姜、豆蔻、益智等味，若误服之，则亢阳之火愈炽，而病愈危矣。

再者，余自三折后，凡临证阅历以来，恪守前贤成规，无不取效。亦间有瘟病末后，用参附等热药而愈者，非属四损，即或误治耽延久亏，是又在随时详审脉症形神，互相参证，诊视谛当，辨别明确，认真虚实寒热，然后施治。行方而出以智圆，心小而济以胆大，始可万全，不至乖方。所谓神而明之，存乎其人，此又不可不知也。

岁甲戌，瘟疫盛行，医药每多乖方。触事生心，不惮烦琐，续增八十五条，详悉辨明，庶临证，无复疑义云。

瘟病正治诸方

升降散（一名二分散，一名陪赈散）

白僵蚕酒炒，二钱　全蝉蜕去土，一钱　广姜黄去皮，三分。不用片　姜黄　川大黄生，四钱

上为细末，合研匀。病轻者分四次服，每服重一钱八分二厘五毫，用冷黄酒一杯，蜂蜜五钱，调匀冷服中病即止。病重者分三次服，每服重二钱四分三厘三毫，黄酒一杯半，蜜七钱五分，调匀冷服。最重者分二次服，每服重三钱六分五厘，黄酒二杯，蜜一两，调匀冷服。如一二付未愈，可再服之，热退即止。胎产亦不忌。炼蜜丸，名太极丸，性稍缓。服必空心。服后须忌半日不可吃茶水、吃烟、吃饮食。若不能忌并不效，能遵禁忌，下咽即苏，半日而愈。若饱食后服此亦不效。愈后最忌饱食，只宜吃稀粥四五分饱，永不再发。至于荤腥更须着实牢忌，万不可吃。凡患瘟疫，未曾服他药，或一二日，或七八日，或至月余未愈。但服此药，即愈。

瘟病正治诸方条列如下，以便按症施治。轻则清之，神解散、清化汤、芳香饮、大小清凉散、大小复苏饮、增损三黄石膏汤之类。重则泻之，增损大柴胡汤、增损双解散、加味凉膈散、加味六一顺气汤、增损普济消毒饮、解毒承气汤之类，而升降散，其总司也，轻重皆可酌用。察证切脉，斟酌得宜，病之变化，治病之随机应变，神明则存乎其人耳。《寒温条辨》云：处方必有君、臣、佐、使，而又兼引导，此良工之大法也。是方以僵蚕为君，蝉蜕为臣，姜黄为佐，大黄为使，米酒为引，蜂蜜为导，六法俱备，而方乃成。窃尝考诸本草，而知僵蚕味辛苦，气薄，喜燥，恶湿，得天地清化之气，轻浮而升阳中之阳。故能胜风除湿，清热解郁，从治膀胱相火，引清气上潮于口，散逆浊结滞之痰也。其性属火，兼土与木，老得金水之化，僵而不腐。温病火炎土燥，焚木烁金，得秋分之金气而自衰，故能辟一切沸郁之邪气。夫蚕，必三眠三起。眠者，病也，合簿皆病而皆不食也。起者，愈也，合簿皆愈而皆能食也。用此而治合家之瘟病，所谓因其气相感，而以意使之者也，故为君。夫蝉，气寒无毒，味咸且甘，为清虚之品，出粪土之中，处极高之上，自甘风露而已。吸风，得清阳之真气，所以能祛风而胜湿。饮露，得太阴之精华，所以能涤热而解毒也。蜕者，退也。盖欲使人退去其病，亦如蝉之脱然无恙也。亦所谓因其气相感而以意使之者也，故为臣。姜黄，味辛苦大寒，无

毒，蛮人生啖，喜其祛邪伐恶，行气散郁。能入心脾二经，建功辟疫，故为佐。大黄，味苦，大寒，无毒，上下通行。盖亢甚之阳，非此莫抑，苦能泻火，苦能补虚，一举而两得之。人但知其建良将之大勋，而不知有良相之硕德也，故为使。米酒，性大热，味辛苦而甘，令饮冷酒，欲其行迟，传化以渐，上行头面，下达足膝，外周毛孔，内通脏腑经络，驱逐邪气，无处不到。如物在高巅，必奋飞冲举以取之；物在远方，及深奥之处，更必迅奔探索以取之。且喜其和血养气，伐邪辟恶，仍是华佗旧法，亦屠苏之义也，故为引。蜂蜜，甘平，无毒，其性大凉，主治丹毒斑疹，腹内留热，呕吐便秘，欲其清热润燥，而自散瘟毒也，故为导。盖蚕食而不饮，有大便无小便。蝉，饮而不食，有小便无大便，以清虚而散火，君明臣良，治化出焉。姜黄，辟邪而靖疫。大黄，定乱以致治，佐使同心，功绩建焉。酒引之使上行，蜜润之使下导，引导协力，远近通焉。补泻兼行，无偏胜之弊，寒热并用，得时中之宜，所谓天有覆物之功，人有代覆之能，其洵然哉，用治瘟病，百发百中，屡试屡验，万无一失（按，此方不知起于何时，自陈三锡略为变通，用治温热之病，杨栗山又从表彰之，活人无数。）

轻清之剂

神解散

瘟病初觉，憎寒体重，壮热头痛，四肢无力，遍身酸痛，口苦咽干，胸腹满闷，此方主之。

白僵蚕酒炒，一钱或二三钱　蝉蜕五个或一钱　神曲三钱　金银花二钱　生地二钱　木通一钱　车前子炒研，一钱　黄芩酒洗，一钱　黄柏盐水炒，一钱　桔梗一钱　黄连一钱

水煎，入冷黄酒一杯，蜜三匙，服。

按：此方内无表药而汗液流通，内无里药而热毒自下。有斑疹者即见斑疹，而内证悉除，此其所以神也。

清化汤

瘟病壮热，憎寒，体重，舌燥，口干，上气喘吸，咽喉不利，头面猝肿，目不能开者，此方主之。

僵蚕酒炒，三钱　全蝉蜕十个　金银花二钱　泽兰叶一钱　陈皮八分　胆草酒炒，一钱　黄芩二钱　黄连一钱　栀子炒研，一钱　连翘去心，一钱　元参一钱　桔梗一钱　白附子炮，五分　甘草五分

大便实加酒大黄四钱，咽喉痛加牛蒡子炒研一钱，头面不肿去白附子。水煎，入

蜜、酒冷服。

清化者，以清邪中于上焦，而能化之以散其毒也。芩、连、栀、翘清心肺之火；元、参、橘、甘，清气分之火；胆草清肝胆之火，而且沉阴下行，以泻下焦之湿热；蚕、蝉散毒消肿、定喘出音，能使清阳上升；银花清热解毒；泽兰行气消毒，白附散头面风毒；桔梗清咽利膈，为药之舟楫，蜜润脏腑；酒热而散，能引诸凉药至热处，以行内外上下，亦火就燥之意也。其中君明臣良，而佐使同心，引导协力，自使诸症悉平矣。

小清凉散

瘟病壮热烦躁，头沉面赤，咽喉不利，或唇口颊腮肿者，此方主之。

僵蚕酒炒，二钱　蝉蜕十个　银花二钱　泽兰二钱　当归二钱　生地黄二钱　石膏五钱　黄连一钱　黄芩一钱　栀子炒，一钱　牡丹皮一钱　紫草一钱

水煎，入蜜、酒、童便冷服。

黄连清心火，亦清脾火；黄芩清肺火，亦清肝火；石膏清胃火，亦清肺火；栀子清三焦之火；紫草通窍和血、解毒消胀；银花清热解毒；泽兰行气消毒；当归和血；生地、丹皮凉血，以养阴而退阳也；蚕、蝉为清化之品，散肿消郁，清音定喘，使清升浊降，则热解而症自平矣。

芳香饮

元参一两　白茯苓五钱　石膏五钱　蝉蜕十二个　僵蚕酒炒，三钱　荆芥三钱　黄芩二钱　天花粉三钱　神曲炒，三钱　苦参三钱　陈皮一钱　甘草一钱

水煎，入蜜、酒冷服。

表里三焦大热清剂

增损三黄石膏汤

主治表里三焦大热，两目如火、鼻干、面赤、舌黄、唇焦、身如涂朱，燥渴引饮、神昏、谵语。

石膏八钱　僵蚕酒炒，三钱　蝉蜕十个　薄荷二钱　淡豆豉三钱　黄连二钱　黄柏盐水炒，二钱　黄芩二钱　栀子二钱　知母二钱

水煎，入蜜、酒冷服若腹胀痛或燥结，加大黄。

寒能制热，故用白虎。苦能下热，故用解毒。佐以荷、豉、蚕、蝉之辛散升浮者，

以温病热毒至深、表里俱实，扬之则越，降之则郁，郁则邪火犹存，兼之以发扬则炎炎之势皆烬矣。此内外分消其势，犹兵之分击者也。热郁腠理，先见表证为大宜。

大清凉散

主治表里三焦大热，胸满、胁痛、耳聋、目赤、口鼻出血、唇干舌燥、口苦、自汗、咽喉肿痛、谵语狂乱者。

僵蚕酒炒，三钱　全蝉蜕十个　全蝎去毒，三个　当归　生地黄酒洗　金银花　泽兰各二钱　泽泻　木通　车前子炒　黄连姜炒　黄芩　栀子炒　黑五味子　麦冬去心　天冬　胆草酒炒　知母　牡丹皮各一钱　生甘草五分

水煎，入黄酒半小杯、童便半小杯，冷服。

胆草泻肝热，黄芩泻肺热，栀子清三焦；泽泻泻肾热；木通、车前泻火于下；归、地、丹皮养血凉血；甘草缓中；二冬、五味清金平木，润燥养筋；黄连泻心火；知母泻肾火；泽兰行气消毒；银花清热解毒；全蝎去风定搐；仍用蚕、蝉治疫（如无抽搐，全蝎可去，临时酌裁。）

地龙汤

治瘟病大热诸证。

地龙，即蚯蚓。捣烂，入新汲水，搅净浮油，饮清汁。亦有饮金汁愈者，即人粪水。

清后不解下剂

此方并有初病即用者，详症施治不必执一。

加味六一顺气汤

少阴、厥阴病，口燥咽干，怕热消渴，谵语神昏，大便燥实，胸腹满硬，或热结旁流，绕脐疼痛，厥逆，脉沉伏者，此方主之。

僵蚕酒炒，三钱　蝉蜕十个　大黄酒浸，四钱　芒硝二钱半　柴胡三钱　黄连　黄芩　白芍　甘草生，各一钱　厚朴钱半　枳实麸炒，一钱

水煎，充芒硝，入蜜、酒和服。

解毒承气汤

瘟病三焦大热，痞满燥实，谵语狂乱，不识人，热结旁流，循衣摸床，舌卷囊缩，以及瓜瓤、疙瘩瘟，上为痈脓，下血如豚肝等证。厥逆脉沉伏者，此方主之。加栝楼一

个，半夏二钱名陷胸承气汤，治胸满兼有上症者。

僵蚕酒炒，三钱　蝉蜕十个　黄连　黄芩　黄柏　栀子各一钱　枳实麸炒，二钱半　厚朴姜炒，五钱　大黄酒浸，五钱　芒硝三钱，另入

甚至痞满燥实，坚结非常，大黄加至两余，芒硝加至五七钱余，如动者又当知之。

水煎，入蜜、酒和服。

按：此乃瘟病要药也。然非厥逆脉伏、大热大实、热结旁流、舌卷囊缩、循衣摸床等症，见之真而守之定，不可轻投。予用此方救坏证危证大证而愈者甚众。虚极加人参二钱五分，如无参用熟地黄一两、归身七钱、山药五钱，煎汤，入前药煎服，亦累有奇效。《内经》曰：热淫于内，治以咸寒，佐之以苦，此方是也。加人参取阳生阴长，所谓"无阳则阴无以生"；加熟地等取血旺气亦不陷，所谓"无阴则阳无以化"，其理一也。

重泻之剂

增损双解散

瘟病主方。按：兼表证多者，宜此。

僵蚕酒炒，三钱　蝉蜕十二个　广姜黄七分　防风一钱　薄荷叶一钱　芥穗一钱　当归一钱　白芍酒炒，一钱　黄连一钱　连翘去心，一钱　栀子一钱　黄芩二钱　桔梗二钱　石膏煅，六钱　滑石三钱　甘草一钱　大黄酒浸，二钱　芒硝二钱

水煎，冲芒硝，入蜜、酒，冷服。按：硝，黄随证酌加。余用此方，每以大黄七八钱，芒硝三五钱，治重症愈者甚多，须随宜酌量，不得执泥。

温毒流注，无所不至。上干则头痛、目眩、耳聋；下流则腰痛、足肿；注于皮肤则斑疹、疮疡；壅于肠胃则毒利脓血；伤于阳明则腮脸痛肿；结于太阴则腹满呕吐；结于少阴则喉痹咽痛；结于厥阴则舌卷囊缩。此方解散阴阳内外之毒，无所不至矣。

加味凉膈散

瘟病主方。余治瘟病，双解、凉膈愈者不计其数，若大头、瓜瓤等瘟，危在旦夕，数年来以二方救活者百有余人，真神方也。按：里证多者宜此。

僵蚕酒炒，三钱　蝉蜕十二个　广姜黄七分　黄连二钱　黄芩二钱　栀子二钱　连翘去心　薄荷　大黄　芒硝另，各三钱　甘草一钱　竹叶三十片

水煎，冲芒硝，入蜜、酒冷服。若欲下之，量加硝、黄；胸中热，加麦冬；心下痞，加枳实；呕渴，加石膏；小便赤数，加滑石；胸腹满，加枳实、厚朴。

连翘、荷、竹，味薄而升浮，泻火于上；芩、连、栀、姜，味苦而无气，泻火于中；大黄、芒硝，味厚而咸寒，泻火于下；蚕、蝉清化，涤瘢疬之气以解毒。用甘草者，取其性缓而和中也；加蜜、酒者，取其引上而导下也。

半表半里之剂

增损大柴胡汤

瘟病热郁腠理，以辛凉解散不至还里而成可攻之证，此方主之，乃内外双解之剂也。

柴胡四钱　薄荷二钱　陈皮一钱　黄芩二钱　黄连一钱　黄柏一钱　栀子一钱　枳实二钱　大黄一钱　广姜黄七分　僵蚕酒炒，三钱　全蝉蜕十个　白芍一钱

呕加生姜二钱。水煎，入冷黄酒一两、蜜五钱，冷服。

清下壮水诸剂

黄连解毒汤

大热、干呕、烦渴、谵语、呻吟不眠者，此方主之。

黄连　黄芩　黄柏　栀子各一钱

水煎，冷服。

崔尚书曰：胃有燥粪，令人错语；邪热盛极亦令人错语。大便秘而错语者，承气汤；大便通而错语者，解毒汤。

玉女煎

治少阴不足，阳明有余，水亏火旺，六脉浮洪滑大，干燥，烦渴，头痛，牙疼、吐血、衄血者。

熟地黄五钱　牛膝钱半　石膏五钱　知母钱半　麦冬去心，二钱

水煎服。

熟地黄、牛膝补肾水之不足；石膏、知母泻脾土之有余。而金则土之子、水之母也。麦冬甘以保肺，寒以清肺，所谓"虚则补其母，实则泻其子"也。

瘟病杂证诸方

痞满胀痛熨法

生姜　葱白等分　生白萝卜加倍，如无用子

约共须一二斤，捣碎，炒热，白布包作饼，熨胸前结胸处。并治一切痞满，皆愈且速。

犀角大青汤

治斑出心烦，大热，错语，呻吟不眠，或咽喉不利者。

犀角一钱，磨汁或为细末入　大青或以青黛代之　元参各三钱　升麻　黄连　黄芩　栀子各一钱　甘草五分

水煎，入犀角、童便，冷服。或加僵蚕三钱，蝉蜕十个。便秘加大黄。

犀角地黄汤

瘟病胃火炽盛，衄血、吐血、咳咯血者，盖衄行清道，吐行浊道，以喉通天气，咽通地气也。循经之血走而不守，随气而行。火气急迫，故随经直犯清道，上脑面出于鼻为衄。其从肺而出于咽者，则为咳、咯。其存胃中者，为守荣之血，守而不走。胃虚不能摄，或为火逼，故呕吐从咽而出也。衄血之热在经，吐血之热在腑。伤寒衄血为表热，瘟病衄血为里热。《内经》曰：心移热于肺，则咳嗽出血，便血、蓄血如狂，漱水不欲咽。伤寒便血，为传经热邪，瘟病便血，为里热。蓄血在上则喜忘，在下则如狂，漱水而不欲咽。热在经，里无热也。蓄血发燥而内不渴，故虽漱水而不欲咽。《海藏经》曰：凡血证多不饮水，唯气证则饮水。经云：阳明病，口燥，漱水不欲咽者，必衄。伤寒当发汗而不发汗，邪热妄行，逼血外出，故见此证。及阳毒发斑，热甚伤血。发于皮肤，见红点者，为疹，如锦纹者，为斑。伤寒不当下而下，热毒乘虚入胃，则发斑疹。瘟病当下而不下，热留胃中，亦发斑疹，或误服热药太过，亦发斑疹。

又：妇人血崩赤淋，以火胜故致之，此方并治之。

怀生地六钱　白芍四钱　牡丹皮三钱　犀角镑，二钱。磨汁入

水煎，入犀角汁服。瘀血甚者加大黄二钱以行之。或因怒致血，或热极如狂，加柴胡平少阴、厥阴之火，加黄芩泻上中二焦之火，加栀子泻三焦之火也。生地甘寒，凉血以滋肾水。丹皮苦寒，泻血中之伏火。犀角大寒，解胃热而清心火。白芍酸寒，和阴血而散肝火。以共平诸经之僭逆也。

地榆散

治瘟病热毒不解，日晡壮热，腹痛，便利脓血。甚如烂瓜肉，屋漏水者。

地榆二钱　当归四钱　白芍四钱　黄芩二钱　黄连二钱　栀子炒黑，二钱　犀角镑，磨汁，二钱　薤白四钱

水煎，入犀角汁，冷服。又有热毒痢下血，用郁金、炒槐花各五钱，炙草减半为末，每服三钱，豆豉汤下。

治日久病甚，烦躁、昏沉者。

蟾蜍心三二个，捣，和水饮一二次。定心安神而病去矣。勿以为微而忽之。或并加朱砂少许。

白虎汤

温病表里俱盛，口渴引饮，脉洪大，此方主之。

石膏生，八钱　知母三钱　甘草生，钱半　粳米二钱　竹叶三大片

水煎，冷服。

玉枢丹

一名紫金锭。主治暴中杂气，昏晕欲倒。如霍乱吐泻，搅肠痧，青筋胀，心腹痛胀诸般危症，并一切山岚瘴气，水土不服。解诸毒疗诸疮，利关窍，通百病。奇效有不可殚述者。

山慈菇洪山出者，洗去毛皮，焙，二两　川文蛤一名五棓子。制净，捶破，焙，二两　红芽大戟去净骨，焙，一两五钱　千金子一名续随子。用鲜者去壳，去油，一两　朱砂有神气者，研末，三钱　明雄黄鲜红大块者，研末，二钱　麝拣净皮毛，干者，研末，三钱

上七味秤准合研匀。于细石臼内，渐加糯米浓饮，调和燥湿得宜，杵千余，以光润为度。每锭一钱，每服一锭。病重者连服二锭。取通利后，以温粥补之。

治一切饮食药毒、蛊毒，及吃自死牛、马、猪、羊等，肉菌中毒，并山岚瘴气，烟雾恶毒等症。昏乱猝倒，或生异形之状，悉用凉水磨服。

凡遇天行疫证，延街遍巷相传染者，用桃根汤，磨浓，抹入鼻孔，次服少许，方入病家，再不沾染。

治阴阳二毒，瘟疫痧胀，或狂言乱语，或胸腹肿痛，并喉痹咽肿，俱用薄荷汤，待冷磨服。

治痈疽发背，对口天泡，无名肿毒，蛀节红丝，疔诸恶等疮，诸风瘾疹，久痔红肿及阳梅结毒，俱用无灰酒磨服，外用凉水磨涂，日夜数次，觉痒即消。溃烂者，亦可

少减。

治牙疼，酒磨涂痛处，仍含少许，良久咽下。

治男妇急病、痴邪、奔走叫号，失心狂乱，羊羔猪癫等风，俱用石菖蒲煎汤磨服。

治心胃痛，及诸般气痛，诸般血痛，并赤白痢，泄泻，急痛，霍乱，绞肠之类，俱用姜汤磨服。

治中气，中风，中痰，口眼歪斜，牙关紧急，语言謇涩，筋股挛缩，骨节风肿，遍身疼痛，行步艰难等症，用酒磨，顿热服之。

治疯犬毒蛇，涧溪诸虫伤人，及注遍身，毒气入里，命在旦夕，俱用酒磨服，外以水磨涂之，再服葱汤，汗出愈。

治年深日久，头胀，头疼，偏正头风，及温病后毒气攻注，脑门作胀者，俱用葱酒磨服，仍磨涂太阳穴上。

治小儿急惊风，五疳、五痢、黄疸，俱用薄荷汤磨，加蜜调服。

治小儿遗毒。生下百日内，皮塌肉烂，谷道眼眶损者，凉水磨服，并涂抹。

治妇人经水不通，红花汤下。

治传尸劳瘵，诸药不效。一方士指教服此，每早磨服一锭，至三次后，逐下恶物尸虫、异形怪类而愈。

治一女子久患劳瘵，为尸虫所噬，磨服一锭，片时吐下小虫十余条。后服苏合香丸，其病顿失，调理月余而愈。真济世卫生之宝药也。

拨正散

主治杂气为病，阴阳毒，痧胀，及一切无名恶症。并食厥、痰厥、气厥皆验。

荜拔　雄黄精为上　火硝各二钱　冰片　麝各五厘

上为细末。男左女右，以筒吹入鼻中，即苏。

产后温病方

治产后大热神昏，四肢厥逆，谵语，或不语等症。若发狂燥结，量加大黄、芒硝。《内经》曰：热淫于内，治之咸寒，佐之以苦。又曰：有病则病受之，是也。

三合汤此本生化、小柴胡、小清凉三方加减，合而为一也。

当归八钱，酒洗　川芎三钱　桃仁不去皮尖，炒研，一钱　红花一钱，酒洗　黄芩三钱　粉丹皮三钱　白僵蚕二钱，酒炒　全蝉蜕十二个　金银花三钱　泽兰叶三钱　生甘草一钱　益母草五钱，去老梗　软柴胡四钱　栀子三钱

水煎，入蜜、酒、童便和服。

小儿瘟病

凡治瘟病方，皆可随症酌用。

加味太极丸

《温疫论》原方无蝉蜕、天竺黄五钱、胆星五钱、大黄三钱、冰片三分，有麝三分，端阳修合，朱砂为衣，姜汤化下，与此少异。

白僵蚕二钱，酒炒　全蝉蜕一钱，去土　广姜黄三分　川大黄四钱　天竺黄一钱　胆星一钱　冰片一分

共为细末，糯米浓汤和丸如芡实大，冷黄酒和蜜泡化一丸冷服。

愚按：天竺黄真者不多得，拟以竹沥代之。蜜丸亦可。

涤疫滋生汤

主治瘟疫时气最良，可时常饮之。

即自己尿也。

避攘瘟疫方

用贯众长浸水缸中。

简便方治大头瘟

此方甚效，并治咽喉肿痛。

吴茱萸，捣烂，醋糊，和敷脚心即消。

简便治瘟方

汉阳进士黄亮，梦神传此方，治瘟疫，果救多人。

用小便一碗，姜汁一盅，同煎，一滚服。

疗时疫者，服大黄良

陈宜中尝从梦中得此方。梦神人语曰：天灾流行，人多死于疫疠，唯服。

大黄者生。事见《宋史》

治呃逆胸痞等症方

用白毛乌骨鸡一只，从鸡胸活割开，安病人胸前罨之，自愈。又方：将鸡干揢去毛，破开，去肠屎，刀切烂，铺心头上，治湿热发黄，昏沉不省人事，死在须臾者，少

顷即活。

辟邪丸

雄黄一两　鬼箭羽　赤小豆　丹参各二两

共为细末，炼蜜为丸，如桐子大，每服五丸，温水下。服此虽与病人同床合被亦不传染。

又：用雄黄抹鼻，或饮雄黄酒，亦可。

又方：取初病人衣服蒸之令散气，亦不传染。

附治诸瘟六方

加味败毒散

治捻头瘟，其症咽喉肿痹，失音，汤水不下，危在旦夕。

羌活一钱　前胡一钱　芥穗钱半　牛蒡子钱半　枳壳一钱　元参三钱　马勃三钱　桔梗三钱　黄芩二钱　射干二钱　薄荷一钱　僵蚕五分　人中黄三钱

如药不能下，急用谷心刺鼻孔出血，更用针刺少商穴（穴在大指指甲尽处，肉际向外一分，左右皆可刺）。更用白矾、银朱、冰片等分，研末，吹喉中，令吐出痰涎后服药。

三黄汤

治杨梅瘟，其症遍体紫块如疮癜。

黄连二钱　大黄三五钱　人中黄三钱　赤芍三钱　丹皮二钱　滑石二钱　元参三钱　生地黄三钱　甘草一钱

大渴饮冷者，加石膏五八钱，葛根二三钱。

人中黄散

治疙瘩瘟。其症发块如瘤，遍身走痛，危在旦夕。

人中黄一钱　朱砂钱半　雄黄钱半　薄荷三钱　桔梗三钱　甘草一钱

大便闭，加大黄。

犀牛饮

治锦霞瘟，其症浑身斑疹成片，痛痒异常。

犀角汁一盏　牛蒡子二钱　荆芥二钱　防风钱半　赤芍三钱　生地三钱

大渴饮冷者加石膏五八钱，葛根二三钱。

又附治小儿葡萄疫

此症多因感受疠疫之气，郁于皮肤，凝结而成。大小青紫斑点，状若葡萄，发于遍身，惟腿胫居多。甚则邪毒攻胃，以致牙龈腐烂臭味。出血形类牙疳，而青紫斑点其色反淡，久则令人虚弱。初起宜服羚角散，久虚者宜服胃脾汤，米泔水漱口，以非疳散日擦四五次，即效。近见中年之人下虚者亦患此证，治法同前。

羚羊角散

羚羊角　麦冬　黄芩　知母　牛蒡子　防风　元参各八分　甘草二分，生　竹叶十片
食远服。

胃脾汤

白术　远志　麦冬　沙参　茯神　陈皮各六分　五味五分　甘草炙，五分

非疳散

羚羊角　人中白煅　文蛤各一两
为细末，用米泔水漱口后擦此药。

按：瘟病一门，创立于仲景，遗失于汉魏，晦乱于叔和。至吴氏始辨正发明，陈氏提纲握要，杨氏复为条辨而详论之，其义乃重明于今日。愚之此书，盖信述而窃取之，其中间有去取运用不同者，特欲明白简易，昭人心口，非敢妄作聪明，私心自用也。心斋又识。

又附治每年四时外感内伤经验良方

六合定中丸

此方夏秋尤宜。
苏叶　藿香　香薷各四两　木瓜、赤苓　羌活　柴胡各二两　木香　檀香　甘草各一两　枳壳二两半，炒　厚朴一两半，姜炒

为末蜜丸，每服三四钱，随症用引。主治一切症状开后：

四时瘟疫，黑豆、甘草汤下。

饮食伤，莱菔子汤下。

症疾，姜汤下。

男女心胃疼，吴萸汤下。

中暑、冰水或井凉水下。

霍乱转筋，阴阳汤下。

感冒头痛发热，姜茶下。

小儿惊风，薄荷汤下。

痢疾水泄，益元散下。

小儿发热吐乳，山楂灯心汤下。

胃口不开，白水下。

心口饱胀呕吐，姜汤下。

妇人产后恶露不尽，红花山楂汤下。

寸金丹

乌药　防风　羌活　半夏姜炒　赤苓　藿香叶　薄荷　木香　制苍术　香附酒炒　砂仁　白豆蔻炒　陈皮　川芎　白芷　前胡以上各三两　枳壳一两半，炒　果仁一两　炙草一两半　生神曲三两三钱　炒神曲五两

共为细末，生姜汁为丸，每丸重二钱，朱砂为衣，每服一丸，姜汤送下。治时气感冒，男妇老幼，中风、中气、中寒，口眼歪斜，牙关紧闭，不省人事，呕泻霍乱，腹痛反筋，内伤生冷，痰气胀闷，嗳气吞酸，感胃寒邪，岚瘴，头痛身热，妇人产后晕迷，恶露未尽，泄泻虚肿，小儿急慢惊风，俱用淡姜茶化下，孕妇切不可服（小儿酌量用之）。

菩提丸

治时行瘟疫及不服水土，一切等症。

陈皮　制半夏姜炒　南苍术炒　紫厚朴姜炒　砂仁炒　枳壳炒　香附酒炒　茯苓　白扁豆炒　黄芩酒炒　藿香　南薄荷　苏叶　山楂　神曲炒　麦芽炒　生甘草

上药各十两，共为末，用荷叶，或鲜或干，干者煎汤拌前药，晒干，炼蜜为丸，

鲜者即煎浓汁丸之，重三钱。

书内论瘟疫详矣。然亦有寒疫者，不可不知。《世验精法》云：风寒暴甚。众病相同，乃寒疫也。其病初起头疼、恶心、呕吐者，藿香正气散。随症加减治之，自愈。

藿香正气散

大腹皮洗　白芷　茯苓　紫苏　藿香各钱　厚朴姜炒　白术土炒　陈皮去白　桔梗　半夏各七分　甘草四分　生姜三片　大枣一枚，水煎服

解瘟散

此辛巳东南传治瘟疫者。

胆矾三钱二　蜈蚣　黄连三分　朱砂同

欲止疫证暴吐泻，男左女右，吹鼻中。

孔以立

❖ 医家介绍

孔以立，字毓礼，清代医家，河南黎水人，临床擅治温病，尤其擅治痢疾。孔毓礼著有《痢疾论》《医门普渡》。孔毓礼所处年代正值痢疾流行之际，其目睹医家抛弃表里寒热虚实辨证之根本，盲目套用各种治痢通用方、通用药而造成诸多失败案例，遂撰写此书以匡正纠偏。

《痢疾论》又名《痢疾大全》，成书于1751年。全书列内经补注、仲景补注，次列历代诸家之言，虽援引古训，然多出自心裁。本书是继《温疫论》之后又一论述传染病（痢疾）的专书，考核精心，诠疏明晰，对后世颇有影响。《痢疾论》共四卷，系统论述了痢疾之病因、病机、诊断、辨证、治疗，为论述痢疾专著，并以辨表里寒热虚实将全书理、法、方、药、案贯穿起来，建立了一整套的论治痢疾学术体系，可谓是"痢疾治疗完全手册"。

孔毓礼在《痢疾论》中总结出痢疾诸方106首，如人参败毒散为痢疾发表第一方，可治痢疾外夹表邪，憎寒发热，身体疼痛；仓廪汤可治疫痢发热；加减小柴胡汤的治症与人参败毒散大致相同，其中外邪稍轻而有热者可用之。孔毓礼在《痢疾论》中还列出了12个痢家治疗要方，主要有脉弦腹痛要药之小建中汤；清热要药之香连丸、黄芩芍药汤；升举后重要药之补中益气汤，未可投此汤者，以三奇散代之；温中要药之理中汤，未可投此汤者，先与干姜甘草汤；补脾胃要药之四君、异功；补肾要药之六味、八味汤；痢疾半虚半实之调理脾胃要药之大健脾丸。以上均为孔毓礼治疗痢疾使用频率较高的处方，或单独使用，或与他方合用，均由辨证情况来决定。

孔毓礼面对纷繁复杂的各类痢疾，辨表里寒热虚实治疗，执简驭繁；其治痢思路独特，避免落入根据病名套用痢病成方的窠臼。孔毓礼以表里寒热虚实论治痢疾对临床辨治痢疾有提纲挈领的作用，可指导医者在面对痢疾纷繁变化的症状时，快速抓住疾病核心，根据四诊信息快速决定治法方药，从而提高疗效。其论治思想对当今治痢之学术与临床具有重要的启迪意义。

❖ 孔以立医论医方

论述痢疾

《内经》补注

帝曰：肠澼便血，何如？岐伯曰：身热则死，寒则生。

"身热则死，寒则生"。亦大概言之，必兼症详之。岂无身热得生而寒死者？

按：身热是阴不内守，阳气外浮，阴阳离绝之兆也，故死。寒则生者，谓身不热也，若四肢厥冷，属痢之死候，阳气将脱绝而难救矣。

帝曰：肠澼下白沫，何如？岐伯曰：脉沉则生，浮则死。

按：浮非死脉。此所谓浮，乃浮洪、浮强也。详见下节。

帝曰：肠澼下脓血，何如？岐伯曰：脉悬绝则死，滑大则生。

按：悬绝者，谓浮空细劲而无根底也。痢症白沫为阴，脓血为阳；脉则悬绝为阴，滑大为阳。脉症相对则生，相反则死也。

帝曰：肠澼之属，身不热，脉不悬绝，何如？岐伯曰：滑大者曰生，悬涩者曰死，以藏期之。

按：涩与滑反，乃阴阳气塞，故不悬绝而悬涩，亦主死也。以藏期之，谓见相克之期而死也。

又曰：阴阳虚脱，肠澼，死；泄而夺血，脉沉微，手足逆，皆难治。

沉微之脉多见厥逆。逆犹未至于厥，已属难治；至于厥逆，十难救一矣。

脾脉外鼓沉，为肠澼，久自已。

沉为在里，而兼外鼓，虽为肠澼，邪不甚深，久当自已。

肝脉小缓，为肠澼，易治。

肝脉血海，肝脉急大为邪盛，难愈；今小缓为邪轻，易治。

肾脉小搏沉，为肠澼下血，血温身热者死。

肾脉本沉，小而搏为阴气不足，阳邪乘之，故为肠澼下血。血温身热者，邪火有余，真阴丧尽也，故死。

心、肝澼亦下血，二脏同病者，可治。

心主血，肝藏血，故二脏之澼亦下血，不独肾也。二脏木火同气，故同病为顺而可治。若肝、脾同病，是土败木贼，其难治也必矣。

其脉小沉涩，为肠澼，其身热者死，热见七日死。

心、肝之脉，小沉而涩，以阴不足而血伤也，故为肠澼。然脉沉细者，不当热，故身热者死。死于热见七日者，六阴败尽也。

肾移热于脾，传为虚，肠澼死，不可治。

虚，虚损也。肾为水脏，而挟热侮脾为肠澼，阴虚反克，水土皆败。

贼风虚邪，阳受之；阳受之，则入六腑；入六腑，则身热，不时上为喘呼。饮食不节，起居不时，阴受之；阴受之，则入五脏；入五脏，则䐜胀闭塞，下为飧泄，久为肠澼。春伤于风，夏生飧泄肠澼。

肾所生病为肠澼。

肾开窍于二阴，故病肠澼。

虚邪之中人也，留而不去，传舍于肠胃之间，则肠鸣飧泄；食不化，多热，则溏出糜。

仲景补注

大肠有寒者，多鹜溏，有热者，便肠垢；小肠有寒者，下重便血（当作大肠），有热者，必痔。

按：有热者便肠垢，有寒者下重便血，可见寒热皆能成痢。

夫六腑气绝于外者，手足寒，上气脚缩；五脏气绝于内者，利下不禁，下甚者，手足不仁。

阳虚则阴盛，故上气呕逆。寒主收引，故挛缩。下甚则气下脱，津液不养四体，故手足不仁。

下利清谷，里寒外热，汗出而厥者，通脉四逆汤主之。

下利清谷，里寒也；外热，汗出而厥，阳亡也。主之以通脉四逆汤，回阳胜寒而止利也。

下利，手足厥冷无脉者，灸之不温，若脉不还，反微喘者死。少阴负趺阳者为顺也。

灸之不温，脉不还，是真阳已离绝也。喘则气已上脱矣。"少阴负趺阳者为顺也"一句，文义不属，此有错脱，不必强解。

下利后，脉绝，手足厥冷，晬时而还，手足温者生，脉不还者死。

此即上条用灸之意。

下利清谷，不可攻表，汗出必胀满。

按：下利清谷，里寒症也，谁肯攻表？仲景恐因兼见表证者，而人误攻之，故戒之也。倘误发其汗，则阳气外泄，阴气弥塞胸腹，必生胀满。后一条所以先温里，而后攻表也。

下利，腹胀满，身体疼痛者，先温其里，乃攻其表。温里宜四逆汤，攻表宜桂枝汤。

身疼痛，有表有里。必清便已调，其痛不减，方属于表也。

按：此条与上条相发明，上条无胀满，此条已有胀满。

下利，身躯疼痛，急当救里。诸温之属，可与理中、四逆、附子汤，热药急投之美。

按：曰"急当救里"，恐人因身躯疼痛而误行汗散也。身痛有表有里，表属太阳，里属少阴。脉浮数，身热者，太阳也；脉沉迟，身凉者，少阴也。前条表里兼症，尚且先温其里，后攻其表，况均里症无表证，而可不急温乎

下利，脉沉而迟，其人面少赤，身有微热，下利清谷者，必郁冒汗出而解，病人必微厥。所以然者，其面戴阳，下虚故也。

下利，脉沉迟，为阴寒内凝。审矣，寒深于下，则必格阳于上；寒深于里，则必格阳于表，安得不面赤身热，而下利完谷乎？夫虚阳至于外越上出，危候已彰，或其人阳尚有根，或服温药以胜阴助阳，阳得返与阴争，必郁冒少顷，然后阳胜而阴出为汗。阴阳未即相接，又必微厥也。仲景以为下虚则是肾经真阳不固，肝挟相火上炎。与伤寒太阳阳明并病，面色缘缘正赤，为阳气怫郁在表者大相径庭也。

下利，脉迟紧，为痛未欲止，当温之。得冷者，满而便肠垢。

按：脉迟紧而痛，脏寒也。脏寒宜温，若以冷治之，则脏愈寒而生胀满。便肠垢者，若鼻涕，若胶冻之类是也。第一条曰"有热者，便肠垢"，此曰"得冷者，满而便肠垢"，可见同一肠垢，而形色、浅深、浓淡有分矣。

下利，脉沉弦者，下重也。脉大者，为未止；脉微数者，为欲自止，虽发热不死。

按：沉弦为肝木不荣，故气逆于下而下重也。沉弦数大为邪盛，故为未止。沉弦而微数，为邪向衰，故为欲自止。盖下痢之脉，宜微弱，不宜实大。微弱者虽发热不死，倘脉大身热则死也。

下利，脉反弦，发热身汗者，自愈。

下利，脾病也；弦，肝脉也。脾病不当见弦脉，故曰"脉反弦"也。下利，里证也；发热，表证也。发热身汗，则表与里和，虽脉弦，自愈也。

下利，脉反浮数，尺中自涩者，必圊脓血。

脉见浮数，若邪还于表，则尺脉和；今尺中自涩，乃邪热搏结阴分。虽寸口得阳脉，究竟阴邪必走下窍而便脓血也，《缵论》拟白头翁汤；脓血止，芍药甘草汤。

下利里病而得浮数表脉，故曰"反浮数"也。

下利，微热而渴，脉弱者，令自愈。

下利，脉数有微热，汗出，令自愈。设脉紧，为未解。下利，脉数而渴者，令自愈。设不搓，必圊脓血，以有热故也。

按：此三条令自愈，有两意，一由邪衰，一由邪出也。盖下痢而渴，虽里有邪热，然热微、脉

弱，是邪已向衰候也，故令自愈。脉虽数，而热微汗出，是邪已向衰，且从汗散，愈不待言矣。脉数有汗，则解可知。设脉紧者，邪尚盛，可遽言愈耶？脉数而渴，邪虽未衰，然有向阳之象，而无入阴之虞，是亦外解之机也。三自愈当分别看：下利热微汗出，其愈也速；下利微热而渴，脉弱其愈也缓；下痢脉数而渴，可愈而之未愈，亦非不可愈也。

下利后更烦，按之心下濡者，乃虚烦也。栀子豉汤主之。

下利后，秽腐已去，乃更烦甚。治烦有虚实两途，实者可下，虚者不可下。欲知之法，按其心下无所结痛，则其烦为虚，可涌去也。

下利，便脓血者，桃花汤主之。

下利便脓血，热盛者，白头翁汤清之。若日久滑脱，则当用桃花汤以养肠固脱。

热利下重者，白头翁汤主之。产后下利极虚，白头翁加甘草阿胶汤。

下利，里急后重，积热已深，故用白头翁汤大苦大寒治之。寒能胜热，苦能燥湿，湿热去，下重自除也。

下利，三部脉皆平，按之心下坚者，急下之，宜大承气汤。

平者，平实不微弱也。下利心下硬者，诸泻心汤症也。若脉平实，则里气不虚，宜急下之，此凭症又凭脉之法也。

按：三部但曰"皆平"，尚非可攻之脉，而"按之心下坚"，乃当攻之症也。急下之者，以症为据也，然脉若微弱，则亦不敢攻矣。

下利，脉迟而滑者，实也，利未欲止，急下之，宜大承气汤。

脉迟为寒，然与滑兼见则中实有物阻，其脉道故迟。实不去则利不止，故宜急下。

按：脉迟滑兼见，人疑脉迟不敢下。不知滑实之脉定属中有实积，虽迟亦当急下也。然迟滑若属寒积，又宜巴豆，不宜大黄矣。须知。

下利，脉滑而数，有宿食，当下之。

滑数为热滞。

下利，脉反滑者，当有所去，下乃愈，宜大承气汤。

《经》云：滑为有宿食。下利，脉反滑者，是病虚而脉实，当去之。积未去也，若其人形体强实，下之乃愈。

下利，谵语者，有燥屎也，小承气汤主之。

下利则热下泄，安得谵语必然利者。利而结者，精也。

必脉滑数方可下。

下利，不欲食者，有宿食，当下之。

以不欲食为宿食，当参之色脉。倘胃虚不食泄泻者，亦当下之乎。

下利而腹痛满，为寒实，当下之。

痛满为实，而有寒热之分，当参之以色、脉。紧、迟为寒，滑数则为热矣。

下利，腹中坚者，当下之。

下利既有所去，何复腹中紧耶？所以知其有物而当下也。

下利，大孔痛者，当温之。

下利大孔痛，症有虚实，治有温凉。此特论其虚寒而当温者。

下利已瘥，至其年月日时复发者，此为下不尽，更下之，愈。风寒重者，不可下，下之后，心下坚痛，脉迟，此为寒，但当温之；脉沉紧，下之亦然。脉大浮弦，下之当已；下利脉浮大，此为虚，以强温之故也；设脉浮革者，因而肠鸣，当温之。

此旧积之邪复病也。下利瘥后，至其年月日时复发者，是前次下利之邪，隐僻肠间，今值脏腑司令之期，触动旧邪而复。发热隐僻之根未除，终不能愈，故宜更下。

按：风寒重者而误下之，邪入而成结胸症，故心下坚痛也。凡脉数则为热，若见脉迟则属寒，但当温之而已。即脉沉紧亦不可下，盖沉紧为寒在里，若误下之，亦有变症。惟脉大，浮弦有力，方可下之而愈也。"以强温之故也"一句，或谓浮大为虚，当补不当温；然玩一"故"字，分明谓所以虚者，因温药所致，温而成虚，于理不顺，予疑"温"字乃"下"字之错。盖言所以虚者，因强下之故也。夫脉浮大为虚，只须补之，设脉浮革、肠鸣，则虚而且寒，非温之不克有济也。

下利，舌黄燥而不渴，胸中实，下不止者，死。

按：下利则邪当下泄，何以上焦舌黄燥，胸中实？至然不为利减耶，其症有似挟热下利，乃下之而利不止，然则显系胃败津伤，非实火也。下之固不能愈，补之亦不能受，故死。

下利，气者，当利其小便。

小便本乎气化，治利不利小便，非其治也。"气者"二字当有缺文，不必强解。

气利，诃黎勒散主之。

诃黎勒，涩以固脱之药也。不曰"滑利"而曰"气利"，未详。

下利，肺痛，紫参汤主之。

《医宗金鉴》曰：此文脱简，不释。

仲景原缺滞下一症，上所录者，乃《金匮要略》《伤寒论》中少阴、厥阴下利诸症，以其脉症之义，可与滞下证相参。故近代名家，摘入痢门中，非谓下利之症可与滞下混同施治，而漫无分别也。

折衷诸家

刘河间曰：下痢，白为寒者，误也。古法以白为寒，赤为热。但白者，不皆属寒，而属寒者，十之七八。若果为寒，则不能消谷，何由反化为脓血也？若寒至不能消谷，则其人死矣，

215

何但病痢？所谓下痢，谷反为脓血，如世之谷肉果菜，湿热甚，则自然腐烂溃发，化为活水。故食于腹中，感入湿热邪气，则自然溃发化为脓血也。其热为赤热，属心火故也。其湿属黄湿，属脾土故也。燥郁为白，白属肺金故也。以五色分五脏，亦固矣哉。下痢赤白，俗言寒热相兼，其说尤误。岂知水火、阴阳、寒热者，犹权衡也，一高必一下，一盛必一衰，岂能寒热俱甚于肠胃，而同为痢乎？辨见下卷"寒热错杂"门。大法下迫窘痛，后重里急，小便赤涩，皆属燥热，而下白者亦多有之，然则为热明矣。痢疾未有不里急后重，小便不赤涩者，何得以痢家必有之症，皆认为热乎。或曰：白痢既为热病，何故服辛热之药亦有愈者耶？盖辛热之药，能开发肠胃郁结，使气液宣通，辛热可以宣通气液，则若寒遏抑气液可知。流湿润燥，气和而已。功效如此，便是对症之药，但断无热药可治湿热病之理。然病微者，可愈；甚者，郁结不开，其病转加而死矣。非病微者可愈，乃寒者可愈耳；非甚者转加而死，乃热者死耳。凡治痢者，莫若以辛苦寒药治之，或微加辛热佐之则可。此法只可治热痢。盖辛热能发散、开通郁结，苦能燥湿，寒能胜热，使气宣平而已，如钱氏香连丸之类是也。故治诸痢者，黄连、黄柏为君，以至苦大寒正主湿热之病。乃若世传辛热、金石毒药治诸吐泻下痢，或不中病，反更加害也。

又曰：脏腑泻痢，其症多种，大抵从风、湿、热论。泻痢之故多种，风、湿、热何可兼得？是知寒少而热多，热又何以兼得风湿二者？寒则不能久也。寒者更久，热者不久。故曰：暴泻非阳，久泻非阴。暴泻自是阳，然亦有阴，故曰"暴泻非阳"；久泻自是阴，然亦有阳，故曰"久泻非阴"，语意是如此。河间则定以暴泻为阴，久泻为阳矣。论曰"春易缓形"，形动则肝木乃荣。反静密，则行秋令，金能制木，风气内藏。夏至则火盛而金去，独火木旺而脾土损矣，轻则飧泄，身热脉洪，谷不能化；重则下痢脓血稠黏，皆属于火。《经》曰溲而便脓血，知气行而血止也，宜大黄汤下之，脓血稠黏属火者，方可下之，否则不可。是为重剂；黄芩芍药汤，是为轻剂；是实则泻其子，木能自虚而脾土实矣。苦以泻其心之火。独不虚，其先伤脾土乎？故《经》曰"春伤于风，夏必飧泄"，此逆四时之气，人所自为也。《经》意本言外感，刘氏则主内伤，然肝木不得升，势必下降，是或一道也。有自太阴脾经受湿，而为水泄虚滑，微满身重，不知谷味，假令春宜益黄散补之，夏宜泻之。补泻岂拘春夏？补药岂拘益黄？法云宜补、宜和、宜止。假令和则芍药汤是也，止则诃子汤是也，久则防变而为脓血。一日或数日泄泻常变脓血，久泻少有变脓血者。脾经传肾，谓之贼邪，故难愈。若先痢而后滑，谓之微邪，故易痊。脾、肾皆能为痢，未必脾专主泻，肾专主痢。但泻是疏通之象，痢是闭塞之象，由泻转痢，疏通变闭塞也，自然难愈；由痢转泻，闭塞变疏通也，自然易痊。不必说到脾传肾为贼邪，肾传脾为微邪。此皆脾土受湿，天行为也，既曰"脾受湿"，又曰"天行"，何也？岂"湿"即"天行"耶？虽圣智不能逃。口食味，鼻食气，从鼻而入，留积于脾而为水泄。湿积于脾，自成水泄。然湿又何以从鼻而入？有厥阴经动，下利不止，其脉沉而迟，手足厥逆，涕唾脓血，此为难治，宜麻黄、小续命汤汗之。法曰：谓有表邪缩于内，当散表邪而愈。脉沉迟，手足厥逆，是内外合寒也，即有表邪内缩，当准仲景救表桂枝、救里四逆之例。麻黄二汤，何敢轻投？有暴下无声，身冷自汗，小便清利，大便不禁，气难布息，脉微呕吐，急以重药温之，浆水散是也。必如此，方为冷痢，而后温之，则十死其十矣。故法云：后重则宜下，亦不尽当下。腹痛则宜和，亦有当温之者，当下之者。身重则除湿，亦有气虚无力而身重者。脉弦则去风，多有宜小建中汤者。脓血稠黏，以重药竭之；身冷自汗，以毒药温之。何物是毒药？风邪内缩，宜汗之；鹜溏为痢，当温之。又云：在表者发之，在里者下之，里实方可下之。在上者涌之，在下者竭之，自表热者内疏之，小便涩者分利之。又曰：盛者和之，去者送之，过者止之。兵法云"避其来锐，击其惰归"，此之谓也。然则痢当进迫之时，反不当攻；于将愈之时，反当攻之耶？凡病泄而恶风寒，是太阴传少阴，木来克土也。泄而恶风寒，安知非挟外感耶？仲景《伤寒论》邪传少阴恶寒，故刘氏以病泄恶寒为邪传少阴成痢也。用白术、茯苓除湿，芍药、桂安脾，黄连破血也。《本草》不言黄连破血，且此时又何必破血？火邪不能胜水也，太阴竟不能传少阴，而反火邪上乘肺经，而痢必白脓也，加黄连、当归之类。白脓未必属肺经，且又何所见而用当归、黄连。又里急后重，脉洪大而实，为里热而甚闭，是有物结坠也。若脉浮大甚，不宜下。虽里急后重，而脉沉细弱者，为寒邪在内而气散也，可温养而自愈。里急后重闭者，大肠经气不宣通也，宜加槟榔、木香宣通其气。如痢或泄而呕者，胃中气不和也。上焦不和，治以生姜、橘皮；呕有虚寒、痰气、食火之分，亦非姜、橘可通治之。中焦不和，治以芍药、当归、桂、茯苓；中焦脾胃所居，何以取此四味。下焦不和，寒轻治以轻热药，甚以重热药。下焦肝、肾之位，而治以热药，然则上中二焦独不可用热药，而下焦必须热药耶？既言脾胃不和，忽然接着三焦，何以文理不顺如此？大便虚闭，涩久不愈，恐太阴传少阴，多传变为痢。太阴是为贼邪，先以枳实厚朴汤以防其变。厚朴枳实汤中，有木香、黄连、大黄，刘氏之意谓速去太阴之邪，则无因而传少阴。不知用之不当，反伤少阴封垫之本，而成痢疾矣。若四肢懒倦，小便少或不利，大便走，沉困，饮食减，宜调胃去湿，白术、芍药、茯苓三味，水煎服。以白术之甘，能入胃而理脾胃之湿；芍药之酸涩，除胃中之湿热，四肢困；茯苓之淡泄，通水道走湿。此三味，泄痢须如此。懒倦沉困，饮食减少，应用理中汤合此三味。但用此三味，不免病重药轻。如发热恶寒，腹不痛，加黄芩为主。发热恶寒，腹不痛，多属表邪，何以反用黄芩为主？如未见脓而恶寒，乃太阴欲传少阴，加黄连为主，桂枝佐之。黄连、桂枝，未必可断太阴入少阴之路，且既已恶寒，岂可用黄连苦寒耶？如腹痛甚者，加当归，倍芍药。芍药虽腹痛要药，可治热痛，不可治寒痛。倘痛属寒，岂宜倍之？如见血，加黄连为主，桂、当归佐之。见血即君黄连，然则血皆属热耶？如烦躁，或先白脓后血，或发热，或恶寒，非黄芩不止，此上部血也。刘氏以黄芩为肺经药，肺居上焦，故云"止上部血"，然肺经之血，何以不上溢而反下注乎？如恶寒脉沉，或腰痛，或血痢下痛，非黄连不能止，此中部血也。以黄连为心脾药，故云"止中部血"。然恶寒、脉沉、腰痛，阴寒之象已显，敢用黄连乎？如恶寒脉沉，先血后便，非地榆不能止，此下部血也。刘氏总以血为热故，药俱不离乎苦寒。如便脓血相杂，而脉浮大，慎不可以大黄下之，下之必死，谓气下竭而阳无所收也。"气不竭"，谓痢久而气竭于下也，气既下竭，故阳浮于外，而显浮大之脉。凡阴阳不和，惟可以分阴阳药治之。又云：暴泻非阳，久泄非阴。大便完谷，有寒有热。热者，脉疾，身多动，音声响喷，暴注下迫，此阳也。寒者，脉沉而细疾，不得因疾急而疑为热，乃寒极似热之脉也。若脉沉而细迟，寒更不待言矣。身不动作，目睛不了了，仲景以目睛不了了为阳热，而用承气。此以目睛不了了为阴寒，而用姜、附。同一"目睛不了了"，而有虚实寒热之分。饮食不下，鼻准气息微而冷者，姜附汤主之。若身重，四肢不举，术附汤主之。刘氏非不用温，然不过补立言之缺，而其大指则专以湿热为主也。

朱丹溪曰：《经》曰，暴注下迫，皆属于热。又曰，暴注属于火。又，下痢清白，属于寒。热，君火之气；火，相火之气；寒，寒水之气。属火热者二，属水寒者一。痢乃时令外人之病，何必牵君相二火而强证之。泻痢一症，似乎属热者多，属寒者少。详玩《局方》，专以热涩为用，若用之于下痢清白而属于寒者，斯可矣。寒痢用热则可，涩则未必可。《经》所谓下迫者，即里急后重之谓也，其病属火，相火所为，其毒甚于热也。投以涩剂，非杀之而何？

夫泻利之病，水谷或化，或不化，并无努责，惟觉困倦。若滞下则不然，或脓，或血，或脓血相杂，或肠垢，或无糟粕，或糟粕相混，虽有痛、不痛、大痛之异，然皆里急后重，逼迫恼人。考之于《经》，察之于症，似乎皆实症也。余近年涉历，亦有大虚大寒者，不可不知。

戴原礼曰：痢出于大肠传送之道，了不干于肾气。《内经》明言肾所生病为肠澼，何谓"了不干于肾气"？然河间谓脾主泻，肾主痢，分别脾肾专主，亦非确论。尝原其本，皆由胃肠受饮食之积，余不尽行，留滞于内，湿蒸热疾，郁结日深，伏而不作，时逢炎暑大行，相火司令，又调摄失宜，复感酷热之毒，至秋阳气始收，火气下降，蒸发蓄积，而滞下之症作矣。其湿热、瘀积干于血分则赤；干于气分则白；赤白兼下，气血俱受邪矣。久而不愈，气血不运，脾积不磨，陈积脱滑下凝，犹鱼脑矣；甚则肠胃空虚，关司失守，浊液并流，色非一类，错杂混下注出，状如豆汁矣。若脾气下陷，虚坐努责，便出色如白脓矣；其热伤血深，湿毒相瘀，黏结紫色，则紫黑矣。其污浊积而欲出，气滞而不与之出，所以下迫窘痛，后重里急，至圊而不能便，此皆大肠经有壅遏窒碍，气液不得宣通故也。原礼之论甚是平允，但亦有见不到处。

《卫生宝鉴》曰：太阴主泻，传于少阴为痢。太阴何以专主泻？少阴何以专主痢？由泻亡津液，而火就燥，肾恶燥，居于下焦血分也，受邪故便脓血。然则清火润燥，而治痢之能事毕矣？此论好听，虽亦有此理，特不尽然耳。

徐东皋曰：凡痢疾之治，须审病者体气厚薄。会无通泻及攻积苦寒之药，脉之有力无力，及正气邪气有余不足，对症施治，未有不效。上乃平允之论，下则矫时弊也。今医治痢，多峻用下剂及苦寒太过，鲜有不致误者。况年高与齿弱之人，遂致元气虚陷，反不能支。胃气既虚，其痢益甚。有阳虚陷入阴中，则脱血阵阵而下者，医尚谓血痢不已，仍用苦寒，渐至脉绝，四肢厥冷而死者，曷可胜纪。且今之患者，多有脾胃先虚而后积滞，通滞之剂宜酌用也，不特攻莫轻投，即通滞之品，加枳、朴、楂、面亦当酌量。稍或过，遂致虚脱。

王海藏曰：寒毒内伤，后用寒凉，非其治也。况血为寒所凝，浸入大肠间而便下，得温乃行，所以用热药，其血自止。《经》曰"治病必求其本"，此之谓也。胃既得温，其血不凝而自行，各守其乡矣。中寒反便血，人都不解其故，且又不解温热之品何以反能止血也。惟此解得明白，此论中寒便血也。若挟热便血，当用清凉者，人所其知，不待言也。

赵养葵曰：世人一见滞下，不分寒热阴阳虚实，便以大黄荡涤之，是重剂也。其次，黄芩芍药汤和之，是轻剂也。香连丸，是常药也。当归、芍药和其血，槟榔、枳壳调其气。见有血色者，红花、生地、地榆以凉其血，黄连、黄柏以清其火。朝夕更医，出入增减，不过如此。聂可久伎俩，早被此老完全写出。已濒于死，犹曰血色依然，腹痛不减，谁敢温补，死而无悔。伤哉！伤哉！目今之信聂氏奇方妙论者，如是，如是。凡腹痛后重，小便短少，口渴喜冷，大肠燥结，是为挟热下痢，前法固宜。此数语要作半篇论断看，语势所以侧重温补者，矫时弊也。矫枉者，必过其正。是在善读之人而已矣。若挟寒下痢，须用理中、姜、桂温之。又有初起受病，原系热痢，迁延日久，各症不减或反加重，竟作虚看，须用补中益气，一升一补，倍加参、芪温补。此症初起亦非纯热，乃半虚半实症也。苦寒攻克过度，遂成纯寒。若系纯热症，则先药已效矣。如小腹重坠，切痛奔豚，肾之精曰奔豚，乌可指痢症切痛作奔豚？然奔豚是肾受寒邪所致，今痢症寒逆下焦，结聚不散，小便作痛，即谓之奔豚，未为不可。此专属少阴证，急加吴萸、肉桂、故纸、肉果，甚加附子。少阴当有专药数味，加入补中益气汤中，似未尽善尽美，不若建中汤中加此数味。如有纯血者，加炒黑干姜，虚回而痢自止。纯血有寒有热，此特论属寒者。详见"辨症"及"论色"诸条，当参之。若必待血清痢止而后补，亦晚矣。

219

世间似痢非痢者多。详见后卷"似痢非痢辨"。东垣云：饮食有伤，起居不时，损其胃气，则上升清华之气，反从下降，是为飧泄，久则太阴传少阴而为肠澼。余独未见东垣有"太阴传少阴而为肠澼"之句，或在《十书》之外耶？里急后重，脓血交错，数至圊棚而不能便者，专用补中益气为主，使升降之道行，其痢不治而自消矣。予法东垣，凡有热者加姜炒黄连；有寒者加姜、桂；寒兼小腹痛者，用建中汤；有风湿者，加防风、羌活；治肝气乘脾者，倍柴胡，加芍药、木香；滑泄者，加粟壳、诃子。加减尤见手法。如此温补不愈，又当别治。《经》曰：热之不热，是无火也。无火者，益火之原，急补命门之火，以生脾土之母，此为举万全策也。

又有一种阴虚似痢者，即五泄中"大瘕泄"是也。《经》曰：里急后重，数至圊而不能便，必茎中痛。褚氏云：阴已耗而复竭之，则大小便牵痛，愈痛则愈便，愈便则愈痛。其症红白相杂，里急后重，悉似痢疾，必小便短涩而痛，或不通而痛，此最惑人，以为湿热而误投清利，可知治病当四诊参详，勿以一症而拘，况大小便从来难为虚实之据。或欲小便而大便先脱，或欲大便而小便自遗，此则分明大虚。两便牵引而痛，此肾虚之危症。急以八味加补骨脂、肉豆蔻、阿胶，兼理中汤加升麻、桂、附，相继间服，庶可挽回。以痢药治之，必毙矣。赵氏论痢，凡四条，如实热痢，则用第一条世俗治痢之法，虚寒痢则用后三条温补之法，虚中挟实者则依他加减法，大纲已举矣。

王肯堂曰：痢病所见之症，种种为邪入胃经，气伤则传于肺，血伤则传于心。心肺者，气血之主也，而大小肠者，心肺之合也，皆袭河间之说。而胃乃大小肠之总司，是又五脏、十二经脉禀受之海。内外之邪损伤经脏，或其邪入胃，胃属湿土之化，受邪则湿气不化，怫郁而成湿热矣。归重胃经，又兼东垣之说，但邪一入胃，则胃气怫郁，随时令应见之症而为病。当夏秋之交，则病痢矣，未必自湿气不化。又曰：肠胃熟腐化谷、转输糟粕，皆营卫洒陈六腑之功。此说反了。当云：营卫洒陈六腑，皆肠胃熟腐水谷、转输糟粕之功。今肠胃有邪，则营卫运行至此，其机为之阻，不能施化，当曰：肠胃有邪，则营卫运行失度。故卫气郁而不舒，营血泣而不行。于是饮食、结痰停于胃，糟粕留于肠，与郁气、泣血之积相挟，成滞下症矣。肯堂之论甚是平允，曰"肠胃有邪"，则寒也，湿也，滞也，热也，皆邪也。又曰卫气郁而不舒，营血泣而不行，与痰、食、糟粕相挟而下，深得所以下利脓血之故。如是者，可下之以通其壅塞，利营卫之行，或但理卫气以开通腠理，和营卫以调顺阴阳。阴阳调，腠理开，则升降之道行，其积不治而自消矣。治法亦佳，但遗了"温补"法，想是惑于河间也。

张景岳曰：痢疾之病，多症在夏秋之交。古法相传，皆谓炎暑大行，相火司令，酷热之毒蓄积为痢。今人所宗，皆此一说。然炎暑，天之常令也，当热不热，必反为灾。因热贪凉，人之常事也，过食生冷，所以致痢。多见人之慎疾者，虽经盛暑，不犯寒凉，则终无泻痢之患，岂其独不受热乎？此其病在寒邪，不在暑热，病在人事，不在天时，从可知矣。舍天时而专言人事，未免矫枉过正。但胃强气实者，日用水果之类，而阳气能胜，故不致疾。其次之者，虽未即病，而日用日积，迫夫大火流西，新凉得气，则伏阴内动，乘机而起。亦非伏阴内动，乃阳气不得舒发故也，故寒湿多以犯脾者，多在七八月之间，此阳消阴长之机，最易见也。再其次者，多以脾肾本弱，则随化随病，不必伏寒，亦不必待时，尤为易见。夫以生冷下咽，泻痢随起，岂即化而为热乎？奈何近代医流，但见痢症，便言热毒，反以寒凉治生冷，是何异雪上加霜乎？或曰：亦有用寒凉而愈者，何也？曰：以胃气强盛之人，得湿成热者亦有之；以元气壮盛，而邪不胜正者亦有之。此皆可以寒治而愈，而此辈极少。以胃弱阳虚而因寒伤脏者，若用寒凉，或妄加荡涤，则无有不死。凡今以痢疾致死者，皆此类也。

李士材曰：痢之为症，多本脾肾。脾司仓廪，土为万物之母。肾主蛰藏，水为万物之元。二脏皆根本之地，投治少差，冤沉幽冥。究其疵误，皆寒热未明，虚实不辨也。晚近不足论，即在前贤颇有偏僻，如《局方》与复庵例行辛热，河间与丹溪专用苦寒。何其执而不圆，相去天壤耶？夫痢起夏秋，湿蒸热郁，本乎天也。因热求凉，过吞生冷，由于人也。气壮而伤于天者，郁热居多；气弱而伤于人者，阴寒为甚。数语了当。湿土寄旺四时，或从千火，则阳土有余，而湿热为病，《经》所纪"墩阜"是也；或从于水，则阴土不足，而寒湿为病，《经》所纪"卑监"是也。言热者遗寒，言寒者废热，岂非立言之过乎？以下专论虚痢。又曰：世之病痢者，十有九虚，而医之治痢者，百无一补。气本下陷而再行其气，后重不益甚乎？中本虚衰，而复攻其积，元气不愈竭乎？湿热伤血者，自宜调血，若过行推荡，血不转伤乎？津亡作渴者，自宜止泄，若但与渗利，津不转耗乎？请以宜补之症悉言之：脉来微弱者，可补；形色虚薄者，可补；病后而痢者，可补；因攻而剧者，可补。然而尤有至要者，则在脾肾两脏。如病在脾者尚浅，在肾者病深。肾为胃关，开窍于二阴，未有久痢而肾不损者，故治痢不知补肾者，非其治也。凡参、术补脾，未尝不善，若病在火衰，土位无母，设非桂、附补火，则饮食何由而进，门户何由而固耶？

喻嘉言曰：痢疾一症，难言之矣。在《灵》《素》谓之肠澼，亦曰滞下。《金匮》以呕吐、哕、下利列为一门。盖以三者，皆足阳明胃、手阳明大肠所生之病也。至其所论下利，则皆《伤寒论》中厥阴经之本症，与二阳明呕吐、哕同列之义，殊不相合。观其论中，厥与利每每并言。始先即云：六腑气绝于外者，手足寒；五脏气绝于内者，下利不禁，是则厥而且利，为虚寒之极。所以反能食者则死，反发热者不死。若痢症则能食者不死，反发热者多死。何其相反若是耶？此必《金匮》"呕吐哕"之下，脱失"下痢"一症，乃取《伤寒》"厥阴下利"之文，补入其中。后人屡试不验，投杼而起者多矣。夫冬月伤寒之下痢，与夏月伤暑湿热之下痢，而可借口仲景，漫言治法哉？后人以其无师之智，各呈偏见，或得于目之所击，手之所试，分播广传，终不可以为法，乃遂谓症痢无正方也。医事之偷，何遂至此？瘟疫、痢疾，仲景并皆缺略。今日渐次讲明者，皆赖后贤目击手试之功也。若不目击手试，纵有仲景方书，空言能济实用耶，重传受而轻阅历，大非。昌谨以岐黄、仲景之法，拟议言之。在《内经》冬月伤寒，已称病热，至夏秋，热暑湿三气交蒸互结之热，十倍于冬月矣。外感三气之热而成下痢，从外而入者，必从外而出之，以故下痢必从汗先解其外，后调其内。此大概法也，亦有不尽然者。况风寒之邪由皮毛而入，当外解之。三气之邪不自皮毛入也，岂可外解耶？首用辛凉以解表，辛平、辛温、辛热、辛凉皆可随症作解表药。惟取辛凉者，总是河间湿热之说胶滞于中也。次用苦寒以清其里，有开手即用温者；有外感既散，转用温补者；有不寒不温，但取和血调气者，治法多方，岂可定用苦寒？一二剂愈矣。属热者可愈，若属虚寒者，势必增重。失于表者，外邪皆从里出，不死不休，故虽日之远，仍用逆流挽舟之法，引其邪而出之于外，则死者可活，危者可安。周信川久痢，曾用此法而瘥。但恐田单火牛，可一而不可再，何也？案载信川体强，脉来沉数有力。倘久痢阴虚气弱，不能作汗而强逼之，其不顷刻告变也几希。经治千人，成效历历可纪。只是常用发散法耳，断无一千个周信川。详《金匮》有云：下利，脉反弦，发热身汗者自愈。此候见有变成症疾者，由里达表而愈也。夫久痢之脉，深入阴分，沉涩微弱矣，忽然而转弦脉，浑是少阳生发之气，非用逆挽之法，何以得此？有用升补而得生发之气者，岂尽由于发散乎？久痢邪入于阴，身必不热，间有阴虚之热，则热而不休。阴虚之热，亦多昼轻夜重。今因逆挽之势，逼其暂时燥热，顷之邪从表出，热自无矣。久痢阳气下陷，皮肤干涩，断然无汗。今以逆挽之法，卫外之阳领邪气同还于表，而身有汗，是以腹中安静，而其病自愈也。昌岂敢用无师之智哉！又有骤受暑热之毒，水谷倾囊而出，一昼夜七八十行，大渴引水自救，百杯不止，此则肠胃为热毒所攻，顷刻腐烂。《经》所谓"暴注下迫，皆属于火者"是也。比之误食巴豆、铅粉，其烈十倍。更用逆挽之法，迂矣，远矣。此症但当顺下，不当逆挽。若用升表便是悖谬，迂远不足言也。每从《内经》"通因通用"之法，大黄、黄连、甘草，一昼夜连进三五十杯，俟其下利上渴之势稍缓，乃始平调于内，更不必挽之于外。盖其邪如决水转石，乘势出尽，无可挽耳。

再按：治症之法，当从少阳而进退其间，进而就阳，则从少阳为表法固矣，乃痢疾之表，亦当从于少阳。症、痢本同原异派，故有疟变为痢，痢变为疟者。盖疟变为痢是少阳之邪，陷入阳明而变重也。痢变为疟，是阳明之邪，还出少阳而变轻也。盖水谷之气，由胃肠入，疾趋而下。始焉少阳生发之气不伸，继焉少阳生发之气转陷，故泛而求之三阳，不若专而求之少阳，俾苍天清净之气，足以升举水土物产之味，自然变化精微，输泻有度，而无下痢奔迫之苦矣。况两阳明经所藏之津液，既已下泄，尤不可更发其汗。在《伤寒》经禁，明有阳明禁汗之条，而《金匮》复申下利发汗之戒，谓：下利清谷，不可攻其表，汗出必胀满。盖以下利一伤其津液，发汗再伤其津液，津液去则胃气空，而下出之浊气随汗势上入胃中，遂成胀满，求其下利，且不可得，宁非大戒乎？所以当从少阳半表半里之法，缓缓逆挽其下陷之清气，俾身中行春夏之令，不至于收降耳。度其人可胜猛剂，则用前法以收逆挽之速功；度其人不胜猛剂，则用后法以待逆挽之缓功。如此，方有利无害耳。津液未伤者，汗出无妨；津液既伤者，皮间微微得润，其下陷之气已举矣。夫岂太阳外感正汗之比乎？又岂太阳、阳明合病，可用葛根之比乎？噫！微矣。

更有急开支河一法，其邪热之在里者，奔迫于大肠，必郁结于膀胱。膀胱热结，则气不化，而小便短赤，不用顺导而用逆挽，非计也。清膀胱之热，令气化行而分消热势，则甚捷也。然而水出高原，肺不热则小便自行。肺与大肠为表里，大肠之热，皆因肺热所移，尤宜用辛凉之药，先清肺之化源矣。痢疾小便不利，虚实寒热，皆能致之。先生用开支河一法，独言热而主清凉，可也？嘉言先生论痢疾，取逆流挽舟，通因通用，开支河三法。然则三法之外，更无别法乎？及观治案七条，又不全拘三法，岂知之而故秘之耶？噫！未免为前人偏说所惑矣。

张石顽曰：肠澼之证，《内经》原有下血、下白沫、下脓血之异。推详脉证，大抵以白沫属寒，其脉应沉；脓血属热，脉应滑大。若见白沫而脉反浮，见脓血而脉反弦涩悬绝，为脉不应病，故皆主死。纵不尽死，总非顺证。其扼要尤在身热则死，寒则生，为大关键。以肠胃受病，不当更见表热，表热则内外俱困，将何所恃而与攻救耶？更当合参脉证，不可见身热定断主死，详下卷"发热"门。更详脏腑，诸痢咸以脉沉小为可治，血温身热主死，《内经》大义如此。再推仲景论利，以身热手足温为阳回可治，厥逆不返为阳绝主死。此盖指伤寒阴症而言，不可与夏秋肠澼并列而论也。然下痢岂无身热得生者？凡挟邪之痢，与时行疫痢，皆有身热，但当先撤表邪，自然身凉痢止。当知《内经》所言血温身热乃阴虚之本症，此则兼并客邪耳。及观先辈论痢，并以白沫隶之虚寒，脓血隶之湿热，至守真乃有赤白相兼者。岂寒热俱甚于肠胃而同为痢之说，丹溪从而和之，遂有赤痢从小肠来，白痢从大肠来，皆湿热为患。此论出后，咸为痢皆属热，恣用苦寒攻之，蒙害至今未已。即东垣之胜于理脾胃者，犹言湿热之伤于中而下，脓血，宜苦寒以疏利之。脓血稠黏，数至圊而不能便，脉洪大有力者下之，亦认定脓血为热。曷知色鲜紫浓厚者，信乎属热。若瘀晦稀淡或如玛瑙色者，为阳虚不能制阴而

孔以立

223

下，非温其气则血不清，理气如炉冶分金，最为捷法。设不知此，概行疏利，使五液尽随寒降而下，安望其有宁止之日哉？尝见屡服黄连，虚阳迫外，而反发热、发症者；亦有虚阳内扰，忽发除中，反骤能食者；有频用大黄，开肠洞泄，甚至发呃吐蛔者；有大黄下咽，反胀闭不通，阳气上逆，而变中满、鼓胀、水肿者。凡此之类，未遑枚举。夫天气之热，四时之正令也，因热而恣伤冰水瓜果，是逆其正气，脏腑为寒物伤而为患也。单言寒物所伤，亦偏。以逆正气之病，又以逆病情之药治之，何怪变证百出乎？虽是岁之热，较他岁倍甚，是以患肠澼者，较他岁亦倍甚，其总轻重不同，所见之积，一皆五色。良由脏腑之气化并伤，是以五色兼见。按：五色痢，古人皆言肾病，以肾藏精之室，所居之位最下、最深，深者既病，其浅而上者，安有不病之理？精室既伤，安能任蛰藏之令？此仲景以五液注下，脐筑痛，命将难全也。夫以精室受伤，五液不守之患，须知益火消阴，实脾堤水，兼分理其气。使失于气化之积，随之而下；未失气化之津，统之而安。即噤口不食者，亦不出乎此法。盖肠澼之属，皆由传化失职，津液受伤，而致奔迫无度，岂可恣行攻伐，以为不易之定法乎？历观时师治痢，无高下贤愚，必用陈皮、枳壳、厚朴、槟榔之属；稍有赤沫，即用芩、连、白芍；水道不利，便用木通、车前；口噤不食，不出黄连、石莲。不知气病而肠中切痛，非温理其气则痛不止；因气陷而浊气下坠，非升举其气则后重不除；因气伤而津液奔脱，非调补其气则积不已；因阴虚而致夜微热、腹痛，非峻补其阴则痢不息。凡脉弦细小弱，皆当准此。予治此症，遇五色噤口及瘀晦清血诸痢，每用甘草、干姜专理脾胃，肉桂、茯苓专伐肾邪，其效如鼓应桴。初起腹痛厚重者，则兼木香、槟榔、厚朴以泄之；饮食艰进者，则兼枳实、焦术以运之；阴气上逆，干呕不食者，则兼丁香、吴萸以温之；呕吐涎水者，则兼橘、半、生姜以豁之；脓血稠黏者，则兼茜根、乌梅以理之；水道不通者，则兼升、柴以举之；身热不除者，则兼桂枝、芍药、姜、枣以和之；阴虚至夜发热，痛极者，则兼熟地、黄芪、阿胶、归、芍以济之。若数日不已，而腹痛后重转甚者，必须参、术、升、柴兼补而升之。间有脉来滑大数实者，方可用芩、连、芍药、泽泻之属。挟热后重烦渴者，方与白头翁、秦皮、黄连、芍药之属也。人见予用参、术、姜、桂温补气血之药，以为可骇，更用黄芪、地黄滋阴腻滞之药，益怪甚矣，且用石脂、干姜温涩固脱之药，以为劫剂，而大诽之，不知《内经》原有"塞因塞用"之法。盖里急后重，数至圊而不能便，非涩如何？况因涩而过用利气，乃至滑脱不收，安得不用涩以固之耶？更有不知调气，但见下痢日久，便行止涩，闭其滞气，迫痛愈加，愈劫愈甚，此与杀之无异也。

《症因脉治》驳李士材曰：痢疾一证，有四时寒热之不同。开口一句便大错了。今先生引《卫生宝鉴》所引经文，脾泄、肾泄、内伤痢证之说，内伤痢疾、外感痢疾，杜撰不通。而归重于脾、肾二经立论，不知脾传肾，肾传脾，乃论五脏相承。内伤痢非所论夏秋热痢之条。伤寒六经传变，未尝单主内伤。今谓内伤，然后脾传肾，肾传脾，非论外感热痢。此又不通之论也。今先生论中，既曰痢起夏秋，湿蒸热郁，亦论夏秋之痢矣，即当从秋令燥金阳明司令立论，而归重于肠、胃二经，不宜牵入脾、肾去。凡病皆重脾、肾，痢疾何独不然？士材之言探本塞流之论也。夏秋之先水泄后脓血，先脓血后水泄，乃是手足阳明之湿热证，非脾、肾相传之微邪、贼邪内伤证也。古人云：大肠受病则气凝注而成白痢；小肠受病则血凝注而成赤痢；大小肠均受其病，则赤白相杂而下。胃之湿热，下淫于大小肠者亦如此。古说原不的确，不必引之。即按《经》文曰"肠澼下血，曰肠澼下白沫，曰肠澼下脓血"，诸条之论，皆以"肠"字立言。不曰脾澼、肾澼，而曰肠澼，则知痢症，当以"肠"字为主矣。《经》曰：脾脉外鼓沉，为肠澼。又曰：肾所生病为肠澼。果何谓耶？痢由肠出，故名肠澼，犹之痛在头，则曰头痛，痛在脚，则曰脚痛类也。因名肠澼而专治肠，正所谓头痛医头，脚痛医脚也。今先生论中，脱却"肠"字本题，而独重于脾肾二脏，则夏秋之痢，先生欲补此二脏乎？抑欲温此两脏乎？夏秋痢疾为虚寒者，温补何待？夫脾泄、肾泄，脏气不足，内伤之虚症、脏证也。夏秋之痢，肠胃受邪，外感之实症、腑症也。内伤不足，外感有余，二者天壤。士材先生原论夏秋痢疾有虚实寒热之不同，何尝以虚泄与热痢混同论治，而待后学之剖析耶？即有少阴下利脓血一证，乃是手少阴心主为患，非足少阴脾传肾之一证。以少阴下利脓血，为手少阴心主，非足少阴肾，乃遁辞也。故《保命集》以少阴痢曰小肠泄，以心与小肠为表里，心移热于小肠，小肠移热于大肠，移何若是之多也。则下痢脓血，以手少阴心经主血故也。经虽属阴，症则阳邪，如伤寒阳症传阴经之比也。夫夏秋之痢，先要究其致病之根。尔以为得致病之根，却不道得一而失二也。当五六月巳午、丙丁行权，而庚金大肠受克于夏令之时，预伤其金水，至秋燥金行令，金被火刑，熏烁下溜。既然金被火刑，何以不见症于上而为咳嗽、烦满等症，乃独下澼为痢耶。赤属火之本来，白属金之本色，而赤白相兼之痢作矣。此河间赤白之说云尔，详辨下卷"论色"一篇。即或纯白无红，虽非心火所乘，亦为秋时燥火太旺，伤其金位本身，故白色溶化而下，俱袭河间谬说。此为乘令而得病者也。燥热，天时也；老少强弱，脏腑阴阳，人体也；因热就凉，因燥食冷，人事也。但言天而不言人，所谓得一失二也。详下卷论古一篇。今先生言痢牵带脾肾，妄行温补固涩士材只言温补，并未言固涩，横格于中，致令痴人说梦。士材未尝以温补固涩横格于中，驳士材之人，实为河间之说横格不化，安望梦有醒时。更有初起之痢，肠胃壅滞，热郁于内，反见外寒兼化之象，误认虚寒，竟以古人辛温发散方中妄加补涩之药，混治湿热之痢。内热外寒多属风寒外郁，正宜分辛凉、辛温以解表之，未必定如河间所云，反兼胜化也。至云"妄加补涩"，谁是千表药中擅加补涩者乎？不知古人辛温散表，乃治寒湿之痢也。何时名寒湿痢？我知定指春冬矣然，则古人辛温解表万不可用于夏秋时乎。症重者为害匪轻，证轻者迁延变重，即有用温补能愈者，非前医大用祛积。积气已清，即寒凉直进，失加向导，抑遏中州，偶遇辛温，开通郁结，实得辛温散结之功，非得温补之力也。尽属剿袭河间旧说，前已辨明矣。夫湿热一痢，从时令寒湿之加临，外郁表邪，内壅积滞，是以用辛温之药，然亦但取其辛温散表，非取其辛温温补也。辛温解散，治表寒也；辛热温补，治里寒也。何言表而遗里耶？夫治痢过用寒凉克削，诚为不可。但起初湿燥失于清利，则肠胃顷刻腐烂，补脾、补肾乃是后来调理法也。先清后补，治痢之常法。然亦有初起即宜温补者，惟阅历者知之，此老腮度空谈，岂能知乎？故曰：视其缓急，调其气血。表证在者，汗之、散之；里证急者，清之、利之。至痢症中腹痛一门，有积滞壅寒之痛，用下药以行之；有气郁大肠之痛，用桔梗以开之；有气血不和之痛，用芍药以和之。独不为寒痛设一法门，何也？今止举气郁一条，曰以桔梗开之，下曰以芍药为主，不分二位收散不同，混序气郁条内，又无郁滞作痛应下之条，似乎腹痛之痢，再无下行之法。实痛可下，寒痛当温，何为言下不言温乎？又云恶寒者加干姜，恶热者加黄连。夫症有似阴似阳兼化之假象，宜察内症脉息，未可以恶寒恶热为据也。数语平允。后肛痛一条，上云：热流于下，用槐花、木香是矣。此亦不然，若痢不止，用尽槐花、木香，何益之有哉？又云：挟寒者，用理中汤。"挟"字下得不妥。《原病式》云：岂有寒热夹杂于肠胃间乎？河间《原病式》，不必横塞胸中。夫痢疾初起，无肛痛之理。痢久，然后见痛，方为元气下陷，痛亦未必尽因元气下陷。然止宜用补中益气汤以升提之，未可用理中汤以治。补中益气汤未必尽可用，理中汤亦未必尽不可用。因肛痛者是湿热下溜，燥火闭塞。此候解得出，痛；解不得，亦痛。岂尽是燥火闭塞？即痢之日久者，亦止宜于补，未宜于温。仲景云：大孔痛者，急温之。其言非是耶。即令虚矣，未必寒也。若是虚而兼寒，则肛门当不禁，而无疼痛矣。秽浊下久，故肛门痛也。痢不止则秽浊不除，秽浊不除则肛痛不愈，岂肛门不禁便不疼痛乎？又曰：《局方》例用辛热，河间、丹溪例用苦寒，何其执而不圆，不知夏秋之痢，与四时之痢不同。何为四时之痢？彼意盖指春冬病痢者，即上文所云"内伤痢疾"是也。不知治痢者但有真痢、似痢之分。夏秋病者真痢居多，春冬病者似痢居多。然真痢、似痢皆当详审虚实寒热，亦非真痢定用苦寒，似痢定用辛热也。观渠下条，谓河间、丹溪之用苦寒为治夏秋之痢，则知谓《局方》、复庵之辛热，为治春冬之痢矣。臆见偏说，自以为是，不谓之妄人不得也。夏秋之痢，本于湿热，但有湿淫、燥淫之别，从治、正治之分。痢疾有寒有热，以热治寒，以寒治热，俱正治非从治。《局方》、复庵例用辛热，深恐湿淫于内，不行辛散从治，而用苦寒正治，则寒凉抑遏，有邪凝内伏之虞，是以用辛散以治寒湿之痢。辛热何以改作辛散？岂表有寒湿，里无寒湿耶？此宗《内经》"湿淫于内，治以苦热；湿淫所胜，平以苦热"，《局方》、复庵言辛热，未尝言苦热。而开湿淫为痢，表证居多之法门也。河间、丹溪，例用苦寒，盖夏秋之痢，燥火为患，热毒害肠胃，此时若效从治之法，则燥火而遇辛温，肠胃顷刻焚烂。是以用苦寒宣利之剂，以为正治之法。此宗《内经》"热淫于内，治以咸寒；热淫所胜，治以苦寒"，而开燥热为痢，里症居多之法门也。既云夏秋为外感痢疾，余月为内伤痢疾；又言夏秋之痢，里症居多，余月之痢表证居多，何自相矛盾乎？用温、用寒，因发表、攻里二法各别。今先生不发明四公之意，开示后人，反毁四公，令后学不明。即如渠言，而《局方》、复庵何以不兼言表证居多之痢疾？河间、丹溪又何以不兼言里症居多之痢疾？士材所云，言热者废寒，言寒者遗热，不信然乎。今予较正《伤寒例》，仍遵仲景先生之法。夏秋之痢，当分燥火、湿火；四时之痢，当分外感、内伤；夏秋曰痢，四时亦曰痢，已属混淆。燥火、湿火亦属杜撰，俱系妄立名目。疫痢，当分六气、岁气。岁气之辨，详后"疫痢"条中。如雨湿之年，流衍之纪，宜用发表者，以辛凉、辛温之法治之；亢旱之年，赫曦之政，宜用攻里者，以苦寒、咸寒之味治之。深彰先生之道，而全先生之书也。

作是书者，定是好读医书老秀才，断非久年阅历老医家。何以知之？因己而知人也。予少读医书，至痢疾一证，见主清凉攻克者，则信以为然，见言温补者，则不觉嚼古。总以痢发夏秋燥热之时，其证拘急不通，腹痛下血骇人，悉皆壅秘燥热之象，但显有余，未见不足故也。及阅历既多，则得于年之所试、目之所击，然后深悟此证有虚实寒热之不同，而前人之说有大不然者，作论之人亦犹予向日之未经阅历时也。故确宗河间而决意寒凉，及见有用温补而愈者，不能解其何故，于是私心臆度，劈分外感、内伤，妄立名目，支离附会如此也。予为详加辩驳，庶不误后之学者。

聂可久曰：痢为险恶之症，生死所关，不惟时医治之失宜，而古今治法千家，多不得其窍，是以不能速收全效。病有浅深，效有迟速，未必人人速收全效。今立方何以为奇？不泥成方故奇也。立论何以为妙？不胶成说故妙也。且能以数剂而取效于数日内，初起者，或一二剂而取效于一二日内，所以为奇妙也。既奇妙，又效速，谁不信之。然其药品，又不外乎常，识者慎毋忽之。

川黄连去芦　条实黄芩　大白芍俱生用　山楂净肉上四味各一钱二分　陈枳实去瓤，炒、川厚朴去皮　姜汁拌炒　坚槟榔　厚青皮去瓤，四味，各八分　当归　甘草　地榆各五分　红花酒洗，三分　桃仁炒，去皮、尖、研碎，一钱　南木香二分

用水二碗，煎一碗，去渣，空心服，相再煎服。既云奇方，必非寻常之手眼；既云妙论，必具高人之见识。乃取清热导滞，千手雷同之药饵，自命奇妙耶。且连、芩用生，是全不解"寒因热用"之法。此方或红或白，或红白相兼者，里急后重，身热腹痛者，俱可用。单白无红者，去地榆、桃仁，加去白陈皮四分，木香用三分。单白无红者多有冷痢，千消破药中除血分药，加气分药，为白痢定法耶。滞涩者，加酒炒大黄二钱，服一二剂仍除之。此方用之

于三五日神效，用之千旬日内亦效。惟十日、半月外，则当加减，其法详具于后。当以脉证为凭，奈何以日数为例。

川黄连　条黄芩　大白芍三味，酒炒各六分，生用各四分　山楂肉一钱　制厚朴　制陈皮青皮槟榔各四分　甘草炙三分，生二分　当归　地榆各四分　桃仁粉六分　红花三分　南木香二分

如延至月余，觉脾肾弱而虚滑者，用：

酒炒芩　连六分。虚滑之症，尚堪此二物耶？白芍六分　制陈皮、制厚朴、南木香各三分，醋炒　地榆四分　红花二分　当归五分　人参五分　白术五分　炙甘草五分

若未服以上药方，延至月余，仍须清热导滞者有之。若即服前药，即延至旬余，实多变虚，热多变寒，何况月余乎？且既云脾胃弱而滑，便当屏除寻常痢药，急投温补。今千清破队中，少佐参、术，虚滑之候，克济事乎？想聂氏之意谓痢疾非至月余，万不可投参、术，不知症属虚寒，旬日且死，旬日不死，旬余定死，何能延至月余乎？总之，误认痢皆湿热，是以无处不差谬也。

以上三方，有胎妇人服之，去红花、桃仁、槟榔。

以上方法随用辄效。岂有一法一方，可以随用辄效之理。间有不效者，必其初投参、术等补剂太早，补塞邪气在内，有热有滞者，诚忌补之太早。若虚痢、冷痢在所不拘，盖补中即所以祛邪，温中即所以行滞也。久而正气已虚，邪气犹盛，缠绵不已。欲补而涩之则助邪，清而疏之则愈滑，遂至于不可救疗，虽有奇方，无如之何，则初投温补杀之也。戒之，戒之！危言险语，止是戒用温补。然则苦寒攻伐，可肆行无忌乎？予谓正虚邪盛之故，乃因应散不散、应攻不攻，日久气虚邪伏于内，以致补泻难施，非关温补之罪也。何也？误投温补，药才入口，进迫陡增。虽属庸愚，亦知变计，改用清下，药病俱除，又何至日久而成不可救疗乎？

古今治痢者皆曰热则清之，寒则温之，初起热盛则下之，表证则汗之，小便赤涩则分利之。此五者举世信用，若规矩准绳之不可易者。予有独见偏，故独耳。以为五者，惟清热一法无忌，其四者则犯四大忌，不可用也。若清热一法便可治痢，则治痢不亦易乎？

一曰忌温补。只可曰忌错用温补，不可曰忌用温补。痢之为病，湿热蕴积，胶滞于肠胃之中，清邪热，解内毒，行血滞，则其病速除。即曰胶滞，亦有寒热之分，何得概用苦寒。

"湿热蕴积，胶滞于肠胃之中"十一字，是伊偏僻之病根也。若用参、术等温补，则热愈盛，气愈滞。不当温补而误投之，其弊诚有如此。久之元气衰，毒气滞，至于不可救疗者，初投温补之过也。

一曰忌大下。当下者，下之可也，大下则不可。四忌中惟此一忌的当。痢因邪热胶滞肠胃而成，与沟渠壅塞相似，惟用药磨刮疏通则愈。"磨刮疏通"四字精确。若用承气汤大下之，譬如以清水荡壅塞之沟渠，壅塞必不可去也，徒伤胃气损元气而已。正气损伤，而

邪气不除，强壮者犹可，怯弱者必危矣。

一曰忌发汗。先撤外邪，勿令里应外合，乃治痢第一要着也。四忌中，此一忌尤属谬说。痢有身发寒热，头痛目眩者，此非外感，乃内毒熏蒸，虽有表证，实非表邪也。既有寒热头痛，多属表邪，属内热者间有之。今硬指为内毒，恣用寒凉，使表邪悉陷于内，正喻嘉言先生所谓不死不休者也。若发汗则耗正气，而邪气得肆，当汗而汗，正气得舒，邪气亦解。且知汗能耗正气，独不畏苦寒能伐中气乎？且风剂最热，愈助热邪。何其念念以热为虑乎？夫姜、桂辛热，痢常用之，何况风药乎？表虚于外，邪炽于内，鲜不毙矣。发表合宜，则表解于外，邪疏于内，其愈速。

一曰忌分利小便。小便赤涩，何妨略为分利以杀其势。然病在肠胃，强泻膀胱，不惟无益而反有损。此一忌在可否是非之间者也。利小便者，治水泄之良法也，以之治痢则乖。痢因邪热胶滞，津液枯涩而成，若用五苓等剂，分利其水，则津液愈枯，滞涩愈甚，遂至缠绵不愈，则分利之为害也。五苓虽不可用，芩、泻、滑石暂用，亦何伤乎？若清热导滞，则痢自愈而小便自利，安用分利为哉？痢愈，小便自利，其理甚确。但专主清热导滞，则失之偏矣。予于此症，素畏其险恶，用心调治者二十余年，只是揣摩二十年耳，若果阅历二十年，当如丹溪晚年悔悟，知痢疾不尽由千湿热矣。百试百验，只是属热者验耳，若果百试百验，何为昔日验而今日则有验有不验。肋仁有妙汁吾。清热导滞便是妙悟耶？既而身自患之，试验益精，自患亦是热痢，故益执迷不破，然予若非试验多人，安敢力辟聂氏之非？然能破诸家之迷障，而为奇妙之方论。自坐迷障不见外物，反议他人迷障。今刊而布之，以救世人之疾苦而登之寿域也。受利二三，蒙害者七八。若不辞而辟之，其害未有底止也。

是方也，愚见有人刊粘于市肆通衢之处，又见有坊刻依原方日期分为数段，曰此方治一二日痢疾，此方治旬日痢疾，此方治旬余痢疾，此方治月余痢疾，人皆袖为珍宝。予目击受其害者不可屈指，今姑举一二以示警。一喙姓病痢，其尊人按此方刻日加减法，至旬余，开肠洞泄，血水淋漓，四肢逆冷。延予诊之，六脉沉细将绝，辞不可治。乃尊曰：此症谨遵聂氏奇方，依他日期加减，毫不参以己意，何为至于不可治？然则此症初起，便属不治之症也？予不与辨，欲投理中、四逆，因思病不可为，徒为此方分过，又误他人耳，遂不疏方，越日死。又一人，六脉沉细弦急，全没精神，腹痛进迫无度，拟建中汤，面戒勿服寒破药，若误用之，必变厥逆而死。病者持疑，其亲友疾声曰：乌有痢疾敢用肉桂乎？阴与是方连服，果变厥逆死。又一乡榜，服此方，四五日变厥逆，予辞不治，死。按：此方惟实热痢多效，涉虚寒者，服之必死。假如聂氏正其名曰热滞痢疾，此方主之不戒温补，不拘日数，不设四禁，谁谓此方不可治痢而必非之乎？

缪仲淳曰：时行疫痢，沿门合境。患此者，其症大都发热头痛，口渴烦躁，亦有不口渴烦躁者。下痢溺涩，甚者一日夜行百次，或兼痧疹，痧疹罕见。势甚危迫，此是时气使然，积感湿蒸疠气所致。时气是矣，何为湿蒸？治当清热解毒，果见上症，自当清热解毒，若无上症，则随症施治，难拘一定方法。表散为急，当表散者，十之七八。亦有无表证而不应表散者。如升麻、葛根、北胡黄连、黄芩之属。有表证者，看表邪轻重、人体强弱、脏腑寒热制方，亦不拘定上药。或热甚渴甚，前药中可加寒水石。不如石膏、花粉。更有别症，以意加减。切忌下行、破气、收涩，当下而下，当破而破，有何忌焉？如大黄、芒硝、枳实、乌梅、粟壳等，犯此者，多致不救。

杨子建云：世人有患疫毒痢，初得时，先发寒热，忽头痛壮热，思入凉室，思吃冷水，狂言狂走，浑身肌肉疼痛，手不可着，予阅疫痢甚多，未见如此亢极之症，可知间有而不常见者也。忽下白痢，或白，或赤，或赤白相杂。此症难治。疫痢较正痢尤难治也。此系太岁中，其年春夏之内，多有寒肃之化，阳光少见，寒热二气更相交急，忽于夏月多寒之化，寒邪犯心，水火相战，所以先发寒热。水火相犯，血变于中，所以下赤痢。其说穿凿不经，学者不必信之。如紫草色，如苋菜色者，寒邪犯心之重也。白色尚轻，赤色渐重，赤白相杂者，气血相等，寒热之气相搏也。一片不经之谈。治诸症之法，必夺其寒，已后随症调事。既曰寒邪犯心，则当温中散寒矣。乃立万全护命方，中用麻黄、细辛诸发散药，岂外邪可犯君主，而当表散耶？即有表证，古人自有败毒、柴胡等汤可以对症加减，何故设此无律之师，而加之美名乎？随症调整二方，更大疵谬。详辨下卷"疫痢"门。

《痢疾论·卷一》

痢疾诸方

人参败毒散一

治痢疾外挟表邪，憎寒发热，身体疼痛。先散表邪，后和里邪。

人参　茯苓　枳壳　甘草　川芎　羌活　独活　前胡　柴胡　桔梗各等分

薄荷少许，姜三片，煎服。不虚者，去人参，再加荆芥、防风，名荆防败毒散。此痢疾发表之第一方也。

仓禀汤二

治疫痢发热。前方加陈米一撮。

加减小柴胡汤三

治症同前，其有外邪稍轻而有热者，不必败毒散，降用本方，此名凉散法。

柴胡二钱　半夏一钱　人参　甘草各五七分　加羌活七分　防风一钱

不虚者，去人参、姜、枣，煎服；渴者，去半夏，少佐天花粉；腹痛者，加白芍药。

加味桂枝汤四

痢挟表邪而内无热者，此汤主之，为温散法。

桂枝二钱　白芍药一钱二分　炙甘草五七分　羌活五七分　防风一钱

姜、枣煎服。以上三方，俱宜少加厚朴，以防浊气上壅。

五积散五

治脏气素寒之人，外感寒湿，内伤饮食，头疼身痛，项背拘急，恶寒，呕吐腹痛。此内温外散之剂，兼麻黄、桂枝、平胃、二陈、理中、枳、桔之剂，宜增损用之。

当归　麻黄　苍术　陈皮各一钱　厚朴　干姜　芍药　枳壳各八分　半夏　白芷　桔梗　茯苓　炙草　肉桂　川芎各五分

虚，加人参。姜三片，葱白三茎，煎服。

香苏散六

专治外感风寒，内伤饮食，宜随症加减。

香附生用　紫苏各二钱　陈皮去白，一钱　甘草七分

加葱、姜煎。邪重再加发散药，如羌、防、柴、葛之属；积重再加消积药，如曲、柏、山楂之属，或痰药，或气药，无不可对症增入，此中道而立之方，极宜于时用者也。

葱豉益元散七

夏月暑痢，兼挟外邪，欲发散清利者，此方兼擅其长，大有神功。

葱白三寸　豆豉五十枚

煎汤，调益元散二三钱。

四逆散八

北柴胡　白芍　枳实　炙甘草各等分

231

黄芩芍药汤九

此治热痢之主方，芍药汤、聂氏清热导滞等方，皆以此方为祖，加入顺气、消食、凉血之味，而易其名也。

条黄芩　白芍药各二钱　甘草一钱

水一盅半，煎八分，温服。腹痛甚者，加桂二分；脓血稠黏者，加当归、黄连各五六分。

芍药汤十

此和血调气清热之药，和血则便红自愈，调气则后重自除。

白芍药一两　当归　黄连各五钱　槟榔　木香　甘草各二钱　大黄三钱　黄芩五钱　官桂一钱五分

每服半两。

聂氏痢疾主方十一

治热滞成痢，此方最验，虚寒者禁服。

川黄连　条黄芩　杭白芍生用　山楂肉各一钱二分　陈枳壳去穰，炒　川厚朴去皮　姜汁炒　坚槟榔　厚青皮去瓤，各八分　当归　地榆　甘草各五分　红花酒洗，三分　桃仁炒，去皮、尖，碎如粉，一钱　南木香二分

水二碗，煎一碗，去渣，空心服，渣再煎服。单白无红者，去地榆、桃仁，加去白陈皮四分，木香三分；滞涩者，加酒炒制大黄二钱，服一二剂，仍除之。

改定聂氏痢疾主方十一

川连六七分　条黄芩一钱二分　白芍一钱二分，上三味，俱用酒炒　山楂肉、枳壳、厚朴、槟榔、青皮各七分　当归、甘草、地榆各五分　红花三分　桃仁泥七分　木香三分　白芍

以下法制悉如前方，应下者加酒制大黄。

香连丸十二

治热痢赤白，里急后重。

川黄连十两，切如豆粒，用净吴萸五两，二味用热水拌和同炒，至黄连紫黄色为度，去吴萸不用。每黄连制净一两，入南木香二钱五分，共为末，醋糊丸，桐子大。每服七十丸，食前空心服，米饮下。

戊己丸十三

治湿热泻痢腹痛。

川黄连六两　吴茱萸拣去闭口者，一两，同黄连煮熟，干加白芍药酒炒，六两，神曲糊丸，米汤送下。

白头翁汤十四

治挟热痢下脓血。

白头翁　川黄连炒黑　黄柏炒黑　秦皮各一钱五分

水煎服。

黄连解毒汤十五

此汤纯是苦寒，非痢家所宜用，惟有内火炎炽，呕逆不入食者，暂用以降冲逆之火。本方去黄柏，加枳壳、木香。

黄连　黄柏　黄芩　栀子各等分

每服五钱。

大黄黄连泻心汤十六

戴原礼曰：纯下血而色鲜红浓厚者，心脾伏热也，此汤主之。石顽曰：秽气积在下，恶气熏蒸，呕逆，食不入者，本方加木香。

大黄五钱　黄连二钱五分

二味以微沸汤渍之，须臾，绞去滓，分温再服。

甘草泻心汤十七

治脾胃不弱，头痛心烦，手足温热，未多服凉药者，此乃毒气上冲心肺，所以呕而不食。本汤去大枣，易生姜，此症胃口有热，不可用温药。

半夏四钱　黄连一钱　黄芩　炙甘草　人参各二钱　红枣一个

水煎服。

大柴胡去半夏汤十八

柴胡　条芩　白芍　枳实　大黄　生姜　大枣

大黄丸十九

治脓血稠黏，热甚，日夜无度，凡痢疾之当通利者。

锦纹大黄酒蒸为丸。

赤多者，温酒下百丸；白多者，淡姜汤下七十丸。

百顺丸二十

治一切阳邪积滞，实热秘结等症。

锦纹大黄一斤　猪牙皂角一两六钱

炒微黄为末，蜜丸如绿豆。每服一二钱，随证作汤送下。

巴豆丸二十一

治积滞属寒，热者不可轻投。

巴豆去壳，研炒

蜡丸如龙眼大，空心服。

大承气汤二十二

古法云：痢疾之当通者，悉用大承气汤加减。聂可久非之曰："痢邪胶滞肠胃，惟宜磨刮疏通。若用承气大下之，徒伤胃气，胶滞必不可去。"此论极当，予深服之。

大黄五钱　厚朴一两　枳实一大枚　芒硝三钱

先煎枳、朴将熟，纳大黄煮二三沸，倾碗内，和芒硝服。

防风通圣散二十三

两解内外之邪。用以治痢，宜去石膏、桔梗、芒硝。

防风　荆芥　连翘　麻黄　薄荷　川芎　当归　白术　白芍　山栀炒　大黄酒蒸　芒硝　黄芩　石膏　桔梗各一两　甘草二两　滑石三两

加姜煎服。

枳实厚朴汤二十四

河间曰：大便秘涩久不愈，恐太阴传少阴为痢。先与枳实厚朴汤以防其变，予辨之在河间论中。

厚朴一两　枳实一两　诃子一两，半生半熟　木香五钱　黄连二钱　炙甘草三钱　大黄二钱

首乌汤二十五

痢不应攻下，而后重秘迫难支，用此汤亦能滑利。

赤何首乌生者，五钱　郁李仁　当归各一钱五分　火麻仁二钱　枳实六七分

枳实导滞丸二十六

治伤湿热之物，不能施化，腹内硬痛，积滞泄泻。

大黄一两　枳实麸炒　黄芩酒炒　黄连酒炒　神曲炒各五钱　白术土炒　茯苓各三钱　泽泻二钱

蒸饼为丸，多寡量服。若气滞后重者，加槟榔、木香。

大健脾丸二十七

此方健脾养胃，滋谷气，除湿热，宽胸膈，去痞满。凡痢症清解之后，愈而未愈，及脾胃虚而挟滞、挟热者，允宜之。

人参　白茯苓饭上蒸　广陈皮各二两　枳实饭上蒸　青皮米醋浸　当归　山楂肉饭上蒸，各一两　白术土炒，三两　谷芽炒，一两六钱　白蔻去壳，炒　木香各五钱　川连（平常调养者，只用三五钱。治病，须看邪热之盛衰，以定分两之多少。每连一两六钱，用吴萸五钱，浸炒赤色，去吴萸同为末）。

长流水煮荷叶，老米粥捣丸，绿豆大，每服百丸，食前白汤下。

四君子汤二十八

助脾胃之祖方。

人参二钱　白术炒焦　茯苓各二钱　炙甘草一钱

加姜、枣或粳米百粒。

异功散二十九

痢疾胃虚气逆，不进饮食。

四君子汤加陈皮各等分，姜、枣煎。

六君子汤三十

治胃虚生痰，呕吐吞酸，饮食艰进。

四君子汤加陈皮、半夏各一钱五分。

香砂六君子汤三十一

治症同上而气逆不调者。

六君子汤，加砂仁、木香或藿香，各随所宜，姜煎。

六神散三十二

治脾胃虚而泄泻。

四君子汤加淮山，扁豆倍用。

参苓白术散三十三

治脾胃虚，泄泻食减。

白术二两　人参　山药　扁豆　莲子肉各一两五钱　桔梗　砂仁　薏苡仁　茯苓　炙甘草各一两

共为细末，每服二钱，米汤调下，或炼蜜丸服。

七味白术散三十四

治虚热作渴，泻痢后津陷作渴。

四君子汤加藿木二香各等分，家干葛蒸熟倍之。如无气滞吐泻，去二香以避燥而耗气。

保元汤三十五

补气虚之祖方。

黄芪蜜炙，二钱　人参　炙草一钱　肉桂　附子　当归　熟地黄皆可随症加入

生脉保元汤三十六

治气虚喘促，口干咳嗽。

保元汤加麦冬二钱，五味三五分。

补中益气汤三十七

治一切清阳下陷，中气不足之症。凡痢疾既久，不特虚者气陷，热者亦必气陷，升举之法，万不要少。但当加减，及时用之。

黄芪蜜炙，一钱五分　白术一钱，土炒或蜜炒　广陈皮五分　升麻　柴胡三分　人参一钱　当归七分　炙甘草一钱

姜、枣煎服。

调中益气汤三十八

治饥饱劳役，损伤脾胃，元气不足，其脉弦洪缓，而沉按之中，指下时得一涩。或上饮下便，或大便涩滞，或夏月飧泄，米谷不化，或便后见血，或见白脓。

炙黄芪一钱　人参　炙甘草　茅山　苍术炒，各五分　橘红　木香　柴胡　升麻各二分

一方有芍药三分。水煎服。

升阳除湿防风汤三十九

东垣云：大便闭塞，或里急后重，数至圊而不能便，或有白脓，或少有血，慎勿利之。宜升阳除湿防风汤举其阳，则阴自降矣。

防风二钱　白术　白茯苓　白芍药各一钱　茅山　苍术酒浸，去皮，炒，四钱

先将苍术、水一盏半，煎至一盏，入诸药同煎至八分。食前服。

三奇散四十

治痢疾下重。

黄芪二两　枳壳生，一两　防风一两

共为末，每用米饮调服二钱。一病痢解频，大约风入肠胃之中，遂觉下部畏风，时如风吹肛门，与本方十分之一，煎服一剂顿愈。

八珍汤四十一

治气血两虚，调和阴阳。

人参二钱　白术土炒　茯苓各二钱　炙甘草一钱　熟地黄二钱　当归二钱　白芍药酒炒，一钱五分　川芎八分，酒炒

水煎服。

十全大补汤四十二

八珍汤加黄芪一钱，肉桂六分。

姜、枣煎服。

人参养营汤四十三

人参　炙芪　当归蜜炒　白术　炙草　肉桂　广皮各一钱　熟地黄　五味　茯苓各七分　远志肉五分　白芍药酒炒，一钱五分

姜、枣煎服。

归脾汤四十四

人参　炙黄芪　白术蜜炒　枣仁　茯神各二钱　远志肉　当归各一钱　炙甘草　木香各五分　龙眼肉七枚

水煎服。

七珍散四十五

人参　炙黄芪　白术　茯苓　炙甘草　淮山药　粟米

姜，水煎服。

人参胃风汤四十六

治风冷乘虚入客肠胃，水谷不化，泄泻注下，及肠胃湿毒如豆汁，或下淤血日夜无度。

人参　白术土炒　茯苓　当归　川芎炒　白芍药酒炒　桂枝各等分

上为粗末，每服二钱，入粟米数粒同煎。食前服。

六柱饮四十七

治久痢如死猪肝色，或五色杂下。此乃五脏俱虚，脾气将绝，故肠胃下脱，用此方以救万一。

人参　附子　白术　木香　茯苓　肉豆蔻

小建中汤四十八

治痢疾脉弦，腹痛里急。

中桂三钱　白芍药六钱　炙甘草一钱　生姜三钱　枣一个

煎去滓，入饴糖三五钱，微火解服。

一邓姓妇患痢，脉迟缓，食减，服理中则燥，服建中则安。可知二方之各有所宜矣。

黄芪建中汤四十九

治痢疾多汗，腹痛里急。

即小建中汤加黄芪。

八味建中汤五十

治中气不足，手足厥冷，小腹挛急，腹中寒痛，四体酸疼，及无根失守之火出于肌表而为疹斑。

人参　炙甘草各一钱　炙黄芪　当归　白芍酒炒　桂心各二钱　半夏　附子制，各二钱五分

每服五钱，姜三片，枣三枚，水煎服。

干姜甘草汤五十一

炙甘草　炮干姜各等分

温服。

理中汤五十二

治冷痢腹痛，霍乱呕吐不渴。

白术二钱　人参　炮干姜　炙甘草各一钱

水煎服。

理中丸五十二

即前汤用蜜丸，如鸡子黄大。

附子理中汤五十三

治症如前。而阴寒之甚，腹痛厥冷等症。

理中汤加熟附子一二钱。

枳实理中汤五十四

治中寒、食滞、结胸。

理中丸料，加枳实、茯苓蜜丸，如鸡子黄大。

热汤化服，连进。

治中汤五十五

治痢疾脾胃不和，呕逆不食，虚痞中满。

理中汤加青皮、陈皮各等分。

每服五钱，水煎。呕加半夏。

连理汤五十六

治伤暑泻而作渴。外感暑热，内伤生冷，非此不可。

理中汤加黄连、茯苓。

椒梅理中汤五十七

治痢疾误服冷药，中寒吐蛔。

理中汤加乌梅一个，川椒一钱。

吴茱萸汤五十八

吴茱萸一升　泡人参三两　大枣十二枚　生姜六两

乌梅丸五十九

治痢疾寒厥吐蛔。

乌梅三百个　细辛　桂枝　人参　炮附子　黄柏各六两　黄连一斤　干姜十两　川椒去汗　当归各四两

苦酒浸乌梅一宿，去核蒸熟和药，蜜丸。

干姜黄连黄芩人参汤六十

干姜　黄连　黄芩　人参各等分

水煎。分温服。

茜根丸六十一

治毒痢下血如鸡肝，心烦腹痛，蛊注下血。

茜根　升麻　犀角　地榆　当归　黄连　枳壳　白芍各等分

为细末，醋煮红曲，丸如梧子大，空心米饮下七十丸。

黄连犀角散六十二

治狐惑肛门生虫。

犀角镑，一两　黄连五钱　木香一钱五分　乌梅十个

为散，每服二钱。水煎和滓，日再服。

橘皮干姜汤六十三

治恶心呕哕。

人参　干姜　肉桂各一钱　陈皮　通草各一钱五分　炙草五分

水煎服。

橘皮竹茹汤六十四

治呃逆，困于虚热者。

橘皮　新竹茹　人参　甘草　半夏　麦冬　赤苓　枇杷叶姜汁炒

姜、枣煎。实火，去人参。

丁香柿蒂汤六十五

治呃逆因于寒逆者。

丁香　柿蒂各等分　人参减半　姜三片

严氏无人参、生姜。

八味地黄汤六十六

熟地四钱　枣肉二钱　淮山二钱　丹皮一钱五分　茯苓一钱五分　泽泻一钱五分　附子五分　肉桂五分

白水缓火煎，空腹服。本方蜜丸名八味地黄丸。

香砂八味汤六十七

治肾虚，气不归元，呃逆。

八味汤加沉香五分，砂仁末五分。

生脉八味汤六十八

治肾虚气促。

八味汤加人参、麦冬一钱，五味子五分。

六味地黄汤六十九

熟地四钱　枣肉二钱　淮山二钱　丹皮　茯苓　泽泻各一钱五分

白水缓煎，空腹服。

生脉六味汤七十

六味汤加人参、麦冬各一钱，五味子三分。

驻车丸七十一

治阴虚下痢发热，脓血稠黏及休息痢。

阿胶三两　黄连炒黑　当归各五钱　干姜炮，一两

醋煮阿胶，将四味为丸，梧桐子大。每服五十丸，昼夜三服，米饮下。

千金黄连汤七十二

治赤白痢。

阿胶三钱　黄连　当归各一钱五分　泡黑姜一钱　黄柏炒黑　炙甘草各一钱　石榴皮一钱五分

除阿胶煎，去滓，纳胶烊化，温分三服。

阿胶驻车丸七十三

治冷热不调，伤犯三阴，腹痛下脓血。

阿胶三两　黄连三两　当归　干姜各一两　木香　黄芩　赤石脂　龙骨醋煅、水飞，

各一两　厚朴姜炒，五钱

米饮丸，梧桐子大。每服三十丸，昼夜各一服，米饮下。

归连丸七十四

治阴虚下痢五色及孕妇噤口赤白。

阿胶二两　黄连　当归各一两　黄芩　黄柏炒黑，各五钱　艾叶一两五钱

除阿胶，为细末，以醋二升，煮艾至一升。去滓，入胶溶化为丸，绿豆大。每服六七十丸，昼夜三服，米饮下。

黄连阿胶汤七十五

治心烦不卧，泄热养营。

黄连四两　黄芩　芍药各二两　鸡子二枚　阿胶三两

先煮三物去滓，纳胶烊化，少冷，纳鸡子搅匀。服七合，日三服。

海藏黄连阿胶汤七十六

治伤寒热毒入胃，下痢脓血。

黄连四两，炒　阿胶　黄柏各一两　山栀子五钱

每服四钱。

阿胶梅连丸七十七

治阴虚五色痢，至夜发热。

阿胶　黄连各三两　当归一两五钱　泡黑干姜一两　黄柏炒黑　赤芩　赤芍　乌梅肉炒枯，各一两五钱

醋煮阿胶为丸，梧桐子大。每服三五十丸，昼夜三服，米饮下。

五苓散七十八

治便秘而渴，中暑身热，头痛，霍乱吐泻。

白术　茯苓　猪苓　泽泻各等分　肉桂少用，为末

每服三钱。

伤暑者，加朱砂灯煎。按：五苓散以后九方皆治未成痢疾者。若既成痢疾则不当利水。盖前阴通则后阴益寒，湿热无从出而将危也。

理苓汤七十九

此温中利水之剂，可治寒湿浮肿。

理中汤合五苓散。

春泽汤八十

治气虚伤暑，小便不利，大便泄泻而渴。

五苓散加人参、甘草，乃四君、五苓合为一方也。

益元散八十一

治中暑烦热，小便不利。河间云：治痢之圣药。盖亦治之于未病也，不可错会。

滑石水飞，六两　粉甘草末一两

每服二三钱，新汲水调下。本方加红曲五钱，治赤痢；加干姜五钱，治白痢。

朱砂益元散八十二

治暑气伤心。此方能引心经暑气从小便出。

益元散加朱砂三钱。

良方厚朴丸八十三

治寒中洞泄，实滞胀满等症。

厚朴　干姜各等分，为末

水糊丸，桐子大。每服五十丸，米饮下。

五物香薷饮八十四

治一切感冒暑气。

香薷一两　厚朴姜水炒　扁豆炒　甘草各五钱　黄连姜炒，三钱

冷服。

六和汤八十五

治夏月痞满，喘咳浮肿，便赤，泄泻欲成痢疾。

砂仁炒　半夏炮　杏仁炒，去皮、尖　人参　甘草各一两　赤苓　藿香　扁豆去皮，姜汁略炒　木瓜各二两　香薷　厚朴　姜汁炒，各四两

姜、枣煎。

导水茯苓汤八十六

治痢变水肿，小便闭塞，用此渐利而愈。

茯苓　麦门冬　泽泻　白术各三钱　桑白皮　紫苏　槟榔　木瓜各一两　大腹

皮　陈皮　砂仁　木香各七钱五分

俱㕮咀，每服一二两。水二盅，灯草三十茎，煎八分，食前服。如病重者，用药五两，倍加麦冬及灯草半两，以水一斗，砂锅内熬至一大碗，再熬至一盅。五更空心服，滓再煎，连进三服，自然小水通利。

金匮肾气汤八十七

治痢误药，脾肾大虚，变成肿胀，小水不利。

熟地黄四钱　茯苓　枣肉　淮山　丹皮　泽泻　牛膝　车前子　附子　肉桂各一钱

流水煎，空腹服。

金匮肾气丸八十七

前方为丸。

千金温脾汤八十八

治积久热痢赤白。

大黄四钱　人参　甘草　炮姜各二钱　熟附子一钱

水煎温服。冷痢，去甘草，加桂心三钱，倍人参、姜、附，减大黄一钱。

此即大黄附子汤，加姜、桂、人参，以温中涤垢也。

千金羊脂煎八十九

治久痢不瘥。

羊脂一棋子大　白蜡二棋子大　黄连末一升　酢七合　取稠冬蜜七合，煎取五合。乌梅肉二两　乱发灰汁　洗去垢腻，烧末一升

上七味，合入铜器中，汤上煎之，搅可丸，如梧桐子大。每服三十丸，日三。棋子，大小如方寸匕。石顽曰：羊脂性滑利，《备急千金要方》用治久痢不瘥，专取滑利以通虚中留滞也，其后且有羊脂、阿胶、蜜、蜡、黍米作粥，深得《炎帝本经》"补中寓泻"之旨。

白头翁加阿胶汤九十

治挟热痢，下脓血及产后痢不止。

本汤加阿胶三钱，炙甘草一钱五分。先煮原五味，去滓，纳胶溶化。分温三服。

千金三物胶艾汤九十一

治妊娠血痢。

阿胶　艾叶　石榴皮各一两

三味水煮，去滓，纳胶，令烊尽，分三服。欲痢辄先心痛，腹痛胀满，日夜五六十行者，加黄柏、黄连各一两，防己、干姜各五钱，附子一枚，曲五钱，蜜丸梧子大。每服二十丸，日三。渐加至三四十丸。

伏龙肝汤丸九十二

治胎前下痢，产后不止，及元气大虚，瘀积，小腹结痛，不胜攻击者。

炮黑山楂一两　熬枯砂糖二两

二味一半为丸，一半为末。用伏龙肝一两，煎汤代水，煎末二钱，送前丸二钱。日三夜二服，一昼夜令尽。气虚，加人参二三钱，以驾驭之；虚热，加炮姜、肉桂、茯苓、甘草；兼风寒，加葱白、香豉；膈气不舒，磨木香数匙，调服。

桃花汤九十三

治少阴病，腹痛下利，便脓血。

赤石脂一斤　干姜一两　粳米一升

丹溪云：桃花汤，主病属下焦，血虚且寒。非干姜之温，石脂之涩且重，不能止血，用粳米之甘引入肠胃。

大桃花汤九十四

赤石脂　干姜　当归　龙骨煅　牡蛎煅，各六钱　附子炮　芍药炒，各四钱　人参各三钱　炙草二钱

水煎。分三服。脓稠加厚朴，呕加陈皮。

桃花丸九十五

治冷痢脐下搅痛。

干姜　赤石脂煅，各等分

蜜丸如豌豆大。服十丸。日三服，至二十丸。

诃子皮散九十六

粟壳　陈皮各五分　炮姜六分　诃子皮七分

为细末，作一服。水二盏，煎至一盏。和滓，空心热服。

诃黎勒散九十七

诃子十枚，煨

一味为散，粥饮调和。顿服。

木香散九十八

治虚寒滑泄不止。

炙甘草　干姜各二两　附子一两　加丁香　木香　藿香　豆蔻　诃子肉　赤石脂各一两

为散。每服三钱，陈米汤下。

二石理中汤九十九

治开肠洞泄。

理中调赤石脂水飞末、禹余粮煅，水飞末服。

真人养脏汤一百

治泻痢日久，赤白已尽，虚寒脱肛。

粟壳去蒂，蜜炙，三两六钱　诃子面裹煨，一两二钱　肉豆蔻面裹煨，五钱　木香二两　肉桂八钱　人参六钱　白术炒　当归各六钱　白芍炒，一两六钱　生甘草一两八钱

每服四钱。脏寒甚，加附子。一方无当归。

丹溪云：久痢虚滑，当用诃子、豆蔻、白矾、半夏之类以涩之，甚加牡蛎，然必陈皮为佐，若太涩亦能作痛。

四神丸百一

治脾肾虚寒，泻利腹痛等症。

破故纸炒，四两　肉豆蔻面裹煨，二两　北五味二两　吴茱萸炮，炒，一两

为末，枣百枚，同姜八两，煮烂取肉捣丸，如梧子大。每服七八十丸，空心食前白汤下。古方用木香，以阴恶燥，故以五味代之。

独活桑寄生汤百二

治痢后风。

独活　桑寄生如无，以续断代之　杜仲炒断丝　秦艽　防风　细辛　当归　川芎　白芍　熟地黄　牛膝　人参　茯苓　甘草　桂心各等分

每服四钱。

大防风汤百三

治痢后脚膝软痛，不能步履，名曰痢后风。

人参　白术　防风　羌活　熟地黄　杜仲各二钱　黄芪　白芍　牛膝　附子各一钱　官桂　炙甘草各五分　川芎一钱五分

水煎服。一方有当归，无官桂，加姜七片。

虎骨四筋丸百四

宣州木瓜去瓤　天麻去芦　肉苁蓉洗净　牛膝焙干，各一斤　附子炮，二两　虎骨炙酥，一两

先将前四味，用无灰酒五升浸，春秋五日，夏三日，冬十日。取出焙干，入虎骨、附子。共为末，用前浸药酒，打面糊丸，梧桐子大。每服五十丸，食前盐汤送下。

潜行散百五

治痛风，腰以下湿热流注。

黄柏一味为末，姜汁酒调服。又姜汁炒数次为末，每服钱半，空心酒下，治湿热足膝肿痛。

参附汤百六

治痢误服寒药，至真阳大虚，厥逆自汗，呃逆头晕。

人参一两　附子五钱

张朝震

❖ 医家介绍

张朝震，字东川，河南渑池人。生于1826—1830，卒于1889—1893。少年时期初攻儒学，及至弱冠，开始对医学产生兴趣。遂弃举子业，发奋研读医著，并泛览历代方书，医术遂大进。张朝震平日沉默寡言，淡泊名利。其在中年以后迁居山西潞城。光绪十一年（1885年）主管潞城捕廉（侦访、稽查工作），公余为人治病。卸任后，曾到过上党，为其友人刘鼎新所延留，后出示所撰《揣摩有得集》一卷。卷帙虽少，然皆张氏"三十年历经亲验之方"，是作者临证苦心揣摩、研求医理之结晶。光绪十四年（1888年）在刘鼎新的赞助下，此书刊行问世。

张朝震之所以能取得较高的临床疗效，是由于刻苦钻研，认真临证，善学古人而又不泥信古说。他不以空泛的说教误人，立方遣药以实效为基础。《揣摩有得集》记录了张朝震所治幼科、女科、男科杂证共九十余方，详其主治及服用法，是一本有实际临床参考价值的医方著作。《揣摩有得集》记录了痢疾奇方、养血清胃汤及产后久痢方，对痢疾、水痘麻疹具有很强的实效性。

❖ 张朝震医论医方

治疗小儿瘟疫

咳嗽散

治小儿脾寒肺虚，精神短少，口舌不燥，动则嗽重，静则嗽轻，不论四季，服之皆效，唯冬天则去枇杷叶，加冬虫夏草五分。

白术一钱，土炒　云苓一钱　法夏一钱　杏仁一钱，去皮、尖，炒，研　橘红五分　归身一钱，土炒　炙草三分　枇杷叶五分，去毛，蜜炙　煨姜一片

水煎。

发烧唇干煎

治小儿浑身发热，面带红色，昼夜不安，或咳嗽或不咳嗽，或发呕或不发呕，总因感冒使然，照方服之即愈。

小洋参五分　归身一钱　川芎五分，炒　扁豆钱半，炒　蔻米五分，研　葛根三分　银柴胡三分　桔梗三分　生草三分　陈皮三分　生姜一片

水煎。

撮口脐风散

治小儿初生为风寒所侵，遂至聚唇撮口，眼闭口噤，啼声如鸦，或声不能出，口吐白沫，或喉疾潮响，喘息气急，甚者舌强面青，腹胀筋青，抽搐天吊。皆云不治之症，不思乃寒气入里，肚痛难忍。此方不论似风似痰，总以温中止痛，百无一失。

扁豆炒，一钱　法夏五分　蔻米研，三分　木香三分　干姜一分　附子片一分　上元桂一分，研，去皮　小茴香炒，分　生甘草三分

水煎服，一二次自愈。

胎毒散

治小儿初生浑身湿烂，乃胎毒也，急以此散搽之，立愈。

五倍子焙黄，三钱　白芷三钱　花椒炒，去子，三钱　枯矾一钱

暑风散

治小儿夏月风火咳嗽，唇焦口干，浑身发烧，昏迷不醒，一润肺生津则嗽自止，不可用风药治之。

冬花蜜炙，钱半　贝母去心，五分　枇杷叶去毛，蜜炙，一钱　橘红三分　天竺黄五分　玉竹蜜炙，一钱　归身一钱　犀角三分　生草五分　蔻米研，三分　胆星一分　藕节一寸，引

水煎。

痢疾奇方

治小儿一切暑热痢疾，或红或白，或兼呕不食。

扁豆炒，钱半　当归身五分　姜连三分　青皮五分　白芍炒，五分　槟榔五分　焦楂一钱　黄芩五分　川朴炒，五分　半夏五分　地榆炒，五分　木香二分　滑石五分　生草五分

水煎，冲入红、白糖三钱服。

肿脖喉痛方

此症多得于久旱不雨，久晴不雪，阴阳不和，以致血不养肝，而有此症，绝不可用发散攻下之药，则以轻为重，总要养血败毒，不论喉内有蛾无蛾，肿之轻重，服此方神效。

蒸首乌九钱　当归三钱　川芎炒，钱半　生地二钱　土茯苓二钱半　射干一钱　土贝母一钱　连翘一钱　乌梅肉五分　人中黄一钱　百草霜五分　霜桑叶五分　竹叶　灯心引

水煎。如肿甚，一日两剂，服之不可加减，百无一失。

肿脖喉痛方

此症因久不雪，以致阴阳不和，血不养肝，而天色不正，多带寒气逼人，虽有肿脖喉痛之症，口不发焦，而舌带白色者，乃阴寒入里也。

蒸首乌八钱　当归五钱　川芎三钱　生地一钱　射干一钱　土茯苓三钱　土贝母三钱　连翘一钱　乌梅肉一钱　人中黄一钱　干姜五分　附子片五分　上元桂去皮，研，五分　竹叶　灯心引

水煎。

养血清胃汤

治小儿一切水痘麻疹，不可表散，使气血受伤，攻下使元气益亏，温补使气血壅滞，只和血调胃，而百无一失矣。

泽兰叶钱半　归尾一钱　赤芍五分　川芎七分　青皮八分　降香五分　人中黄一钱　白芷五分　僵蚕炒，一钱　蝉蜕一钱　秦艽一钱　紫草六分　连翘六分　骨皮五分　白鲜皮五分　生草五分　三春柳一撮，引

水煎。如舌尖上有红点，加莲子心五分。

《揣摩有得集·小儿科》

治疗妇人瘟疫篇

产后久痢方

生芪三钱　潞参三钱　白术炒，二钱　山药炒，二钱　扁豆炒，二钱　砂仁炒，钱半　诃子肉炒，钱半　莲肉钱半　焦楂钱半　归身土炒，五钱　乌梅炒，一钱　炙草一钱

水煎。

大健脾汤

治妇人产后泄泻。

潞参一两　白术土炒，三钱　山药炒，五钱　扁豆五钱　诃子肉炒，三钱　龙骨煅，三钱　姜炭五分　肉蔻煨，油去净，五分　谷芽炒，钱半　云苓一钱　砂仁炒，一钱半　乌梅炭五分　大枣一枚，引

《揣摩有得集·女科》

治疗男科瘟疫

清暑痢疾丸

治一切暑痢，不论红白，或肚痛泻泄，或食积、水积、茶积，受热头痛，小便黄而短少，口焦而不欲饮，内有积滞湿热。大人每服三钱，小儿一两钱，皆用红、白糖冲开水送下，神效之至。

姜连一两　归身一两五钱　白芍炒，二两半　黄芩炒，二两半　槟榔二两半　枳壳二两半　半夏二两　地榆炒，二两　焦楂五两　川朴炒，二两　木香一两　熟军二两　二丑炒，二两　扁豆炒，五两　滑石二两　青皮二两　干姜三钱　生草二两

共为细面，以荷叶煎水成丸，如桐子大。

首乌散

治大头瘟疫，头面肿甚，眼目不能视，饮食不能进。服此方神效。

蒸首乌二两　当归一两　川芎炒，五钱　土茯苓三钱　土贝母三钱　防风一钱　连翘一钱　人中黄一钱　竹叶　灯心引

除湿饮

凡身受潮湿，遍体发痒，或起疙瘩，或成疥疮，服之皆效。

苍术炒　白术炒　骨皮　白鲜皮　白附子　五加皮　僵蚕炒　秦艽　连翘　白芷　羌活各一钱　防风一钱　蝉蜕三钱　生草一钱　生姜引

和血败毒散

治一切瘟疫斑疹，邪热入血分，只宜和血败毒，不可克散，致伤元气。

泽兰叶三钱　当归二钱　赤芍一钱　青皮一钱　降香一钱　秦艽一钱　骨皮一钱　人中黄钱半　紫草茸一钱　僵蚕钱半　白芷五分　生草一钱　三春柳一撮，引

大人、小儿皆可服。

久痢除根方

凡脏腑虚寒人，偶得暑热痢病，误服凉下大过之药，使脾胃受伤，日久不能除根者，仍然腹痛、痢泻，服加味理中汤即愈。

潞参五钱　白术土炒，三钱　炮姜一钱　附子二钱　扁豆炒，三钱　小半夏二钱　归身土炒，三钱　砂仁炒，钱半　焦楂钱半　木香五分　粟壳蜜炙，焦，钱半　乌梅炭一钱　生草八分　川朴炒，五分

水煎服。

加减回阳汤

专治上吐下泻，转筋阴寒，名曰霍乱，乃瘟疫流行，总属阴气从鼻口而入气管。气不行则血不行，气血凝滞而阴寒在里，伤人最速。元气即火，火被寒伤，则吐泻不止，有半日伤命者，有一两时而危者。一见腿抽便是腿上气少，一见胳膊抽便是胳膊上气少，如见眼胞塌陷，汗出如水，肢冷如冰，不论舌干口燥，大渴饮冷，放心速服加减回阳汤，一剂可夺命。

潞参一两　附子片五钱　干姜三钱　白术土炒，五钱　上元桂去皮，研，钱半　当归土炒，三钱　扁豆炒，五钱　半夏三钱　蔻米研，五分　茯神三钱　伏龙肝三钱

水煎服。

《揣摩有得集·男科》

治疗外科瘟疫

护心散

治一切疔毒，先服能以护心，不致毒气以内。

绿豆粉五钱　朱砂水飞，五分　乳香去油，一钱　黄蜡一钱

共为细末，开水冲服。

甘菊汤

治一切疔毒，不论生于何处。服之自愈。

白菊花一两　金银花一钱半　生甘草三钱

水煎，连服三四次。

《揣摩有得集·外科秘传奇方》

参考文献

［1］赵丹阳.《古今录验方》对仲景辛温解表法的继承与发展［J］.黑龙江医药，1997，
　　10（1）：59-60.

［2］许二平.河南古代医家经验辑［M］.太原：山西科学技术出版社，2016.

［3］许二平.河南古代医家集［M］.上海：第二军医大学出版社，2013.

［4］于峥，杨威.孟诜对食疗方术的贡献［J］.时珍国医国药，2010，21（7）：1 773-
　　1 774.

［5］付笑萍.孟诜与《食疗本草》［J］.河南中医学院学报，2004，19（1）：75-76.

［6］蔡永敏.张从正学术思想研究近况［J］.河南中医，1994，14（1）：9-11.

［7］陈贤春，荣莉.《岭南卫生方》辨证治瘴的学术特点［J］.南京中医药大学学报，
　　2004，5（1）：34-36.

［8］杨家茂.《岭南卫生方》的学术思想和贡献［J］.广州中医药大学学报，2007，
　　24（2）：165-167.

［9］中国医籍大辞典编纂委员会.中国医籍大辞典［M］.上海：上海科学技术出版社，
　　2002.

［10］来雅庭，赵经梅.倪维德及其《原机启微》［J］.浙江中医学院学报，1989，13（1）：
　　36-37.

［11］周维梧.《原机启微》及其学术成就评析［J］.中医文献杂志，1997（1）：3-5.

［12］彭清华.《原机启微》学术思想的探讨［J］.河南中医，1988（4）：2-4.

［13］汪剑.《原机启微》病因病机学说阐微［J］.中华中医药学刊，2007，25（12）：
　　2 495-2 497.

［14］郭霭春.中国分省医籍考（上册）［M］.天津：天津科学技术出版社，1984.

［15］张瑞麟.历代注释《难经》的概况（上）［J］.湖南中医学院学报，1998，18（3）：
　　59-61.

［16］中国医籍提要编写组.中国医籍提要（上）［M］.长春：吉林人民出版社，1984.

［17］李玉清，齐冬梅.滑寿医学全书［M］.北京：中国中医药出版社，2006.

［18］王安邦.中州古代医家评传［M］.郑州：中州古籍出版社，1991.

［19］陈婷.滑寿生平与著述考略［J］.北京中医，2004，23（4）：242-244.

［20］丁光迪.中医名家学说·金元医学［M］.南京：江苏科学技术出版社，1987.

［21］陈婷，李淑杰.析滑寿注释《难经》的特色［J］.天津中医药，2006，23（6）：473-476.

［22］烟建华.奇经理论的建立与发挥［J］.中国医药学报，1994，9（6）：20-22.

［23］王尊旺，蔡鸿新.《全幼心鉴》的版本考证与学术思想［J］.福建中医药大学学报，2014，24（3）：65-69.

［24］余瀛鳌.明刻本"脉荟"简介［J］.北京中医杂志，1985（1）：48.

［25］葛洪.《肘后备急方》［M］.北京：人民卫生出版社，1963.

［26］张翠英.蔡永敏.清代医家袁句的生平事迹及学术思想［J］.河南中医，2007，6（27）：23-24.

［27］李经纬.中医大词典（第2版）［M］.北京：人民卫生出版社，2005.

［28］张文选.杨栗山《伤寒温疫条辨》清热解毒治疫法浅谈［J］.广西中医药，1987，10（4）：29-30.

［29］宋乃光，李瑞，赵自强，等.温病八大名著［M］.北京：中国中医药出版社，1995.

［30］邱模炎，高杰东，黄福开，等.中医疫病学［M］.北京：中国中医药出版社，2004.

［31］刘心毅，何斌.杨璇温疫病学术思想探讨［J］.四川中医，1999，17（5）：9-10.

［32］张晓艳.《瘟疫条辨摘要》考证［J］.中医学报，2015，30（10）：1 535-1 536.

［33］余瀛鳌.未病斋医述［M］.北京：中医古籍出版社，2012.

［34］薛清录.中国中医古籍总目［M］.上海：上海辞书出版社，2007.

［35］李福威.祝味菊对《伤寒论》学术思想的继承与发展［D］.北京：北京中医药大学，2016.